認知症のある人の生活と作業療法

守口恭子　谷川良博

第3版

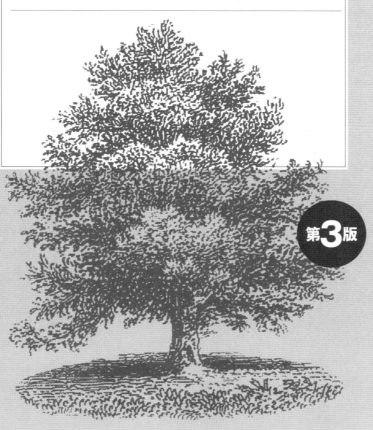

三輪書店

第3版　はじめに

　本書は，2013年に初版を，2017年に第2版を出版し，今回改訂第3版である．

　私は，養成校の教員を定年退職して7年目になる．出版社から重版の連絡があったが，もう重版しなくていいと思った．しかし，そんな身勝手なことはできないとわかり，どなたか，共著者はおられないか，と言われたことで，考えた．そして，自分で共著者の依頼に出かけ，お願いして本書が実現した．本書は，二人で全頁を読み合わせながら検討を重ねた共著である．次の世代に受け渡せたという実感が私にはあり，感謝している．

　認知症の作業療法はそんなに年々変わっているのか，とよく聞かれる．認知症の新薬が出ても，認知症基本法が成立しても作業療法は変わってはいない．変わっているのは作業療法士の認知症のある人に対する理解が進み，実践が広がったことだ．

　第4章にあるように，認知症を取り巻く歴史はここ50年で激変している．一臨床家が歴史など書けるはずもないが，私たちはこれを体験してきた最後の世代であることに気づいた．これを次の世代に伝えておきたい．パーソンセンタード・ケアというけれど，パーソンとはどのような「人」か，これまでよく考えてこなかった．

　考えるきっかけは，若年性認知症の人たちの情報発信であった．本書にもあちらこちらに登場している．作業療法の進化を支えた人たちである．

　また，第8章では生活行為の工程分析について取り上げた．作業療法士養成の課程では身体を動作分析することは基本である．認知症のある人の生活行為を工程分析することによってつまずきを「見える化」し，支援する．先達はこうしてやってきたので新しい技術ではないが，認知症になると何もできなくなると考えて過介助になりがちな関わりを，作業療法士は生活行為に着目し，根拠を示して支援できる．

　最後に，この期に及んで第3版は全面改訂したいという望みをかなえてくださった三輪書店の青山智社長に感謝申し上げる．そして我慢強く，きめ細かく，素早く編集作業を進めてくださった中谷尚子氏に私たち二人は心から御礼申し上げたい．

　私たちはこの本を書きながら多くのことを発見し，学んだ．本書を手に取られた皆さんも，何か得ることがありますように，祈っています．

　　2024年11月吉日　　　　　　　　　　　　　　　　　　　　　　　　守口恭子

第2版 はじめに

　本書は 2013 年に出版した『高齢期における認知症のある人への作業療法』の第 2 版である．当時，筆者は作業療法士の養成校に勤務していたので，認知症のある人のことを学生とともに考えるために，これだけは伝えたい，ということをまとめたのが初版である．ここまでしか書けなかったのかと思うし，つたない内容だったと思う．

　しかし，第 2 版で必ずしもよくなったと言えないことに多少当惑している．今回は，近年の筆者自身の経験の中での気づきを踏まえて，一人の臨床家として考えたことを「書き残して」おきたいという心境である．

　今回，長野県作業療法士会の研修会でお目にかかったご縁で，冨岡詔子氏から，初版本についてのたくさんのご指摘やアドバイスや課題をいただいた．冨岡氏は精神科作業療法の草分けで信州大学名誉教授である．そして，そのご指摘を一つひとつ検討するうちに最終的にはほとんど全部を書き直すことになった．冨岡氏の多くのご示唆により，筆者は認知症の作業療法の奥深さを実感した．これが読者に伝わっていくことを願うばかりである．冨岡氏に心から感謝を申し上げる．

　また，今回，日本作業療法士協会の推進する「生活行為向上マネジメント」について取り上げるために，谷川真澄氏にお世話になった．谷川氏は（有）なるざの代表取締役であり，「生活行為向上マネジメント推進プロジェクト委員会」の委員長である．このことについてほとんど初学者である筆者に，丁寧にアドバイスをいただき，忙しい中，原稿に目を通し修正していただいた．谷川氏にも心からお礼を申し上げる．

　近年，認知症の作業療法は，社会の中でさまざまな広がりをみせている．地域住民とのかかわり，市町村のチームでの取り組み，一般病院，急性期病院での治療，予防的な活動，終末期の対応，……．チームで協力して，より広く，より長く，より多く認知症のある人と関われるようになった．本書はその広がりをカバーすることは到底できない．あくまでも一人の作業療法士が，認知症のある人に向き合う基本を示すものであり，それは，いつでも，どこでも，どのような出会いでも変わらない．本書ではそれを伝えたい．

　初版を加筆したいという望みを叶えていただいた三輪書店の青山智社長には感謝申し上げる．そうは言いながら，なかなか原稿がまとまらず，延々と時間がかかってしまった筆者に，寄り添い，励まし，我慢強く付き合ってくださった小林美智氏がおられなかったら，本書はできなかったと思う．心強くありがたい伴走者である．

　最後に，本書に対するご批判，ご教示を賜りたい．そうすることで，認知症の作業療法がさらに前進することを信じ，願うものである．

2017 年 8 月吉日　　　　　　　　　　　　　　　　　　　　　　　　　守口恭子

初版　はじめに

　本書は，認知症の作業療法のことだけに絞ってまとめた．先に出した『老年期の作業療法』の小さな姉妹編のようなつもりである．執筆にあたっては，作業療法士の養成教育におけるテキストというより，副読本として認知症のある人の生活や臨床をイメージしやすいように心がけながら書いたつもりである．これが作業療法か？　と思う人もおられるかもしれない．作業療法室で行っている作業療法に比べると介入が多岐にわたり，ケアの中に入り込んでいるからだ．

　筆者の伝えたいことは，基本動作と応用動作，ADL と IADL など，いろいろな考え方があるが，認知症のある人にとっては分けられることではなく，一連の生活の中で障害を抱えているということである．例えば，食事は自立といっても好きなものを食べているわけではないし，朝，パジャマから洋服に着替えたとしても外出のときに好きな上着を着ることが必要になる．ICF でいうと「活動」ばかりではなく，「参加」を目指さなければ，認知症のある人は元気に暮らせない．

　また，認知症のある人は基本的な ADL に介助を要しても，慣れた場面ではお茶を入れたり，湯のみを洗ったりすることができる．これも，認知症のある人は慣れた生活行為はすることができ，そうすることで元気になることをあらわしている．ADL は世界共通の項目を取り出して成り立っているが，「生活」は一人ひとり違っている．生まれ育った文化や習慣や価値観などを背景にして，生活は広がっていくのである．

　認知症ケアにおける作業療法士は，介護職や看護職に比べて人員配置が少ない．あれもこれもと抱え込んでいたらすぐに身動きができなくなる．作業療法士は，認知症のある人の「生活」を見据えて，一つずつ評価を積み上げる．そこから生まれた作業療法の介入は，認知症のある人の一瞬の笑顔が少しでも持続するように，チームケアに確実につないでいく．認知症のある人が安心して暮らしたり元気になったりするのは，そうしたチームケアの賜物なのである．

　　2013 年 8 月

　　　　　　　　　　　　　　　　　　　　　　　　　　　　　　　　　　守口恭子

目次

第1章　認知症のある人に対する作業療法　　1

1-1　認知症のある人に対する作業療法の目的 ……… 2
1-1-1　生活行為を遂行すること ……… 2
1-1-2　その人らしく生きること ……… 3

1-2　認知症のある人に対する作業療法事例 ……… 4

1-3　認知症のある人と支援者の関わり ……… 7
1-3-1　認知症のある人と病院の治療環境 ……… 7
1-3-2　尊厳を大切に ― パーソンセンタード・ケア ……… 8
1-3-3　支援者はどのように関わるか ……… 8
1-3-4　作業療法にあたって念頭に置くこと ……… 10

第2章　認知症のある人はどのような人か　　15

2-1　認知症のある人はどのような人か ……… 16
2-1-1　高齢者で人生経験が豊かな人である ……… 16
2-1-2　認知症という病がある人である ……… 17
2-1-3　主体性を保ちにくい人である ……… 18

2-2　どのような時に元気なのか？ ……… 19
2-2-1　24時間困り続けているわけではない ……… 19
2-2-2　認知症のある「人」に出会う ……… 20

第3章　高齢期にある人とは？　　23

3-1　高齢期とは ……… 24

3-2　平均寿命と健康寿命 ……… 24

3-3　高齢者自身がつくる豊かな生活 ……… 25
3-3-1　「衰退」と「成熟」 ……… 25
3-3-2　生活を楽しむ高齢者 ……… 26
3-3-3　持病と高齢者 ……… 26

3-4　老　化 ……… 26
3-4-1　老化と加齢に伴う変化 ……… 26
3-4-2　老化と疾病 ……… 30

3-5　老年期の心理（高齢期うつ病・うつ状態） ……… 32

3-6　老化に起因する不自由 ……… 32

3-6-1	ADL における不自由	32
3-6-2	IADL における不自由	33
3-6-3	不自由を知恵で乗り越える	34

3-7 地域関連，社会参加 34

3-8 高齢者の暮らし 35

第4章 認知症を取り巻く社会の歴史と背景 39

4-1 認知症の歴史 40

4-1-1	恍惚の人	40
4-1-2	認知症専門病棟	40
4-1-3	身体拘束禁止	41
4-1-4	居場所の拡大	42
4-1-5	年表と関連資料	43

4-2 認知症基本法の成立 47

4-3 共生する社会を目指して 48

第5章 認知症の基礎知識 51

5-1 認知症とは 52

5-1-1	認知症の定義と診断基準	52
5-1-2	疫　学	53
5-1-3	原因疾患と分類	55
5-1-4	治療可能な認知症（treatable dementia）	57
5-1-5	4 大認知症	58

5-2 認知症の症状 58

5-2-1	認知機能障害	59
5-2-2	行動・心理症状（BPSD）	63

5-3 認知症の治療 66

5-3-1	薬物療法	66
5-3-2	非薬物療法	68

第6章 主な認知症と作業療法 75

6-1 アルツハイマー病（Alzheimer's Disease：AD） 76

6-1-1	疾患の概要	76
6-1-2	作業療法との関連	80
6-1-3	アルツハイマー病のある人の作業療法事例	82

6-2 血管性認知症（vascular dementia：VaD） 83

6-2-1	疾患の概要	83
6-2-2	作業療法との関連	85
6-2-3	血管性認知症のある人の作業療法事例	87

6-3 レビー小体型認知症（dementia with Lewy Bodies：DLB） 88

6-3-1	疾患の概要	88
6-3-2	作業療法との関連	91
6-3-3	レビー小体型認知症のある人の作業療法事例	92

6-4 前頭側頭型認知症（frontotemporal dementia：FTD） 93

6-4-1	疾患の概要	93
6-4-2	作業療法との関連	96
6-4-3	前頭側頭型認知症のある人の作業療法事例	98

6-5 軽度認知障害（mild cognitive impairment：MCI） 99

6-5-1	疾患の概要	99
6-5-2	作業療法との関連	101

第7章 評　価 105

7-1 生活する人を評価する 107

7-1-1	生活する人とは？	107
7-1-2	評価の出発点 ― K さんの生活行為を聞き取る	107

7-2 情報の収集 113

7-3 面　接 114

7-3-1	なぜ面接が必要か	114
7-3-2	面接の方法	115
7-3-3	家族面接	119

7-4 観　察 120

7-4-1	なぜ観察が必要か	120
7-4-2	何をどう観察するか	120
7-4-3	観察記録	121

7-5 検査・測定 123

7-5-1	なぜ検査が必要か	123
7-5-2	認知機能の評価尺度	123
7-5-3	認知機能以外の評価尺度	132
7-5-4	軽度認知障害に関連する評価尺度	137
7-5-5	検査の実際 ― HDS-R を例に	140

7-6 評価のまとめ 143

7-6-1	なぜ ICF でまとめるか	143
7-6-2	どのように考察するか	143
7-6-3	作業療法計画	146

| 7-6-4 | 再評価 | 147 |
| 7-6-5 | 最終評価 | 147 |

7-7 生活行為向上マネジメント ·········· 147

第8章 生活行為の工程分析と活用 ― 作業療法技術を生かす 153

8-1 なぜ，生活行為の工程分析が必要か ·········· 154

8-2 生活行為と作業療法技術 ·········· 154

8-3 生活行為の連続性 ·········· 155
| 8-3-1 | 生活行為の固有性と連続性 | 155 |
| 8-3-2 | 生活行為と認知症の影響 | 155 |

8-4 生活行為に活かす作業療法技術 ·········· 157
8-4-1	生活行為の焦点化の第一歩	158
8-4-2	焦点化された生活行為と工程分析	158
8-4-3	生活行為の工程分析の視点	159

8-5 工程分析 ·········· 160

8-6 工程分析を用いた直接援助の技術的側面 ·········· 160
8-6-1	Lさんの生活障害	160
8-6-2	本人の希望と現実	160
8-6-3	娘に行った提案	161
8-6-4	援助の解説	161

8-7 工程分析を用いた間接援助の技術的側面 ·········· 163

8-8 工程分析の発展性 ·········· 163

8-9 作業療法技術としての工程分析 ·········· 163

第9章 介入と援助 167

9-1 作業療法士の関わりのポイント ·········· 168
9-1-1	環境を調整する	168
9-1-2	できることをして生活する	168
9-1-3	手続き記憶を生かす	169
9-1-4	周囲の環境との架け橋になる	171
9-1-5	認知症のある人に比較的保たれている機能	173

9-2 認知機能障害に対する援助 ·········· 174
| 9-2-1 | 近時記憶障害に対する援助 | 174 |
| 9-2-2 | 見当識障害に対する援助 | 176 |

9-3 行動・心理症状（BPSD）に対する援助 ·········· 183

9-3-1	外出（徘徊）への関わり	183
9-3-2	拒否への関わり	186
9-3-3	不潔行為への関わり	187
9-3-4	不安への関わり	188
9-3-5	妄想の捉え方	188

9-4　保たれている機能に対するアプローチ 189

9-4-1	感情と感情の記憶	189
9-4-2	基本的運動機能	191
9-4-3	社会性・社会的動作	191
9-4-4	手続き記憶	193
9-4-5	遠隔記憶	196

9-5　基本的生活に対する援助 197

9-5-1	安全な生活から普段の生活へ	197
9-5-2	基本動作に対する援助	198
9-5-3	座　位	199
9-5-4	歩　行	200
9-5-5	食　事	201
9-5-6	排　泄	204
9-5-7	入　浴	204
9-5-8	更　衣	205
9-5-9	整　容	207

9-6　IADL に対する援助 208

9-6-1	食事の準備，食事作り，後片づけ	209
9-6-2	洗　濯	209
9-6-3	買い物	210
9-6-4	掃　除	210
9-6-5	片づけ，整理	210
9-6-6	ごみ出し	211

9-7　その人にとって意味のある生活行為 211

9-8　役割活動の援助 213

9-9　対人関係を構築する援助 214

9-10　余暇活動に対する援助 216

| 9-10-1 | レクリエーション | 216 |
| 9-10-2 | 趣味活動 | 218 |

9-11　環境調整 222

9-11-1	普段の生活	222
9-11-2	建築環境の指針	223
9-11-3	看護覚え書	223
9-11-4	作業療法と環境調整	223

第10章　作業療法は参加に向かって　229

10-1　ICF と活動・参加　230
　10-1-1　生活行為と参加の関係　231
　10-1-2　つながりを見出す　231

10-2　コロナ禍を経験後の参加　232

10-3　人とのつながりから参加へ　233

10-4　地域の交流の場つくり　234
　10-4-1　認知症にやさしい図書館　235

10-5　認知症のある人の有償ボランティア　236

10-6　楽しみがつくりだす仲間　236

第11章　家族に対する支援　239

11-1　家族支援と日本の動向　240

11-2　家族のおかれている状況　241
　11-2-1　介護者の多様化と孤立化　242
　11-2-2　高齢者のみ世帯の増加　242
　11-2-3　家族が医療や福祉と出会うまでの期間　243

11-3　家族の心理　245

11-4　家族支援の目標　245

11-5　家族支援の具体的内容　247
　11-5-1　作業療法士による家族を対象とした支援　247
　11-5-2　家族の歴史を考慮　248
　11-5-3　家族を作業療法士が支援する　248

11-6　家族をとりまく支援 ① ― 一体的支援プログラム　252

11-7　家族をとりまく支援 ② ― さまざまな支援体制　255
　11-7-1　認知症カフェ　255
　11-7-2　認知症家族交流会（家族教室）　256
　11-7-3　地域包括支援センター　256
　11-7-4　認知症初期集中支援チーム　256
　11-7-5　認知症地域支援推進員　257
　11-7-6　認知症介護経験者による電話相談　257
　11-7-7　認知症の人と家族の会　257
　11-7-8　男性介護者と支援者との全国ネットワーク　257
　11-7-9　レビー小体型認知症サポートネットワーク　257

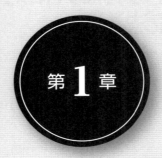

認知症のある人に対する作業療法

第1章 認知症のある人に対する作業療法

　ここでは，認知症のある人の作業療法について，その目的を確認したあと，事例を通してどのように作業療法が展開されるかについて述べる．

1-1 認知症のある人に対する作業療法の目的

　認知症のある人に対する作業療法は特別なものではない．作業療法の目的をここでは(1) 生活行為を遂行すること，(2) その人らしく生きること，とする．

1-1-1 生活行為を遂行すること

　認知症のある人に対する作業療法の目的の一つは，生活行為を遂行することである．「生活行為」とは，生活全般の行為のことで，「セルフケアを維持していくための日常生活活動作（ADL）のほか，生活を維持する手段的日常生活活動作（IADL），仕事や趣味，余暇活動などの行為すべてを含み」[1]，具体的には，セルフケア，家事，仕事，余暇，地域活動などにおいて取り組んでいる活動や行為を指す．生活行為は，ADL や IADL の概念より広く，生活行為の連続で日々の生活が成り立っている（**図1-1**)[2]．

　認知症の診断基準には，「毎日の活動において，認知欠損が自立を阻害する」[3]とあるので，認知症と診断された時には，その人なりの何らかの生活障害がある．

　また，認知症は進行性の病気なので，重度になると，食事，更衣，入浴などの ADL も自立が難しくなり援助が必要となる．しかし，重度であっても認知症のある人の生活障害は，生活行為のすべてができなくなるのではなく，一連の動作・行為のどこかでつまずいて，結果的にできない状態になっていることが多い．

　作業療法士は，生活行為を観察し，工程分析することでつまずきを見出し，支援する．認知症のある人は，その支援によってできないと思われていた生活行為を取り戻すことができる．

　観察については，「認知症の作業療法―観察ガイド」[4]が，さまざまな角度から論じているので参考になる．

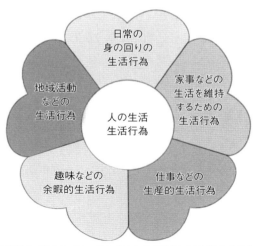

私たちの暮らし（生活）は，さまざまな生活行為の連続で成り立っている

図1-1　生活行為とは
〔日本作業療法士協会（編著）：生活行為マネジメント改訂第4版（作業療法マニュアル75），作業療法士協会，2022〕

1-1-2　その人らしく生きること

　前述のように生活行為を遂行することは，毎日を安全に，安心して生きるために重要である．しかし，それだけでは"その人らしい人生"は見えてこない．"その人らしい"とは，誰も代わることができない「ひとりの人」として見えてきたとき，私たちが感じるものである．それは，長い人生の中でその人が積み上げてきたもので，すべての「人」にあるものだが，見ようとしなければ見えてこない．

　詳しくは後述するが（p.16〜），認知症でさまざまな症状があっても「その人」の部分はあまり変わらない．認知症のある人にその変わらない部分である「その人らしさ」を見出すことが，作業療法の目的である．その人が長年培ってきた責任感や価値観，習慣が見えてきたり，仕事，趣味などの作業的側面から垣間見えるかもしれないし，家族や仲間との人間関係の構築を通して，対人交流や人柄，個性，などが見えるかもしれない．その人固有の生き方は，いま目の前にいるその人の中にある．

　また，認知症のある人は，生活の中にその人らしい時間があることで安定した一日になる．その人らしい時間，つまり，その人にとって意味のある作業をすることで，作業の後も安心感や満足感がその人の中にあり続け，そのほかの生活行為を安心して行うことができる．作業療法士は，その人らしさを見出し，生活の中に取り込んでいけるように関わる．この試行錯誤するプロセスが作業療法であり，このプロセスを認知症のある人と作業療法士が共有しているのでお互いの信頼関係も構築される．1-2の事例を参照してほしい．

　村井[5]は「その人にとって意味のある作業」を続けることで，その結果として満足感や

充実感を得て，健康であると実感するという．たしかに，その人固有の人生で得られた"その人らしい"生活行為を遂行してこそ，自信を取り戻して元気になる．これが作業療法が目指す「その人らしく生きること」である．

1-2 認知症のある人に対する作業療法事例

　ここでは，認知症のある人に対する作業療法の具体例を挙げる．典型例というわけではないが，ひとまず認知症のある人を思い浮かべながら，作業療法士がどのように関わるか，考えてみよう．

> **事例** 調理をするＡさん
>
> Ａさん（82歳・女性，息子夫婦と同居，要介護2，職業歴は給食の調理員）
>
> ●**Ａさんと介護者の状況**
>
> 　Ａさんは週3回，デイケアに通っている．自宅では，数分おきに同じ質問を嫁にする．入浴では，出るように促されるまで浴槽から出たり入ったりを続けていた．嫁は対応疲れのストレスから体中に発疹ができるほどであった．
>
> ●**デイケアでの状況**
>
> 　他の利用者に同じ内容の自慢話や質問を繰り返していた．次第に利用者から避けられ，一人で過ごすようになり独り言が多くなっていた．
>
> ●**作業療法士のみたて**
>
> 　周囲の人から，Ａさんが同じ質問を繰り返す理由は，認知症の症状の記憶障害からと思われていた．
>
> 　しかし，作業療法士は，Ａさんの確認行動は，Ａさんには記憶障害はあるが，さらに不安感によるものが強いと推察した．行動の核となる不安感は，嫁やデイケア利用者からの疎外感が影響していると考えた．
>
> ●**作業療法士が行動したこと**
>
> 　デイケアで実施している調理活動にＡさんを誘った．Ａさんは快く参加した．いくつかの失敗はあったが，次第に過去の職業を活かして，調理活動のリーダー的な存在になった．
>
> ●**Ａさんを取り巻く環境の変化**
>
> 　Ａさんは調理活動の過程で，周囲の人から技術面の正確さ，丁寧さを理解され，慕われるようになった．料理の出来映えから感謝の言葉をかけられるようになった．
>
> ●**Ａさんの変化**
>
> 　Ａさんの自慢話は激減した．嫁に対する質問の繰り返しは，調理活動後3日間は

4　第1章　認知症のある人に対する作業療法

減っていた.

〈解説〉

　Aさんは調理員であった過去を活かして，調理活動のリーダー的な存在になった．また，周囲の利用者から頼りにされ，賞賛されるようになった．これらはAさんの心を満たし，認められている安心感につながった．

さらに詳しく― 作業療法を展開するための傾聴と工程分析

概要

　作業療法士がAさんの調理活動を導入した結果，「Aさんは過去の職業を活かして，調理活動のリーダー的な存在」になった（p.4）.

　Aさんは毎日の生活において，記憶障害とそれに伴う不安感を抱いていた．Aさんの職業歴は学校給食の調理員で，定年まで30年間勤めていた．Aさんの自信回復の手段として，調理経験を活かした活動の導入を考えやすい．しかし，作業療法士はAさんは料理のすべての工程を自力ではできないため，調理活動を安易に導入すると失敗体験につながる可能性が高いと考えていた．そこで，Aさんの気持ちを傾聴する支援から開始した．

傾聴からの作業療法展開

　作業療法士はAさんと話をする時間を定期的に設けた．その結果，Aさんは記憶障害の自覚から喪失感を抱いていることがわかった．また，傾聴のプロセスから，学校給食では提供時間までの限られた時間内に大量の野菜を切り揃え，無駄を極力出さなかった過去が自慢であるとわかった．作業療法士はAさんの自信を取り戻すには，やはり，調理を通して成功体験を得ることに意味があると考えた．

事前準備の大切さ

　作業療法士は，Aさんは独力で一つのメニューを作ることはできないと判断した．しかし，Aさんが調理活動で成功体験を得るには，工程のどの部分を担うかについて事前の検討が必要と考えた．そこで，作業療法士はデイケアで作るメニューごとに工程分析を行った．

調理の工程分析

　調理はおおよそ，①食材を必要な量・数を準備する→ ②食材の下ごしらえ（切る，剥く，洗うなど）→ ③調味料を使って味付け→ ④煮る・炒める・温める→ ⑤盛り付

1-2 認知症のある人に対する作業療法事例

け，などの工程がある．Ａさんは，包丁さばきが得意であること，切った野菜を見て結果がわかりやすいことから，②の下ごしらえの担当を検討した．

工程で生じる課題を解決

デイケア利用者との調理活動に参加する前に，作業療法士はＡさんと２人で料理を試行した．Ａさんは食材の下ごしらえ中に，何を作ろうとしているのかを忘れ，切るべき野菜の形状を忘れた．職員からのアドバイスは嫌がった．

試行結果を活かし，実際の調理活動では，Ａさんの前に同じ役割の利用者が座るように席を配置した（イラスト）．Ａさんは対面に座っている利用者の手元を見ながら，その人と同じ形状で切り進めるようになった．

得意なことを活かす

Ａさんが担った野菜の皮剥きは丁寧で，極薄であった．切った野菜は細かく，揃っていた（写真）ため，他の利用者から褒められ，一目置かれるようになった．

工程分析を活かすヒント

工程分析の第一歩は，調理の流れを工程ごとに大まかに輪切りにする．作業療法士はその工程と，Ａさんが得意な包丁さばきがマッチするかを考えた．Ａさんの場合，包丁を使う行為は可能だったが，切るべき形状を忘れた．

Ａさんは，特に調理に関しては，周囲の人々に助けを求めず，アドバイスを受け入れようとしなかった．この状況から調理の流れを中断せずに成功に導く工夫が，Ａさんの前に同じ役割の利用者を配置したことであった．Ａさんが内心で「何をするのかわからなくなった」と感じた際に，職員等による支援ではなく，Ａさんがその利用者を見て判断して解決するきっかけとなる，ちょうどよい仕掛となった．

〈解説〉

作業療法士が傾聴や工程分析を丁寧に行い，考えることで実施が可能となる．

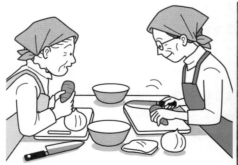
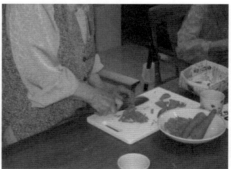

1-3 認知症のある人と支援者の関わり

ここでは，認知症のある人と支援者の関わり方の一般論を述べる．

1-3-1 認知症のある人と病院の治療環境

一般に，患者や対象者の身近にいる作業療法士でさえも認知症のある人は何もわからなくなった人，判断ができなくなった人，すぐに忘れる人，などと考えている現状がある．

そして，認知症のある人がけがや病気で入院や治療が必要になると，本人の考えや納得を待つことなく治療・訓練が優先され，本人の代わりに支援者が物事を決める，生活の主導権をもつ，など支援者優位の環境となる．病院は治療をするところで，治療は医学モデルで成り立っているから，これは当然のことだと考えてしまう（図1-2）．

しかし，新里らは認知機能が衰えた人に直接質問し，胃ろう導入のアンケートを行った．その結果は，胃ろう造設を希望した人はおらず，80%が積極的に拒否した．これは認知症のない一般の高齢者とほぼ同じ結果であった．この胃ろう拒否の反応は，直感的判断というもので，それは個々人の過去の記憶と経験に基づいたものであり，意思決定として有効であり，重要視するべきものであるという[6]．このようなことを考えると，認知症の人は何もわからない，判断できない，と周囲が判断するのは，支援者側の勝手な思い込みかもしれない．

しかし，このような問いかけを実践することは難しい．なぜなら，認知症のある人は，記憶の保持が短いうえ，普段使う言葉がわかってもそれ以外の言葉の理解は難しい．また丁寧に説明しないとわからないかもしれない．この状況で支援者は，本人がわかる言葉で

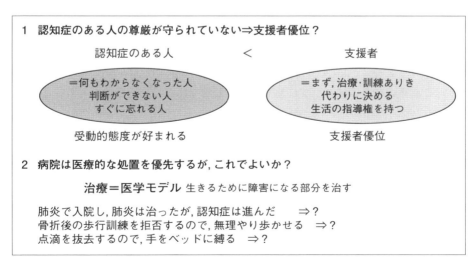

図1-2　陥りやすい病院の治療環境

話して，理解して判断できる質問にしなければならない．この時間と関わりを日常的な臨床場面で作り続けることは容易なことではない．私たちは，そのことを念頭に入れて，認知症のある人に接したい．相手の人がわかるようにコミュニケーションをとる努力をするのは，一般の社会においても当たり前のことである．

1-3-2 尊厳を大切に — パーソンセンタード・ケア

　認知症のある人の尊厳を大切にすることは，関わりの基盤になる重要なことなので，支援者の個別な関わりの前に述べておきたい．

　パーソンセンタード・ケアは，イギリスのキットウッド Kitwood T によって 1980 年代に提唱された認知症ケアの理念で，認知症のある人をひとりの人として尊重し，認知症のある人の立場に立ったケアを目指すものである[7,8]．

　これまでの医学モデルに基づいた認知症の見方を再検討し，認知症のある人の行動，状態に影響する要因は，脳の障害だけでなく，身体の健康状態・感覚機能，生活歴，性格傾向，周囲の人間関係などのさまざまな要因や背景が互いに影響し合って，認知症のある人の「今，ここで」の行動や状態を生み出している，とする．

　そして，キットウッドは，周囲の関わりやケア次第で，たとえ認知症が進行しても，認知症のある人がよい状態（well-being）で過ごすことは可能であるという前提に立ち，本当に必要な援助の取り組みをすることで，認知症のある人にもできることはあり，周囲と交流もできる，と考えた．そして，周囲の人たちが認知症のある人たちの視点に立って，ともにケアに取り組もうという新しいケアの文化を確立した．

　これまでの画一的な業務中心のケアから，パラダイムの転換ともいうべき新しいケアの創出は，認知症ケアマッピング[9]（p.137 参照）というパーソンセンタード・ケアに基づいて開発されたケアの質を評価する観察ツールに裏打ちされて，世界に広がっている．

　また，実際にケア現場を観察し，認知症のある人の人間性や尊厳を傷つけるような援助者の心理をリストアップし，17 のエピソードをあげて"悪性の社会心理"と名付けた（**表1-1**）[10]．これらの行為はスタッフに悪意があるわけではなく，無意識に，無自覚に行っているものだという．

　これを見ると，私たちの日頃の臨床現場でも思い当たることがいくつもある．これはイギリスの話ではなく，私たちの日常のケア現場なのである．私たち一人ひとりが，弱い人の人権の尊重を常に自覚し，努力することが重要である．

1-3-3 支援者はどのように関わるか

　①対象者のペースに合わせて，焦らず，できることから一つずつ解決をする．その関わりの中で，少しずつ信頼関係が構築される．

8　第 1 章　認知症のある人に対する作業療法

表 1-1　悪性の社会心理

行　為	内　容
1　だます	本人の関心をそらしたり，本人に何かをさせたり，言うことを聞かせるために，だましたりごまかしたりすること
2　できることをさせない（デスエンパワーメント）	本人がもってる能力を使わせないこと，本人がやり始めた行為を最後までやり遂げる手助けをしないこと
3　子ども扱い	無神経な両親が幼児を扱うように，保護者的態度で（「昔の病院の師長」のように）接すること
4　おびやかす	おどしたり，力づくで，本人に恐怖心を抱かせること
5　レッテルを貼る	本人と関わる時や，本人の行動を説明するとき，認知症，または「器質性精神障害」と言った診断区分を主な分類として使うこと
6　汚名を着せる（スティグマ）	本人をあたかも病気の対象，部外者，落伍者のように扱うこと
7　急がせる	本人がとても理解できないほど速く情報を提供したり，選択肢を提示すること．本人ができる以上の速さで物事をさせようと圧力をかけること
8　主観的現実を認めない（インバリデーション）	本人が経験している主観的事実，特に本人の気持ちを理解しないこと
9　仲間はずれ	物理的に，あるいは心理的に本人を追いやり，排除すること
10　もの扱い	生命のない塊のように本人を扱うこと．本人に感覚があるとは考えず，押したり，持ち上げたり，食べ物で口を一杯にしたり，食べものを口に流し込んだり，排泄させること
11　無視する	本人がその場にいないかのように，本人の前で（会話や行為を）続けること
12　無理強い	本人に何かを強いること，要求をくつがえしたり，本人の選択の機会を否定すること
13　放っておく	願いを聞こうとしない，明らかなニーズを満たそうとしないこと
14　非難する	本人の行動や能力不足から起こる行動の失敗を非難することや，本人が状況を誤解したことを非難すること
15　中断する	本人の行為や考えを突然妨げたり，妨げて不安にさせること．露骨に本人なりの行為や考えを止めさせること
16　からかう	本人の「おかしな」行動や言葉をあざけること．いじめる，恥をかかせる，本人を出しにして冗談を言うこと
17　軽蔑する	能力がない，役立たず，価値がないなどと本人に言うこと．本人の自尊心を傷つける発言などをすること

〔Kitwood T（著），高橋誠一（訳）：パーソンセンタードケア—新しいケアの文化へ．筒井書房，2005，pp.85-87〕

②医療職と患者は，支援する人，される人という関係で固定され，上下関係である．患者は意見があってもなかなか言えない．支援者は，無意識のうちに上から目線で，一方的に自分の考えを押し付けているかもしれない．このような状況に陥りやすいことを，普段から念頭に置いて，人間として対等な関係で関わる．人生経験は，作業療法士より患者のほうが豊かな場合が多い．

③支援者が緊張していると，支援される人も緊張する．しかし，支援者は，いつも笑顔がいいとは限らない．自分らしいことが大事で，認知症のある人が「その人らしい」ことが大切なのと同じである．

④支援者は，いつも希望を持って関わる．その場のケアは居合わせた人でできるが，作業療法士は，明日に向かって，本人が持てる力を発揮できるように関わることが基本である．

⑤支援者は，目の前の人がどのような人か，関心をもって関わる．話を聞く，観察をする，ともに行動する，など，どの場面においてもこの人をもっと知りたいと思う．それで初めて気づきがある．

⑥その日の関わりが終わったら，必ず，よい印象を残して終了する．「一緒に活動できてよかった」「お話が聞けてよかった」「楽しかった」．何をしたのか忘れても，よい印象は感情の記憶の中に残る．認知症のある人に「また来よう」という気持ちにさせる．

1-3-4　作業療法にあたって念頭に置くこと

(1) 生活歴を知る

作業療法は，認知症のある人が「その人らしく」生きていくことを目指している．

そのためには，目の前の人に関心を持ち，もっと知りたい，と思うことが出発点である．その人は，どこで生まれて，どのように生きてきたのだろう，何が好きで，どんな価値観を持っているのだろう，どのような時代を生きてきたのだろう…　それを知る手がかりが生活歴である．生活歴という言葉で想定される要素は，**表1-2**のようなものがある．

表1-2　生活歴という言葉で想定される要素

生活歴に含まれるもの	想定される要素の例	質問のきっかけとなる言葉の例
生まれてから現在までの生活	出身地，生育歴，教育歴，職業歴，家族歴，など	生まれたところ，育った場所，家族，兄弟，小学校，先生，遊び，仕事，家庭，
生活の中で培われてきたこと	趣味，特技，専門技術，生活習慣，生活のし方，役割，こだわり，価値観，など	好きなこと，得意なこと，ずっとやってきたこと，こだわり，役割，大切なこと，価値感
個人の生活の背景	社会的な出来事，戦争，時代（戦後の復興，高度経済成長），など	その頃の様子，たいへんだったこと，がんばったこと，

10　第1章　認知症のある人に対する作業療法

認知症のある人に話を聞くことは簡単ではないが，生活歴という一連の人生を聞きだすことが目的なのではない．その人がどこで生まれたかを知るだけで次の質問を思い浮かべることができる．

　第5章で認知症の認知機能障害について述べるが，認知症の記憶障害は，最近の出来事を忘れても昔の話は覚えていたり，子どもの頃の体験を生き生きと語る，など，一律に障害されるのではない．これらの記憶は，何かのきっかけでふと出てきたり，話しているうちに「そういえば，ね」など時間がたって思い出したりする．その記憶は，本人にとって，大切なことだったり，楽しいことだったり，その時の感情が裏打ちされている．当然，人にはつらい記憶もあるし，話したくないこともあるので，話せる範囲でよいことは伝えなければならない．

　こうして傾聴していくと，その人がどのような人生を歩んだかが想像できるようになる．みんな懸命に生きて来ていまがある．それは，高齢者がもっている「誇り」といえるものである．高齢者の「誇り」を取り戻すことで，安心して自分でいられる．私たちはそのことを念頭において関わる．

■ (2) 生活全体を捉える

　生活全体を捉える例として，事例（Bさん）をICF（国際生活機能分類)[11]でまとめてみた（**図1-3**参照）．

　作業療法士はまずADLを中心に行動観察をするが，それは，ICFの「活動」に当たる．その「活動」を支えているものが「心身機能」である．また，どのような環境下にあるかが「環境因子」であり，生活歴や性格，信条などが「個人因子」で，「環境因子」と「個人因子」が，個人の人生と生活の背景であり，「活動」に影響を及ぼすものである．

　「活動」に障害がある場合は，さらに評価をするとその要因が「心身機能」にあることがわかる．要因に対して作業療法の介入が可能であれば，それは「活動」の改善を導くものである．その要因が認知症の限界として存在し，心身機能の改善が見出せない場合には，「環境因子」に対して介入することになる．

　問題点も活用点も「心身機能」「活動」「参加」それぞれに考えることもできるし，背景となる「環境因子」も「個人因子」も同様に考えることができる．認知症のある人の作業療法は全人的な視点が必要である．なぜなら，問題点の要因は一つではなく，問題点も複数あるものが複雑に絡まっている．私たちが観察できる「活動」は，多くの要因や環境因子が重複して起こっている結果なのである．それらの悪循環が，図式化されると考察しやすくなるので，ICFの構造的なまとめ方が有効である．

　事例で示したBさんの場合は，改訂長谷川式簡易知能評価スケール（HDS-R）5点と重度の認知症であり，一人暮らしができなくなって閉鎖病棟に入院している．ADLはほぼ自立しているが，日中はすることがなく，友だちもいない．ぼーっとしている．若いときは

1-3　認知症のある人と支援者の関わり　11

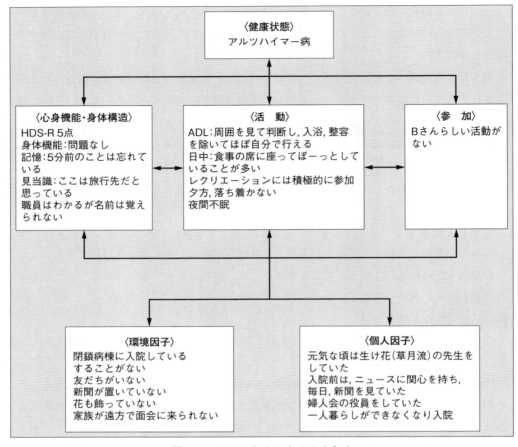

図 1-3　ICF による B さんのまとめ

　生け花の先生や婦人会の役員をしたり，入院前は社会的なニュースに関心を持っていたが，病棟には新聞もない．余暇時間にこれまでの B さんの生活の延長線上でできることが何もなく，B さんらしい活動がなく，夜間不眠になっている．これが B さんの全体像である．

　このようなことがわかってくると，B さんに面接でやりたいことを聞いてみればよい．何から始めて，どのような環境にすれば改善できるか．生活全体を捉えて考える．

文献

1) 日本作業療法士協会学術部（編）：作業療法関連用語解説集　改訂第 2 版 2011．日本作業療法士協会，p65，2011
2) 日本作業療法士協会（編著）：事例で学ぶ生活行為向上マネジメント　改訂第 4 版（作業療法マニュアル 75）．作業療法士協会，2022
3) 日本精神神経学会（日本語版用語監修），高橋三郎，大野裕（監訳）：DSM-5-TR 精神疾患の

診断・統計マニュアル. 医学書院, p659, 2023

4）谷川良博（編）：認知症の作業療法—観察ガイド. 臨床作業療法 NOVA 18（4），2021，12

5）村井千賀：生活行為向上マネジメントとは—「その人にとって意味のある"作業"」に焦点を当てた支援. 日本作業療法士協会（監），岩瀬義昭，大庭潤平，村井千賀，他（編）："作業"の捉え方と評価・支援技術—生活行為の自律に向けたマネジメント. 医歯薬出版, p28, 2011

6）新里和弘，大井　玄：認知能力の衰えた人の「胃ろう」造設に対する反応. *Dementia Japan* **27**：70-80，2013

7）水野　裕：実践パーソン・センタード・ケア-認知症をもつ人たちの支援のために. ワールドプランニング, pp6-9，2008

8）Kitwood T（著），高橋誠一（訳）：認知症のパーソンセンタードケア-新しいケアの文化へ. 筒井書房，2005

9）村田康子：パーソン・センタード・ケアと認知症ケアマッピング. 村田康子，鈴木みずえ，内田達二（編集代表）：認知症ケアマッピングを用いたパーソン・センタード・ケア実践報告集 第2集—地域におけるさまざまな取り組み. クオリティケア, pp3-14，2010

10）前掲書8）pp85-87，2005

11）障害者福祉研究会（編）：ICF 国際生活機能分類—国際障害分類改定版, 中央法規出版, pp169-200，2002

認知症のある人は どのような人か

第2章 認知症のある人はどのような人か

　第2章では，認知症のある人はどのような人かを述べる．本書は，「高齢期の認知症のある人」を対象にしているので，高齢であることが大前提となっている．

2-1 認知症のある人はどのような人か

2-1-1 高齢者で人生経験が豊かな人である

　高齢者は，生物学的には心身機能が衰退の過程にある（第3章参照）．しかし，長年の人生経験から，若者には及ばないような知恵を備えている．また，ホメオスタシスの保持能力が低下しているので，何か起こった場合には，予備力も適応力も十分ではない．

　しかし低下するばかりではない．長い人生をたどると，知能も変化している．ホーン Horn JL とキャッテル Cattell RB[1]の概念で説明される結晶性知能は，個人的経験や文化的，教育的体験により形成される体験の集積として蓄積されるものであり，語彙，言語知識，一般常識，格言の理解，作業の習熟などの項目により評価できる．基本的には，長期記憶として蓄積された個人的文化的経験の集積であり，この結晶性知能は70歳代を過ぎてもほとんど低下しないという[2]（図2-1）．

　また，エリクソン Erikson EH の心理社会的人生段階をみると，人間はその年代ごとの課題をこなしてきたという（図2-2）[3]．すなわち，幼児期，児童初期，遊戯期，学童期，

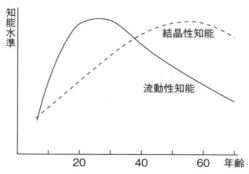

図2-1　知能の発達曲線（Horn と Cattel の理論）
〔武田雅俊・福永知子・数井裕光：加齢と知能・認知機能．p209〕

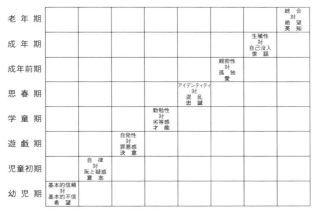

図 2-2　心理社会的人生段階
〔Erikson EH, Erikson JM, Kivnick HQ（著），朝長正徳，朝長梨枝子（訳）：
老年期―生き生きしたかかわりあい．みすず書房，p35，図表1，1997〕

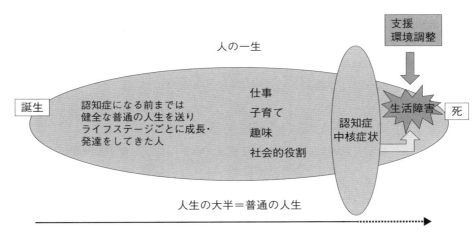

図 2-3　認知症のある人の人生

思春期，と成長し，成年前期，成年期に至る．具体的には，社会人として生活者として仕事をし，子どもを育て，社会的にも家庭的にも役割を果たし，精一杯活躍したのである．そして，いま最終段階である老年期にいる．本人がその記憶をたどれなくても，高齢期を生きていることが，ここまでの人生を生き抜いた証しである（**図 2-3**）．

　いま目の前にいる認知症のある人は，その人の固有の人生経験を積み重ね，生き抜いてきた．誰にも代わることができないひとりの「人」であり，それが「人間の尊厳」である．

2-1-2　認知症という病がある人である

　認知症のある人とは，「認知症という病がある人」である．

認知症は認知機能の障害を起こす病なので，生活への影響は大きい．しかし，どのような「人」か，と問う場合には，認知機能はその人の一部である．例えば，人間には，認知機能だけでなく，身体があり，精神機能，感情，人格，健康状態などさまざまな側面があり，「人」とはその「総体」なのである．つまり，認知症になってもすべてが失われるわけではなく，変わらないことは多くあるにもかかわらず，私たちは変わったことから目が離せなくなってしまい，変わらないことは異和感がないので目に入ってこない．

認知症のある人
認知症のある **人**

つまり，認知症という病の印象が大きく，生活に支障をきたす，根治する薬はない，などといわれることから，認知症のほうに意識が向いてしまい，「人」であることをないがしろにしがちである．そうではなくて，「人」のほうが大きくて，その「人」に認知症が加わっている（上図）．

私たちは認知症のある人に対して，ひとりの「人」，私たちと同じ「人」として向き合うことが重要である．なぜなら，私たち支援者は，認知症のある「人」と信頼関係を構築し，ともに歩みたいと願うからである．

2-1-3 主体性を保ちにくい人である

第1章でも述べたが，認知症になったら何もわからなくなると考える風潮が，認知症のある人の人権をないがしろにしてきた．キットウッドの「悪性の社会心理」（p.9参照）にあげられているように，私たちは，故意ではなくても認知症のある人の意見や気持ちを軽視したり，無視したりする現状もある．

周囲の人がそのように考えると，過介助・過干渉になったり，認知症のある人が取り組む機会をなくしたりする．日常生活を介護者のペースで介護してしまい，生活の主体者である認知症のある人の意志よりも介護者の都合を優先させてしまう．認知症のある人は意志確認もされず，周囲が良かれと思ったことを押し付けられる．それを繰り返すうちに，認知症のある人の主体性は失われたり，奪われたりする．

また，認知症のある人は，記憶障害や見当識障害のために，いま起こっていることを認識するのに時間がかかる，あるいは認識できないことがある．そして，違うと気づいてもそれを言語化することが難しいこともある．わざわざ言うのも面倒になる．結局，何も言えない．それが重なると，あきらめて依存的になり，主体性は保てなくなる．

ボーデン Boden C はオーストラリア人で，認知症当事者として自らの経験を語り，日本においても認知症についての理解を画期的に進展させた人である．彼女は，以下のように

述べている[4].（なお，クリスティーン・ボーデンはのちに再婚してクリスティーン・ブライデン Bryden C となる）

> 何か提案されても，私は，なぜそれができないかについて，理由をはっきりとすぐには答えられない．たとえ私がどうにか答えたとしても，提案する人の方は，私がそうすべきだというはっきりした理由をあらかじめ数多く用意している．私には，なぜ自分が何か他のことをしたいのか，その理由を説明するのは難しすぎるので，これは結局，誰か他の人が私にさせたいことに従う結果になることが多い．

　認知症のある人は，どのような状況にあるのだろう．記憶障害については，後述の認知機能障害に詳しい（p.59）が，近時記憶障害のために，自分がどこにいて何をするのかわからなくなると不安になる．一つのことを忘れただけでも「自分は忘れる」という事実に不安になる．どうして忘れたのか，ほかにも忘れていないか，とおろおろする．これが繰り返されると，心の中にはいつも消えない不安があるだろう．この不安は，認知症のある人に自信を失わせ，主体性を保ちにくくしている．安心できる環境，信頼できる人がいて初めて生活行為が遂行できる．

　私たちは，認知症のある人は主体性を保ちにくい状況にあるということをよく理解したうえで，認知症のある人の尊厳を守ることができるように支援したい．

2-2 どのような時に元気なのか？

　認知症の症状はいろいろあるし，認知症のある人の人生も一人ひとり違うので，どういう時に元気なのかを明言することは難しい．ただ，認知症のある人に会う前に，あまりに暗いイメージでは認知症のある人を特別視してしまうのではないかという懸念があり，この節を設けた．

2-2-1 24時間困り続けているわけではない

　認知症のある人は，いつも認知症の症状に振り回されているとは限らない．下坂は，若年性アルツハイマー病の当事者として，写真展をしたり，ケアワーカーとして働いたりしながら，「社会に足りないことを伝えたい」と積極的に講演活動を展開している．彼は言う[5].

> 認知症という病気は複雑だし，人によって症状も異なるし，日によって波もある．僕たちも毎日24時間困り続けているわけではなく，症状が出て，さらにその症状に困らされているというのは一日のうちわずかな時間だけなので，「認知症になっていちばん何に困っていますか？」「そうですね，○○に困っています」と一問一答で答えられるようなものではない．
> 僕が何よりもまず伝えたいのは「認知症であることが，その人のすべてではない」

2-2　どのような時に元気なのか？　19

ということ．その人はその人である，ということ．認知症は単なる僕の属性の一つなんです．

　もし認知症の当事者のことを知りたいと思うなら，まずはあまり気負わず，人間対人間として普通に話しかけてください．向き合うべきなのは「症状」ではなく，「その人そのもの」です．まずは「認知症だから」という偏見を持たずに，ひとりの人間として自然に接してみてほしいのです．それが何よりも嬉しいことです．

2-2-2　認知症のある「人」に出会う

　私たちが認知症のある人を見て，「その人らしいなあ」と感じるときの例を挙げてみる．

---

①Aさんは，デイサービスの調理活動でリーダーになり，カレーライスを作った．出来上がってみんなで食べて，「おいしい！」と喜ばれた．Aさんは嬉しそうだった．（第1章参照）

②Cさんは，肺炎でベッドからなかなか起きられなかったが，暖かく天気も良いので，作業療法士と車椅子で病院の庭に出た．外の空気に接すると，Cさんの表情が柔らかくなった．満開のしだれ桜の下で車椅子を止め，作業療法士が「きれいですね」と声をかけた．Cさんはしだれ桜をじっと見て，涙を浮かべていた．

③Dさんは，久しぶりに娘が孫を連れて面会に来たのを見て，顔がパッと明るくなった．

④Eさんは，オカリナが上手だ．仲間や作業療法士や支援者とともに組んでいるバンドで，オカリナを吹いている．Eさんは認知症になってからオカリナを独学で練習し60曲以上の持ち歌があるという．身体の中から湧いてくるようなオカリナの音色だ．子ども食堂で夕食後に一曲とか，バンドで仲間と時々目と目を合わせながら合奏とか，自然な流れで演奏する．Eさんにとってオカリナは，楽しく，そして人とつながる時なのか．（p.236参照）

〈解説〉

　Eさんは音楽家だったわけではない．オカリナは独学だというが，上手なので音楽的な素養は十分にあった人なのだ．請われれば一人でも演奏し，バンドと一緒にどこにでも出かける．Eさんの誠実で穏やかな人柄，新しいものに興味を持ち，努力を惜しまない，自分ができることはやってみたいという意欲，バンド仲間との信頼関係，オカリナを吹くことが楽しい．これが本来のEさんではないか．

　このように，いま，目の前の認知症のある人は，ここまで生きて来た人生があり，認知症になっても人は変わらない．ただ認知症のさまざまな症状により，その人が見えにくく

なっている．関わってはじめて見えることがある．

　これを目指して，作業療法に取り組もう．

文　献

1）Horn JL, Cattell RB：Age differenes in fluid and crystallized intelligence. *Acta Psychol* **26**：107-129, 1967
2）武田雅俊・福永知子・数井裕光：加齢と知能・認知機能．精神疾患と認知機能研究会・編「精神疾患と認知機能」新興医学出版社，pp208-209，2009
3）Erikson EH，Erikson JM，Kivnick HQ（著），朝長正徳，朝長梨枝子（訳）：老年期—生き生きしたかかわりあい．みすず書房，p35，1997
4）Boden C（著），桧垣陽子（訳）：私は誰になっていくの？—アルツハイマー病者からみた世界．クリエイツかもがわ，pp90-95，2003
5）下坂　厚，下坂佳子：記憶とつなぐ—若年性認知症と向き合う私たちのこと．双葉社，pp132-134，2022

高齢期にある人とは？

第3章　高齢期にある人とは？

　ここでは，「高齢期にある人」について，おさえておきたい．本書の対象は「高齢期の認知症のある人」なので，高齢期を生きている「人」である．そう考えて高齢期を生きる人がどのような人か，どんな生活をしているのかを確認しておく．

3-1　高齢期とは

　世界保健機関（World Health Organization：WHO）の定義では，65歳以上の人を高齢者としている[1]．65〜74歳までを前期高齢者，75歳以上を後期高齢者と呼んでいる．しかし，65歳以上を高齢者とするには，現在の雇用状況や心身機能のほか，活動内容から違和感があるのは否めない[2]．日本老年医学会，日本老年学会による高齢者の定義では，老年期を3期に区分し，65〜74歳の人をpre-old（准高齢者），75〜89歳の人をold（高齢者），90歳以上の人をoldest old，super-old（超高齢者）とする提言がなされている．高齢者の定義は法律や制度によって異なり，道路交通法では70歳以上を高齢者講習の対象としている．

　『令和6年版高齢社会白書』（2024年）[3]によると，日本の総人口は1億2,435万人である．65歳以上人口は3,623万人で，総人口に占める高齢者の割合（高齢化率）は29.1％である．65歳以上人口を男女別に見ると，男性は1,571万人，女性は2,051万人である．日本人の平均寿命は延びており，世界一の高齢社会を迎えている．

　高齢社会を踏まえて，国土交通省は，高齢単身者や高齢夫婦のみ世帯が増える社会状況を背景に，「高齢期の健康で快適な暮らしのための住まいの改修ガイドライン」[4]では，住宅のバリアフリーや断熱性能を高める住まいの工夫を勧めている．高齢者が能動的に行動ができる健康寿命を延ばすため，自身の健康に対する意識の向上はもちろん，官民一体となった住まいや交通・移動等の提案や解決が課題となっている．

3-2　平均寿命と健康寿命

　平均寿命とは「0歳における平均余命」であり，令和元年（2019年）の平均寿命は男性

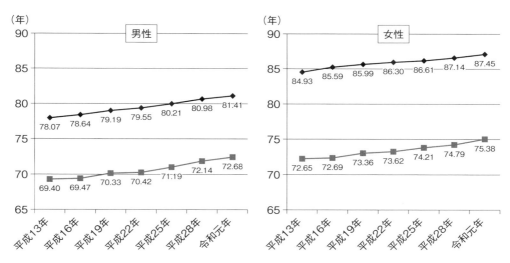

図 3-1　平均寿命と健康寿命の推移
〔第 16 回健康日本 21 推進専門委員会：資料 3-1 健康寿命の令和元年値について．厚生労働省，2021 年〕

81.41 歳，女性 87.45 歳である[5]．今後，男女とも平均寿命は延びて，2065 年には，男性 84.95 歳，女性 91.35 歳になると予測されている．健康寿命とは，「健康上の問題で日常生活が制限されることなく生活できる期間」[6]のことであり，令和元年の健康寿命は男性 72.68 歳，女性 75.38 歳となっている（図 3-1）．平均寿命と健康寿命の差は「日常生活に制限がある期間」を意味し，令和元年では男性 8.73 年，女性 12.06 年である[5]．高齢期ではいかに健康を保つかが望まれ，健康寿命を延伸して平均寿命との差を小さくしていくことが課題となっている．

3-3　高齢者自身がつくる豊かな生活

3-3-1　「衰退」と「成熟」

　老化の過程とは「衰退」と，その一方では「成熟」という考え方がある．この衰退について小澤[7]は，「老いゆく過程は喪失の過程であり，常に"ゆらぎ"が生じる可能性を心・身・生活世界のなかに抱え込んでいる」と，老化の過程では何かのきっかけがあれば，心身に影響を受けやすく，いままでの生活が崩れやすいさまを示している．成熟について，中沢[8]は「有限の存在であることを時々，意識して生きるがゆえに，もっとも人間らしい人間になる」と表現している．

3-3-2 生活を楽しむ高齢者

　高齢期では有限の存在を自覚しているゆえか，60歳以上で「これからは心の豊かさやゆとりのある生活をすることに重きをおきたい」と考える割合が高くなる[9]．『令和4年版高齢社会白書』[10]では，高齢者の日常生活・地域社会への参加に関する調査を特集した．調査結果によると，65歳以上の30.2％が収入の伴う仕事をしていると回答した．収入の伴う仕事をしていると回答した割合は，65〜74歳の人の方が75歳以上の人よりも高くなっており，男性の方が女性よりも高い．収入の伴う仕事をしている人の方が，収入の伴う仕事をしていない人よりも，生きがいを「十分感じている」と回答した人の割合が高い．また，過去1年間に社会活動に参加した65歳以上の人は51.6％と報告している．活動内容については，「健康・スポーツ（体操，歩こう会，ゲートボール等）」（27.7％），「趣味（俳句，詩吟，陶芸等）」（14.8％）などとなっている．社会活動に参加した人の方が，参加していない人よりも，生きがいを「十分感じている」と回答した割合が高い．

　高齢者とは，老化に対するマイナスな固定観念を抱かず，多様な生活スタイルをもち，楽しみを追求している人とも理解できる．

3-3-3 持病と高齢者

　高齢期には，老化と加齢に伴い，感覚機能や循環機能，消化吸収機能，高次脳機能，睡眠と覚醒などの変化（低下）がみられるようになる．いわゆる持病を抱えて生活する高齢者も増え，「ほとんどの人がwith病気，病気と共にいきている」[11]状況にあると理解しなければならない．例えば，高血圧症と糖尿病，難聴，膝痛，緑内障など複数の持病と共に生きている状態である．

3-4　老　化

　認知症のある人に関わる場合には，老化に関する知識を持つことは必須である．対象者は老化の進行過程にある．これらは，直接，高齢期の日常生活に影響するため，老化に関する知識を整理する．

3-4-1 老化と加齢に伴う変化

　加齢は時間的経過をあらわす．老化は成熟後の衰退の過程を指している．さらに，老化の過程は，生理的老化と病的老化に分けられる．生理的老化とは加齢に伴う生理的な機能低下を意味し，すべての人に不可逆的に起こる．その進行によって，臓器機能の低下，予備力や回復力の低下，外部環境変化に適応する能力の低下，複数の病気を抱えやすいなどの特徴がみられる．加齢に伴い，感覚機能や自律神経機能，循環機能，消化・吸収機能，

高次脳機能，睡眠と覚醒など多岐にわたる機能が変化し，運動機能の低下も伴って健康や生活行為に関連する（**表3-1**）．

【視　覚】

視覚は加齢とともに低下し，顕著に自覚されるのは水晶体内部が弾力性を失って焦点距離の調整が難しくなる老視である．水晶体の透明度は加齢とともに減弱し，黄褐色化の視力低下，色の識別が困難になる．色覚の中でも青・黄色の感度が低下する．視野の狭小の影響で見落としやすくなり物にぶつかりやすくなる．

【聴　覚】

老人性難聴では，高音域に対する聞き取りが著しく低下するので，女性より男性の声が聞き取りやすい．また，小さな声が聞こえずらくなる．語音の弁別も低下し，聞き取れなかったり，聞き間違えたりするようになる．

【味　覚】

甘味，塩味，酸味，苦味が感じにくくなる．

【嗅　覚】

焦げた匂いや腐った臭いが感じにくくなる．

【循環機能】

心拍出量が減少する．収縮期のみ血圧が上昇する．血圧の変化に順応できず，起立性低血圧がみられる（食後30～90分後に収縮期血圧が20 mmHg低下する場合，食後低血圧とされる）．血管の弾性が減少し，血管の伸縮性が低下する．末梢の脈拍が微弱となる．

【呼吸機能】

主な呼吸筋（横隔膜・肋間筋）は老化に伴って筋力が低下しやすい．少しの運動で苦しくなる．高齢者は息を吐き出す機能が低下するので，換気が不十分となる．気管支粘膜の線毛運動の低下に伴い，炎症を起こしたり，気道感染しやすくなる

【消化機能】

唾液分泌の減少から口腔内の乾燥が進む．消化液（胃液・胆汁・膵液）の分泌減少による消化能力が低下する．消化管の運動機能の低下は，慢性的な便秘を起こしやすくなる．炭水化物，カルシウムの吸収率が低下する．

【排尿機能】

尿失禁，頻尿，排尿困難になる．尿が溜まった感覚がわかりにくい．男性に前立腺肥大症の罹患が多い．女性は尿道括約筋の収縮力低下により，失禁につながりやすい．

【排便機能】

生理的な加齢変化（骨盤底筋群の脆弱化，腹筋力低下，大腸の蠕動運動低下）や食事量の低下，生活習慣の変化，社会的変化，精神的変化など，多くの要因が絡み合って便秘が生じる．また，基礎疾患（脳梗塞，パーキンソン病，糖尿病など）を有している場合の便

表 3-1　加齢により低下がみられる項目とその内容

基本項目		老化の一般症状	生活に影響する例
感覚機能	視覚	老眼（老視） 老人性縮瞳 視野の狭小 色覚感度の低下	青・黄色の表示が見えにくい．物にぶつかりやすい．化粧がしにくい．段差が見えにくく転倒する．
	聴覚	老人性難聴 平衡感覚の低下	会話中，聞き取れなかったり，聞き間違えたりする．テレビの音量が大きくなる．電話の音，受話器からの声が聞き取りにくい．
	味覚	味覚の低下	腐りかけている食品に気づきにくい．味付けが濃くなる．
	嗅覚	嗅覚の低下 鼻詰まり	料理中に鍋やフライパンを焦がしているのに気づかない．食事の香りを感じにくくなり，楽しめない．
自律神経機能	循環機能	高血圧 起立性低血圧 食後低血圧	立ちくらみは，急に立ち上がったとき，排便後に起きやすい．
	呼吸機能	最大酸素摂取量の減少 咳嗽反射・嚥下反射の低下	肺炎を起こしやすくなる．気道感染しやすく風邪やインフルエンザなどに罹患しやすい．鼻詰まりから口呼吸しやすく，口腔内が乾燥し，感染しやすい．
	消化機能	唾液分泌の減少 消化管の運動機能低下 蠕動運動が低下 胃酸分泌量低下 腸壁は薄く，柔らかくなる	消化不良から下痢が起きやすい．消化管の運動機能の低下は慢性的な便秘を起こしやすくなる．
	排尿機能	膀胱容量減少 膀胱の弾性低下 排尿筋の反射亢進	尿失禁，頻尿が起きやすい．尿が溜まった感覚がわかりにくい．
	排便機能	肛門の緊張の減弱 大腸の蠕動運動の減少 排便回数減少，排便困難，便失禁	基礎疾患（脳梗塞，パーキンソン病，糖尿病など）を有している場合は便秘がある．下剤の多用による薬剤性の便秘もある．
	恒常性維持機能	体温調節能力の低下 水・電解質バランスの異常	発汗量が減少する．熱が体内にこもりやすい．環境変化の適応能力低下により，外気温に影響を受けやすい．
精神機能	記憶	もの忘れ	固有名詞が出にくくなり，代名詞「あれ」「それ」が増える．予定を忘れやすくなる．何かを取りに来たはずなのに，その何かを忘れている．杖を使うと置き忘れやすい．
	知的機能	流動性知能の低下	咄嗟の判断力が低下する．暗算が億劫になる．
睡眠	睡眠	ノンレム（NREM）睡眠時間の短縮 レム（REM）睡眠時間の増加	浅い睡眠の影響で，昼間の居眠が増える．
口腔機能	歯・歯肉	歯がもろくなる 欠損 歯肉の後退 歯茎の炎症	歯が欠けやすい．歯の根本が見える．唾液の分泌量の減少から，消化機能への悪影響，強い口臭につながる．
	咀嚼	咀嚼力低下	歯の欠損，合わない入れ歯の影響による咀嚼不良や，噛む力の低下によって消化不良に影響する．
	舌機能	嚥下機能低下	唾液の分泌量の減少から，舌の乾燥が起きやすい．飲み込みが悪くなり，むせる．
運動機能	筋肉	萎縮 筋量の低下 最大筋力低下 持久力の低下	疲れやすく，長距離を歩けない．階段の昇降が難しい．歩容はつま先が上がりにくく，歩幅が狭いため転倒しやすい．横断歩道を時間内に渡りきれない．
	骨	萎縮	脊髄や頸部の軽い屈曲により，前傾姿勢になりやすい．骨が脆くなり，骨折を起こしやすく，特に，大腿骨頸部骨折は治癒に日数を要する．
	関節	変形 変性	関節（股，膝，肘，手首）の屈曲傾向でしっかり伸びにくい．関節に変形や腫脹もみられる．ペットボトルの水や牛乳などの重いものの持ち帰りがつらくなる．

秘もある．下剤の多用による薬剤性の便秘もある．便秘は高齢者を不安にさせ，食欲減退にもつながりやすい．

【恒常性維持機能】

外部環境や，体内の変化に対して常に生命維持に必要な生理的な機能を正常に保とうとする機構を「ホメオスタシス（恒常性維持）」と呼ぶ．ホメオスタシスの仕組みは，全身に張りめぐらされた神経系や組織が，外部刺激や体内の変化をキャッチし，自律神経系からホルモン分泌や血管を介して末梢の組織や臓器に変化を与えて，バランスを取ろうとする働きである．生理的老化によって，変化のキャッチが鈍くなり，バランスをとる機能も低下していく．平熱は低い傾向にある．発汗量が減少する．血圧が上がりやすくなる．環境の変化に適応する能力が低下し，外気温に影響を受けやすくなる（体温調整能力の低下）．発熱や下痢，嘔吐などによって容易に脱水症状が起こりやすくなる．例えば，夏期に室内でクーラーをつけずに過ごすと，熱中症にかかりやすい．

【記　憶】

忘れやすくなり，複雑な作業や手順の多い作業が億劫になる．固有名詞が出てきにくくなる．加齢によって脳の容量は減少し，老年期では年間で0.5％程度の減少と報告されている[12]．記憶に重要な海馬は，加齢により年間で2％程度減少し，エピソード記憶と作動記憶（working memory）が低下する[13]．加齢に伴って，記憶や処理できる情報量が減少する．

【知的機能】

知能は，1960年代にホーン Horn JL とキャッテル Cattell RB が提唱した流動性知能と結晶性知能という概念[14]がある（**第2章2-1-1参照**）．結晶性知能はいわゆる「老人の知恵」にあたり，加齢の影響を受けにくい．流動性知能は加齢によって低下しやすい．高齢者の知的機能の変化には生物的要因（素質・加齢）だけでなく心理社会的要因（教育歴，職歴，性格傾向，社会的経済的安定性）も含まれており，個人差が大きい．

【睡　眠】

眠りが深いノンレム（NREM）睡眠の短縮，眠りの浅いレム（REM）睡眠と中途覚醒の回数増加により睡眠不足につながる．その他，運動量の減少による影響も要因として挙げられる．

【口腔機能（歯，咀嚼，舌機能）】

歯がもろくなったり，抜けることが多くなる．歯肉の後退により，歯の根本が見えてくる．唾液の分泌が減少するため，消化機能への悪影響，強い口臭につながる．その他，舌の乾燥や噛む力の低下もみられる．飲み込みが悪くなり，むせる．

【運動機能（筋肉・骨・関節）】

筋肉では萎縮，筋力・筋緊張の低下がみられる．筋量の減少は部位によって異なり，遅

筋繊維に比べて速筋繊維の方が著しい．関節（股，膝，肘，手首）の屈曲傾向でしっかり伸びにくい．脊髄や頸部の軽い屈曲により，前傾姿勢になりやすい．関節に変形や腫脹もみられる．筋力や骨の異常は，歩行時のバランス，膝や足の挙上，速さに影響しやすい．階段の昇降が難しい．バランスは，主に視覚，前庭覚，体性感覚などの感覚機能の影響を受けやすく不安定になりやすい．つま先が上がりにくく，つまづきやすくなるため転倒しやすい．

3-4-2　老化と疾病

病的老化とは，誰にでも必ずしも起こるとは限らない変化のことを指す．例えば，骨粗しょう症や認知症，動脈硬化や高血圧などは病的老化に含まれる．老化自体は病気ではないが，加齢により身体機能が低下するため，病気にかかるリスクも高まる．生理的老化だけが進行している人はまれで，多くの場合，病的老化も同時に進行している．高齢者は高血圧，糖尿病，脂質異常症，心疾患，脳血管疾患など多くの疾患を同時に罹患していることが多く，若い人に比べると状態が変化しやすく，急に重篤化する危険性がある[15]．

【老年症候群】

老年症候群は虚弱な高齢者に特有の一連の症候で，しばしば日常生活活動の阻害要因になるものである[16]．老年症候群の症状・徴候は，サルコペニアや転倒，骨折，うつ症状，摂食・嚥下障害，低栄養，尿失禁など 50 項目以上が存在する（**表 3-2**）．

【骨粗しょう症】

骨粗しょう症の診断は，脆弱性骨折の既往，腰椎または大腿骨近位部の骨密度を計測する．骨密度は遺伝性が大きな要因となるため，家族歴も参考にする．骨粗しょう症を背景とする脆弱性骨折では椎体骨折の頻度が高い．女性に多い疾患である．

表 3-2　老年症候群とその概要

症状・徴候	概要
骨粗しょう症	腰椎または大腿骨近位部の骨密度を計測し，骨量が基準より減少している状態．脆弱性骨折につながる
サルコペニア	四肢筋量，握力，歩行速度を指標として身体機能が低下した状態で，その背景には不活動や低栄養，筋線維萎縮などがある
フレイル	加齢に伴う予備力の低下のため，ストレスに対する回復力が低下した状態
睡眠障害	呼吸困難，掻痒，頻尿，疼痛などが原因で睡眠不足になった状態
ロコモティブシンドローム	筋力低下，バランス能力の低下によって自立した生活が困難となり，介護が必要となる危険性が高い状態．進行すると要介護のリスクが上昇する
低栄養	嚥下障害や偏った献立による栄養素の補給不足，消化管の消化能力の低下，悪性疾患などにより低栄養状態となる
摂食・嚥下障害	神経疾患や悪性疾患などが原因となって咀嚼や嚥下困難となり低栄養を招く．誤嚥や窒息などを起こす

【サルコペニア】

サルコペニアは，加齢性筋肉減少症と呼ばれ，国際疾病分類（ICD-11）でも疾患として認められている．筋肉の量が減少していく老化現象のことである．この現象は腹筋・膝伸筋群・臀筋群などの抗重力筋に多く見られ[17,18]，筋力も低下して立ち上がりや歩行が億劫になる．サルコペニア状態の持続期間によって急性と慢性に分類し，そのリスクが示されている．特に，6カ月以上の慢性サルコペニアでは，死亡リスクの増大が提示された[19]．放置すると歩行困難につながることから，サルコペニアの進行抑制，予防の観点から早期発見が課題となっている[20]．

【フレイル】

フレイルは「加齢に伴う予備能力低下のため，ストレスに対する回復力が低下した状態」をあらわす"frailty"の日本語訳として日本老年医学会が提唱した用語である．フレイルは，要介護状態に至る前段階として位置づけられ，その要因は身体的（ロコモティブシンドローム，サルコペニア），社会的（閉じこもり，経済的困窮），心理的（認知機能低下，うつ）要因からなり，多面的である[21]．高齢者の機能低下を総合的に捉えるフレイルは，健康障害を起こしやすい状態で健康寿命の妨げになる．フレイルは適切な介入によって健康な状態に戻ることができ（可逆性），その指標は，体重減少，握力，歩行速度低下，身体活動の低下などにより判定される．

【ロコモティブシンドローム】

ロコモティブシンドローム（以下，ロコモ）は2007年に日本整形外科学会により提唱された概念で，骨や関節の病気，筋力の低下，バランス能力の低下によって転倒・骨折しやすくなることで，自立した生活が困難となり，介護が必要となる危険性が高い状態を指している[22]．進行すると要介護のリスクが上昇する．ロコモの原因は，加齢によるサルコペニアやバランス能力の低下，高齢者に多くみられる運動器の疾患，例えば，骨粗鬆症，変形性脊椎症，などが挙げられる．多くの要因が絡み合って，疼痛や関節可動域制限，筋力低下，バランス低下などが生じて移動機能が低下していく．アセスメントはロコチェックで行われ，片足立ちで靴下が履けるか，15分程度続けて歩行できるか，横断歩道を青信号で渡り切れるかなど7項目のチェックがあり，1項目に常に該当すればロコモの可能性があるとされている．

【低栄養】

摂食・嚥下障害や偏った献立による栄養素の補給不足，消化管の消化能力の低下，悪性疾患などによりタンパク質・エネルギー低栄養状態となる．低栄養状態は，ADL低下や感染症，うつ状態などの原因になる．

【摂食・嚥下障害】

神経疾患（パーキンソン病や脳血管疾患）をはじめとして，悪性疾患（口腔がん・舌が

ん），咀嚼，嚥下困難となる．その他，唾液の分泌低下などが原因となる．低栄養を招くとともに，誤嚥や窒息など死因にもつながる．リハビリテーションの対象となるが，経鼻経管栄養，胃瘻造設が導入される場合もある．

3-5 老年期の心理（高齢期うつ病・うつ状態）

老年期における問題としてうつ病・うつ状態の課題は大きな位置を占めている．高齢者では，老化による心身機能低下や社会的な役割喪失への不安などが心理面に及ぼす影響が大きく，うつ病を発症する契機にもなる[15]．症状の典型例は，気分の落ち込み，喜べない，自責感，物事に集中できないといった精神症状に加えて，全身倦怠感，著しい体重減少または増加，疲れやすいといった身体症状を伴った状態である．その他，不眠または睡眠過多，死について繰り返し考えるなどがある．

うつの誘因は大きく2種類に分けられ，ひとつが重大なライフイベントである．その例として，自分や身近な人が病気などで生命の危機に直面する，近親者や友人との死別，家族や友人とのいさかい，子との同居に伴う転居や施設入所により住み慣れた家を離れる，経済的危機などがある．また，急性疾患の発症に対するショックもある．

もうひとつが，慢性的なストレスである．その例として，加齢による身体機能低下，感覚機能・認知機能の低下，病気との併存，居住環境の問題，経済的な問題，社会的役割の喪失，家族の介護，社会的孤立などがある．

3-6 老化に起因する不自由

加齢による身体面・精神面の変化を理解したうえで，毎日の生活でどのような不自由があるか，ADL と IADL の主なものを紹介する[23]．

3-6-1 ADL における不自由

【移　動】

長距離を歩けない．すぐ疲れる．バランスが悪く転びそうになる．すり足で歩き，つまづきやすい．歩く速度が遅くなる．階段昇降が困難になる．段差に気づかず転倒する．杖を使うと置き忘れやすい．横断歩道を青信号の間に渡りきれない．

【食　事】

固いものが食べにくい．食べ物が飲み込みにくかったり，むせやすかったりする．味や香りを感じにくくなり，食事がまずくなる．コップなどを倒しやすくなる．皿の模様と食べ物との区別がつきにくくなる．少量で満腹になる．

【排　泄】

下衣の着脱が面倒になる．しゃがめないので和式便器が使えなかったり，立ち上がりにくかったりする．頻尿になる．トイレまで我慢ができなくなる．残尿があり，下着やズボンを汚す．これらにより外出先でトイレが近くにあるか心配になり，外出が不安になる．

【入　浴】

衣服の着脱が面倒になる．洗い場で滑りそうになる．浴槽の出入りが難しい．浴槽で身体が浮きそうになる．浴槽の中で滑りそうになる．洗い場の椅子が低いと立ち上がりにくい．背中が洗いにくい．

【整　容】

入れ歯を洗うのが面倒になる．目が見えにくく化粧がしにくい．化粧のムラが鏡で見えにくい．髭がきれいに剃れずムラがある．髪を整える際に手がだるくなる．寝癖に気づかない．

【更　衣】

身だしなみを整えるのが面倒になる．着るものを選ぶのが面倒になる．ボタンやスナップがとめにくい．ズボンのファスナーがとめにくい．ズボンをはくとき片足で立つとバランスが悪い．ベルトを外すのに時間がかかる．

3-6-2　IADL における不自由

毎日の生活では ADL を基盤にしているが，その上に多くの IADL が行われて，その人らしい生活が成り立っている．ADL が自立していても，より複雑な認知機能が要求される IADL には援助を要する高齢者は多い．

【調　理】

ビン，缶，ペットボトルやパック容器が開けづらい．酒や醤油，油などの大ビンは重くて扱いづらい．鍋や食器を洗う際，洗い残しが見えにくい．鍋や冷蔵庫にしまったものを忘れ，食品管理が十分にできない．食べ物を細かく切る際に包丁を持つ手や肩が疲れる．鍋を火にかけて他のことをすると火にかけたことを忘れる．焦げているにおいに気づかない．

【洗濯と物干し】

洗濯機の底の洗濯物を取り出しにくい．乾燥機の位置が高いと洗濯物を出し入れしにくい．干し場が庭や 2 階にあると，洗濯物を持って移動するのがつらい．布団が重くて屋外での布団干しができない．

【掃除とゴミ出し】

部屋の隅のほこりが見えない．掃除機が重い．窓拭きの姿勢がつらい．ゴミの分別収集の曜日があやふやになる．ゴミ置き場まで自分で運べない．ゴミ出しがおっくうになる．

古新聞・古雑誌などまとめて持つと重い.

【家電製品の操作や管理】

取り扱い説明書の字や製品のスイッチ表示が小さく見にくい. タッチパネルの操作はスイッチの手応えが乏しく, 感覚が鈍くなっている指では使いにくい. 充電する製品の場合, 充電時期がわからない.

【住居と庭の管理】

天井の照明交換や換気扇, エアコン・暖房器具の掃除をする際に必要な姿勢が保てない. 草取りや落ち葉集めの際にしゃがんだ姿勢や中腰がつらい.

【買い物】

店の高い棚や低い棚にある商品が取りにくい. 牛乳や大根など重いものの持ち帰りがつらい. 硬貨が見分けにくい. 金銭の授受の際に, 財布から出し入れするのにもたつく.

【金銭管理】

郵便局や銀行に行くのが億劫になる. ATM の操作にもたつく.

【電話連絡】

親機・子機の操作が覚えられない. スマートフォンの操作が難しい. 電話の音, 受話器からの声が聞き取りにくい. 電話の内容を忘れやすい.

【スケジュール管理】

予定の管理が難しくなり, 約束の日を忘れる, 勘違いする. カレンダー, 手帳に間違えて記録する.

3-6-3 不自由を知恵で乗り越える

老化により ADL, IADL の不自由を抱えながら高齢者は生活している. しかし, 各人で自分なりの生活の知恵を絞り, 工夫を加えながら生活を継続している.

3-7 地域関連, 社会参加

地域の高齢者が抱える生活上の課題は, 疾病や事故, 肉親の死別などがきっかけに, 心身機能の低下や要援助状態に陥りやすい. これらに対して, さまざまなサポートが必要となるが, その内容はこれまで築いてきた対人関係やライフスタイルに大きく関係するため多岐に渡る.

一方, 高齢者は心身機能が一時的に低下した状態に陥ったとしても, きっかけがあれば回復する力がある. 地域の中で, 閉じこもり傾向にあった虚弱高齢者が, 新たな取り組みに挑戦する経緯で, 地域活動の参加につながった事例を紹介する.

> **事例** 「健康遊具を活用した健康維持と地区の見守り・改善活動」の発案[24]
>
> 　A市はB地区の公園9カ所に健康遊具を設置した．健康遊具とは，子どもから大人までの幅広い年代を対象として，身体の筋力や柔軟性の維持・改善を目的に，主に公園に設置されている遊具である．しかしB地区では健康遊具の活発な活用に至らず，筆者に活用率向上の相談があった．筆者はB地区在住の虚弱高齢者を対象に，健康維持と見回りボランティアをセットにしたプログラムを提案した．プログラムの概要は3カ月間，週に数回，地区内9カ所のなかから，複数の健康遊具を徒歩で巡る．この健康遊具を巡る道順で，地区内の公共設備に補修が必要な箇所を書き留めてもらった．3カ月後の報告会では，数件の補修箇所が提案された．多くの高齢者が小学生の登下校を見守ろうと，その時間に合わせて，健康遊具を巡ったこともわかった．また，プログラム終了後には，公園の花壇に花を植えるボランティア活動に発展したグループも結成された．

　この事例のように，高齢者は虚弱状態に陥ったとしても機会があれば，能動的に，発展的に活動できる力を有している．その他，高齢者が日本各地で横断歩道の見守り，学童保育での昔遊び紹介や読み聞かせ[25]などを，地域貢献している事例が増えている．見守り活動は，子どもたちの登下校にあわせて行われ，朝の挨拶や顔なじみの関係の構築など，世代間交流にも役立っている．

3-8　高齢者の暮らし

　老年期では，それ以前の期で経験したことのない大きな変化の中で生きている．それらをもう少し詳しくみていく．

　老年期には4つの喪失があるといわれている．①身体および精神の健康の喪失，②経済的自立の喪失，③家庭や社会との関係の喪失，④生きる目的の喪失である．この時期には，家族は子どもが自立して家を離れて生活し，配偶者が病気になって介護が必要になったり，配偶者を亡くして一人暮らしになったりする．高齢期の心理で紹介した「高齢期うつ病」の危機に陥っていることも考えられる．関わる際には喪失や悲哀を抱いている状況を理解することが大切である．

　一方，老年期では老いの自覚のもと，自ら新たな趣味や運動に生き生きと挑戦する高齢者も多い．身体活動の促進は，閉じこもり防止や精神・心理機能への効果も期待される．さらに，習慣的な身体活動や運動は，認知機能への効果が示されている[26]．

　老化に関する知識や情報を得て，高齢者は多様な価値観をもっていること，人生を楽しもうとする世代でもあり，一方では心身の予備力は低く，脆弱性を内包していることを

3-8　高齢者の暮らし　**35**

知っておきたい.

　このような多様な価値観をもち，楽しもうとしている暮らしは，認知症を患っても変わらないことを忘れてはならない.

文　献

1) 佐藤敏彦：高齢者．厚生労働省 e−ヘルスネット．2023-07-07．https://www.e-healthnet.mhlw.go.jp/information/dictionary/alcohol/ya-032.html．（参照 2023-05-01）

2) 厚生労働省保険局高齢者医療課：高齢者の特性を踏まえた保健事業ガイドライン　平成 30 年 4 月．厚生労働省ホームページ．https://www.mhlw.go.jp/file/05-Shingikai-12401000-Hokenkyoku-Soumuka/0000205007.pdf（参照 2023-05-01）

3) 内閣府：令和 6 年版高齢社会白書（全体版）．https://www8.cao.go.jp/kourei/whitepaper/w-2024/zenbun/06pdf_index.html（参照 2024-6-22）

4) 国土交通省：高齢期の健康で快適な暮らしのための住まいの改修ガイドラインの概要．https://www.mlit.go.jp/common/001287236.pdf（参照 2023-05-01）

5) 厚生労働省：健康寿命の令和元年値について．第 16 回健康日本 21（第二次）推進専門委員会．2021-12-20．https://www.mhlw.go.jp/content/10904750/000872952.pdf（参照 2023-05-01）

6) 大内尉義（編）：標準理学療法学・作業療法学　老年学 第 5 版．医学書院．pp7-33，2020

7) 小澤勲：痴呆老人からみた世界．岩崎学術出版会，pp198-201，2000

8) 中沢正夫：なにぶん老人は初めてなもので．柏書房，pp6-10，2001

9) 内閣府：令和 5 年国民生活に関する世論調査（概略版），これからは心の豊かさか，まだ物の豊かさか．https://survey.gov-online.go.jp/r05/r05-life/gairyaku.pdf（参照 2024-6-23）

10) 内閣府：令和 4 年版高齢社会白書（全体版），社会活動等への参加について．https://www8.cao.go.jp/kourei/whitepaper/w-2022/zenbun/pdf/1s3s_03.pdf（参照 2024-6-22）

11) 和田秀樹：老人入門―いまさら聞けない必須知識 20 講．ワニブックス，pp138-141，2022

12) Fotenos AF, Snyder AZ, et al：Normative estimates of cross-sectional and longitudinal brain volume decline in aging and AD, *Neurology* **64**（6）：1032-1039, 2005

13) Barnes J, Bartlett JW, et al：A meta-analysis of hippocampal atrophy rates in Alzheimer's disease Author links open overlay panel. *Neurobiol. Aging* **30**, 1171-1723, 2009

14) Horn J L, Cattell R B：Age differences in fluid and crystallized intelligence. *Acta Psychol* **26**, 107-129, 1967

15) 牧迫飛雄馬：老年健康科学―運動促進・知的活動・社会参加のススメ．ヒューマン・プレス，pp127-139，2019

16) 飯島節，鳥羽研二（編）：老年学テキスト．南江堂．pp53-63，2015

17) サルコペニア診療実践ガイドライン作成委員会：サルコペニア診療実践ガイドライン 2017 年版．ライフサイエンス出版，pp8-32，2017

18) Lauretaini F et al：Age-associated changes in skeletal muscles and their effect on mobility, an operational diagnosis of sarcopenia. *J Appl Physiol* **95**, 1851-1860, 2003

19) Skelton DA, Greig CA, Davies JM：Strength, Power and Related Functional Ability of Healthy People Aged 65-89 Years. *Age Ageing* **23**（5），371-377, 1994

20) Cruz-Jentoft AJ, Bahat G, Bauer J, et al：Sarcopenia：revised European consensus on definition and diagnosis, *Age Ageing* **48**（1），16-31, 2019

21) 遠藤直人（編）：図とイラストだからわかる　サルコペニア・フレイル．クリニコ出版，pp10-

29, 2019

22) 葛谷雅文, 田中栄, 他：フレイル対策シリーズ 基本編①フレイルとロコモの基本戦略. 先端医学社, pp12-37, 2019

23) 鎌倉矩子（編）, 浅海奈津美, 守口恭子（著）：老年期の作業療法, pp50-68. 三輪書店.

24) 谷川良博, 角田孝行, 宮原崇, 中村望実：地域のなじみの公共施設を活用した自助・公助の新たな概念の構築. 作業療法ジャーナル **54** (12), 1283-1288, 2020

25) 森田久美子, 青木利江子, 他：全国の学童保育における高齢者との世代間交流の実施状況と実施に関わる要因. 日本世代間交流学会誌 **6** (1), 27-36, 2016

26) Erickson KL, Prakash RS, Voss MW, et al：Aerobic fitness is associated with hippocampal volume in elderly humans. *Hippocampus* **19**, 1030-1039, 2009

参考文献

27) 折茂肇（監）：高齢者の特徴と日常生活看護のポイント, メジカルビュー社, pp12-125, 2008

28) 日本老年医学会（編）：改訂版　健康長寿ハンドブック―実地医家のための老年医学のエッセンス. メジカルビュー社, pp51-84, 2019

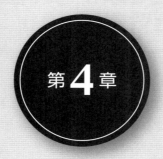

認知症を取り巻く社会の歴史と背景

第4章 認知症を取り巻く社会の歴史と背景

　ここでは，認知症をとりまく社会の歴史と背景について考える．社会が認知症をどう捉えたか，どのように対応してきたかを同時代を生きてきた者としてたどった．この50年は，わが国の高齢者人口が漸増する時期であり，さまざまな高齢者施策が打ち出されながら時代が進み，2023年（令和5年）認知症基本法という法律として公布された．この間のできごとを網羅することはできないが，大きな流れを知るだけでも考えるきっかけになると思われる．

　本書の姉妹編でもある『老年期の作業療法』（改訂第3版)[1]の「老年期作業療法の制度的位置づけと実施形態」「高齢者の人権と権利擁護」も参考にしてほしい．

　また，この章をまとめるにあたっては，宮崎和加子（著），田邊順一（写真・文）『認知症の人の歴史を学びませんか』[2]（中央法規）から多くの示唆を得た．認知症の歴史を知りたい人は，直接確認することを勧める．

4-1 認知症の歴史

4-1-1 恍惚の人

　わが国で認知症について社会が関心をもつようになったのは，1972年（昭和47年）に作家有吉佐和子が『恍惚の人』[3]で認知症のある人を描き，ベストセラーになったことである．高齢になり，認知症となった男性と介護する家族の在りようを見つめたもので，嫁，息子，孫，近所の住民などの登場人物がそれぞれの立場から描かれている．歳をとって認知症を病み，恍惚となってしまう（何もわからなくなる）人とその介護が，社会的な関心を集めて，映画化，舞台化されたりしたが，社会的な整備や国の施策には至らなかった．

4-1-2 認知症専門病棟

　認知症は精神疾患なので精神科病院に入院するというのが一般的な流れであった．その中で，1986年（昭和61年）羽田澄子監督のドキュメンタリー映画『痴呆性老人の世界』（当時の表記）がつくられた．国立療養所菊池病院（当時）の認知症専門病棟に2年間カメラが入り，認知症のある人の入院生活に迫ったドキュメンタリーであった．一般の人々が

認知症を理解する上で，この映像は大きな情報をもたらした．当時，病院長だった室伏君士は，その後も認知症の治療とケアの先駆者として情報を発信し続けた．室伏の「馴染みの関係」，「説得より納得」，「手続き記憶」など，ケアのポイントとして出た言葉は，今でも生きている[4]．

4-1-3 身体拘束禁止

当時の認知症のある人の入院・入所の生活は，悲惨を極めていた．基本的な介護を怠って，過度な薬の投与や検査をする病院が社会問題になったが，それは一部の病院だけのことではなく，日常的に拘束が行われていた時代であった．

認知症になると何もわからなくなる，という思い込みが介護する側の根底にあって，本人の確認・相談なしに身体を拘束した．例えば，歩けないのに立ち上がると転倒してしまうので立ち上がれないように車椅子に縛る，点滴を抜去するので手にミトン型の手袋をつける，便失禁して便に触るのでつなぎ服を着せる，などはよく見かける抑制だった．

筆者（谷川）は，1980年代に新人研修で数日間，認知症病棟に配属された時の記憶を思い出す．筆者が病棟を歩いていると，認知症のある人（女性）と目が合った．この女性は廊下側のベッドで上半身を起こされて，ベッド柵に両手を縛られていた．女性は視線も表情も虚ろであったが，なんとなく筆者と視線が絡み合った．筆者は「横についている時間は外してあげようね」と近寄り，彼女の右手首の紐を解いた．すると，彼女はその右手で筆者の頭をなで，頭を左右に振るのだった．筆者は意味が分からず，左手の紐を外しにかかる．すると，彼女は右手で遮るのだった．筆者は彼女に「外してほしくないのですね」と語気強い言葉を残して場を離れた．それから30年以上が経過した．あの当時，なんとひどい言葉を彼女に投げかけたのだろうと，ふとした時に後悔する．

このような状況のなか，1986年，先進的に抑制禁止に取り組んだのが，上川病院の「縛

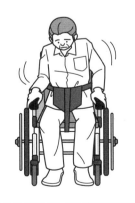

身体拘束の例（車椅子に縛る）

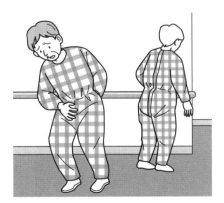

身体拘束の例（つなぎ服を着せる）

らない看護」の取り組みだった[5]. 福岡でも勉強会や症例検討会が行われており，1998 年「抑制廃止福岡宣言」が出され，「抑制廃止運動を全国に広げていく」と宣言された.

筆者（守口）も高齢者施設の臨床にいて，何度も何度もカンファレンスで話し合った経験がある. 最初は，縛らない看護をすればよいかと考えて，車椅子から立ち上がる人に対して，抑制帯は本人の自尊心を傷つけるのでその代用として，サロンエプロンのようなものを作製して車椅子に結んだり，車椅子テーブルをつけたり，低めのソファに座ってもらったりしてみた. いま思い出すと恥ずかしくなる. やっていくうちに，何の解決にもならないとわかり，最終的にはなぜ身体拘束をするのかひとりひとり検討し，ケア計画を立てた. 病棟の看護師，介護職，理学療法士，作業療法士がチームとなって働いた. 理学療法士・作業療法士は，椅子や車椅子の基本的な座位保持に貢献した.

1999 年（平成 11 年）厚生省令で身体拘束を規定し，2001 年（平成 13 年）に厚労省身体拘束ゼロ作戦推進会議による「身体拘束ゼロの手引き—高齢者ケアにかかわるすべての人に」[6]で，11 の具体的な行為が明記された（**表 4-1**）.

こうして，抑制はなくなっていった. しかし，現在も抑制が完全になくなったわけではない. やむを得ず身体拘束を行う時には，身体拘束の態様，時間，理由などを個別支援計画に記載するなどが決められている. なお，身体拘束の 11 項目は，その後，2001 年のものをもとにして何度か改訂されているので，表 4-1 は現在使われている最新のものを引用した.

4-1-4 居場所の拡大

老人病院は，介護が必要な高齢者や認知症のある人を受け入れていたが，1983 年（昭和58 年）に正式に制度化され，急増していった.

表 4-1　身体拘束廃止・防止の対象となる具体的な行為（例）

① 一人歩きしないように，車いすやいす，ベッドに体幹や四肢をひも等で縛る.
② 転落しないように，ベッドに体幹や四肢をひも等で縛る.
③ 自分で降りられないように，ベッドを柵（サイドレール）で囲む.
④ 点滴・経管栄養等のチューブを抜かないように，四肢をひも等で縛る.
⑤ 点滴・経管栄養等のチューブを抜かないように，または皮膚をかきむしらないように，手指の機能を制限するミトン型の手袋等をつける.
⑥ 車いすやいすからずり落ちたり，立ち上がったりしないように，Ｙ字型拘束帯や腰ベルト，車椅子テーブルをつける.
⑦ 立ち上がる能力のある人の立ち上がりを妨げるようないすを使用する.
⑧ 脱衣やオムツはずしを制限するために，介護衣（つなぎ服）を着せる.
⑨ 他人への迷惑行為を防ぐために，ベッド等に体幹や四肢をひも等で縛る.
⑩ 行動を落ち着かせるために，向精神薬を過剰に服用させる.
⑪ 自分の意思で開けることのできない居室等に隔離する.

〔厚生労働省：介護施設・事業所で働く方々への身体拘束廃止・防止の手引きより引用〕

先進的な特別養護老人ホームが認知症のある人を入所させたのは，1976年（昭和51年）サンビレッジ新生苑が開設された時点である．以後，いくつかの特別養護老人ホームが続くが，生活の場である特別養護老人ホームが日常的に認知症を受け入れるようになったのは1980年代だといわれている．

　老人保健施設は，退院して自宅に帰る際の，病院と自宅の間の中間施設といわれ，1986年（昭和61年）老人保健法改正によってできた新しい医療施設であった．

　この2つの施設によって，精神科病院以外に認知症のある人の生活施設ができた．また，これらにデイサービスなどの通所施設も少しずつできてきた．

　これに対して，もう少し小規模で，個別のケアをやろうとしたのが，2000年（平成12年）の介護保険制度で居宅サービスとなった認知症グループホームや2006年（平成18年）の小規模多機能型居宅介護などである．

　ここにたどったように，認知症のある人にとって居場所が拡大されたことは大きな意味があった．例えば，老人保健施設は，理学療法士あるいは作業療法士の配置が必須であった．リハビリテーションは個別プログラムによって取り組むので，老人保健施設は単なる収容施設の存在から，個別ケアがうけられる場所だと認識されるようになった．そして，さらなる個別ケアの実践を目指して，小規模多機能型居宅介護やグループホームが展開されるという方向性に向かったのである．

4-1-5　年表と関連資料

　以下にこの間の高齢者・認知症関連の施策や法律を**表4-2**にまとめた．（表記は当時のままとした）

表4-2　高齢者・認知症関連の施策や法律その他の関連資料

1982年（昭和57年）老人保健法の策定
　老化による機能障害を抱えた人や老年期に多い疾患を抱えて病院を退院した人が，在宅で，寝たきりや閉じこもりにならないで生活していけるように機能訓練事業や訪問指導事業が定められ，理学療法士や作業療法士の関与が奨励されるようになった．

1986年（昭和61年）老人保健施設創設
　病院退院後の高齢者が在宅復帰を目的にリハビリテーションを進める中間施設で，理学療法士または作業療法士の配置が義務付けられた．

1988年（昭和63年）老人性痴呆疾患治療病棟，老人性痴呆疾患デイケア創設
1989年（昭和64年）老人性痴呆疾患療養病棟創設
　いずれも専従の作業療法士が配置された．

1989年（昭和64年）ゴールドプラン（高齢者保健福祉推進十か年戦略）策定
　長寿・福祉社会の実現を目指して，特別養護老人ホームの整備，ホームヘルパー，デイサービス，ショートステイの整備による在宅福祉対策が進む．

表 4-2　つづき

2000 年（平成 12 年）介護保険制度の施行
　　　　家族介護力の低下に伴う介護の社会化の必要性，高齢者にかかる医療費の増大に歯止めを
　　かける必要性などにより設立された．
　　　　制度を利用する高齢者が能力に応じた自立生活を営むことができることを目的とする支援
　　サービスであることが謳われた．
　　　　この制度によって，高齢者の生活を支援するサービスが，種類，量ともに飛躍的に増えた．
　　作業療法士の働く場も，福祉施設，地域，在宅，などに広がった．

2000 年（平成 12 年）成年後見制度の施行
　　　　認知症高齢者，知的障害者，精神障害者などのうち，判断能力の不十分な人を法律的に支
　　援する制度であり，任意後見制度と法定後見制度に分かれている．
　　　　任意後見制度は，将来の判断力の低下に備えて任意後見人を自分の意思で決める．法定後
　　見制度は本人の判断能力に応じて，補助・保佐・後見に分けられ，後見がいちばん重度であ
　　る（図 4-1）（表 4-3）．

2000 年（平成 12 年）介護保険制度の導入に伴い，厚労省に身体拘束ゼロ作戦推進会議発足．
2001 年（平成 13 年）「身体拘束ゼロへの手引き—高齢者ケアにかかわるすべてのひとに」[5]作成（厚
　　生労働省）
　　　　これまでは身体拘束とはどのような行為を行ってはならないか曖昧であったが，11 項目に
　　整理された（表 4-1）．
　　　　身体拘束禁止は，2007 年（平成 19 年）以降，都道府県の「高齢者権利擁護等推進事業」
　　に移行し取り組まれている．

2004 年（平成 16 年）国際アルツハイマー病協会第 20 回国際会議・京都・2004 が開かれる．オー
　　ストラリアからクリスティーン・ボーデンらが参加，日本人としては越智俊二が認知症当事
　　者として認知症について語った．
2004 年（平成 16 年）「痴呆」という言い方を「認知症」に変更する．

2005 年（平成 17 年）「高齢者虐待の防止，高齢者の養護者に対する支援等に関する法律」（厚労省）
　　成立．2006 年に施行．
　　高齢者虐待にあたる行為は，
　　　　① 身体的虐待
　　　　② 介護・世話の放棄・放任，
　　　　③ 心理的虐待
　　　　④ 性的虐待
　　　　⑤ 経済的虐待
　　となっている．本法律の基本的視点は，高齢者本人とともに養護者を支援することが必要で
　　あることが述べられ，虐待をしている養護者を加害者として捉えがちであるが，介護疲れな
　　ど養護者も何らかの支援を必要としていることもあるとしている．

2012 年（平成 24 年）認知症施策推進 5 か年計画（オレンジプラン）[7]
　　　　厚生労働省の認知症施策検討プロジェクトチームによって報告書が出され，そこから施策
　　を設定したもの．2013 年（平成 25 年）から 2017 年（平成 29 年）の計画．これまでは，
　　認知症になると入院や入所が考えられていたが，認知症になっても本人の意思を尊重し住み
　　慣れた町で少しでも長く生活する社会を作る方向性となった．7 本の柱からなり，そのための
　　数値目標を設定した．
　　　　① 標準的な認知症ケアパスの作製・普及
　　　　② 早期診断・早期対応
　　　　③ 地域での生活を支える医療サービスの構築
　　　　④ 地域での生活を支える介護サービスの構築
　　　　⑤ 地域での日常生活・家族の支援の強化

表 4-2 つづき

⑥ 若年性認知症施策の強化
⑦ 医療・介護サービスを担う人材の育成

2015 年（平成 27 年）認知症施策推進総合戦略（新オレンジプラン）[8]
　厚生労働省が関係府省庁と共同して策定．認知症の人の意思が尊重され，できる限り住み慣れた地域のよい環境で自分らしく暮らし続けることができる社会の実現を目指す，とある．オレンジプランにあった 7 つの柱も新しくして，より具体的になった（表 4-4）．

2019 年（令和元年）認知症施策推進大綱[9]
　認知症施策推進関係閣僚会議で決定された．基本的な考え方は，認知症の発症を遅らせ，認知症になっても希望をもって日常生活を過ごせる社会を目指し，認知症の人や家族の視点を重視しながら，「共生」と「予防」を車の両輪として施策を推進する．
　5 つの柱
　① 普及啓発・本人発信支援
　② 予防
　③ 医療・ケア・介護サービス・介護者への支援
　④ 認知症バリアフリーの推進・若年性認知症の人への支援・社会参加支援
　⑤ 研究開発・産業促進・国際展開

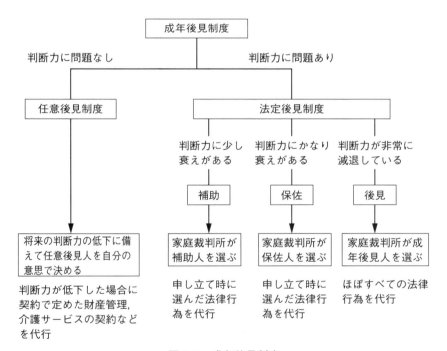

図 4-1　成年後見制度

4-1　認知症の歴史　45

表 4-3　法定後見制度

段階	対象者の例	説　　明
補助	軽度認知症の人	鑑定を必要とせず，医師の診断書により判定され，手続きは簡便化されている．どのような法律行為について代理権・同意権を付与するか，当事者の選択に委ねられている．
保佐	中等度認知症の人	原則として鑑定を必要とする．民法第12条で列挙されている行為について同意権が付与されるが，日常生活に関する行為は除外されている．
後見	重度認知症の人	原則として鑑定を必要とする．広範な代理権と取消権が付与されるが，日常生活に関する行為は取消権の対象から除外されている．

表 4-4　新オレンジプランの 7 つの柱

① 認知症への理解を深めるための普及・啓発の推進
　　＊認知症の人の視点に立って認知症への社会の理解を深めるキャンペーンを展開
　　＊認知症サポーターの養成と活動の支援
　　＊学校教育等における認知症の人を含む高齢者への理解の推進
② 認知症の容態に応じた適時・適切な医療・介護等の提供
　　＊本人主体の医療・介護等の徹底
　　＊発症予防の推進
　　＊早期診断・早期対応のための体制整備
　　＊行動・心理症状（BPSD）や身体合併症等への適切な対応
　　＊認知症の人の生活を支える介護の提供
　　＊人生の最終段階を支える医療・介護等の連携
　　＊医療・介護等の有機的な連携の推進
③ 若年性認知症施策の強化
　　＊自立支援に関わる関係者のネットワークの調整役の配置
　　＊若年性認知症の特性に配慮した就労・社会参加支援等の推進
④ 認知症の人の介護者への支援
　　＊家族など介護者の精神的身体的な負担の軽減
　　＊介護者の負担軽減や生活と介護の両立
⑤ 認知症の人を含む高齢者にやさしい地域づくりの推進
　　＊生活の支援（ソフト面）
　　＊生活しやすい環境（ハード面）の整備
　　＊就労・社会参加支援
　　＊安全確保
⑥ 認知症の予防法，診断法，治療法，リハビリテーションモデル，介護モデル等の研究
　　開発及びその成果の普及の推進
⑦ 認知症の人やその家族の視点の重視
　　＊認知症の人の視点に立って認知症への社会の理解を深めるキャンペーンの実施
　　＊初期段階の認知症の人のニーズ把握や生きがい支援，認知症施策の企画・立案や
　　　評価への認知症の人やその家族の参画

〔厚生労働省：認知症絵策推進総合戦略（新オレンジプラン）―認知症高齢者等にやさしい地域づくりに向けて（概要）より引用〕

以上述べてきたように，人口の高齢化が進み，さまざまな施策が打ち出されるなか，2014年（平成26年）の大規模調査によって，認知症のある人の将来推計が，これまで考えられてきた推計をはるかに上回る予測になったことで，認知症に対するわが国の対応も，少しずつ方向性が見え，数値目標も具体化してきた.

2023年（令和5年）に認知症基本法という法律が公布，2024年（令和6年）1月施行された.

4-2 認知症基本法の成立

2023年（令和5年）6月，「共生社会の実現を推進するための認知症基本法」（以下，認知症基本法）が公布された．本法の目的は，認知症の人が尊厳を保持しつつ希望をもって暮らすことができるよう，認知症施策を総合的かつ計画的に推進し，認知症の人を含めた国民一人ひとりがその個性と能力を十分に発揮し，相互に人格と個性を尊重しつつ支え合いながら共生する活力ある社会の実現を推進するものである.

その基本理念は7つにまとめられている[10]（**表4-5**）.

表4-5　認知症基本法の基本理念

① 全ての認知症の人が，基本的人権を享有する個人として，自らの意思によって日常生活および社会生活を営むことができる.
② 国民が，共生社会の実現を推進するために必要な認知症に関する正しい知識及び認知症の人に関する正しい理解を深めることができる.
③ 認知症の人にとって日常生活又は社会生活を営む上で障壁となるものを除去することにより，全ての認知症の人が，社会の対等な構成員として，地域において安全にかつ安心して自立した日常生活を営むことができるとともに，自己に直接関係する事項に関して意見を表明する機会及び社会のあらゆる分野における活動に参画する機会の確保を通じてその個性と能力を十分に発揮することができる.
④ 認知症の人の意向を十分に尊重しつつ，良質かつ適切な保健医療サービス及び福祉サービスが切れ目なく提供される.
⑤ 認知症の人のみならず家族等に対する支援により，認知症の人及び家族等が地域において安心して日常生活を営むことができる.
⑥ 共生社会の実現に資する研究等を推進するとともに，認知症及び軽度の認知機能の障害に係る予防，診断及び治療並びにリハビリテーション及び介護方法，認知症の人が尊厳を保持しつつ希望を持って暮らすための社会参加の在り方及び認知症の人が他の人々と支え合いながら共生することができる社会環境の整備その他の事項に関する科学的知見に基づく研究等の成果を広く国民が享受できる環境を整備.
⑦ 教育，地域づくり，雇用，保健，医療，福祉その他の各関連分野における総合的な取り組みとして行われる.

〔厚生労働省社会審議会介護保険部会（第107回）：共生社会の実現を推進するための認知症基本法について.
2023.7.10 資料4. より引用〕

4-3 共生する社会を目指して

こうして認知症関連の施策や社会の動きをたどってみると，この30年間に認知症に関する見方や関わり方は大きく変わってきた．支援者が，認知症になると何もわからなくなると考えていた時期は，認知症のある人の意見を聞くことすらなかった．

前述したように，2004年（平成16年）国際アルツハイマー病協会の第20回国際会議・京都で，オーストラリア人の認知症当事者クリスティーン・ボーデン Borden C が講演し（その後何度も来日して日本各地で講演したり，テレビ番組に出演したりした），日本人としては越智俊二が，「よい薬ができてほしい，もの忘れはあるができることもある，普通の暮らしができるように手助けをしてほしい」と，会場を埋め尽くした聴衆の前で当事者としての思いを語った[11]．この国際会議は，認知症のある人や支援者にとって大きなエポックメーキングであった．ちょうどこの年に「痴呆」という用語は「認知症」になった[12]．

このころから，若年性認知症と診断された人たちが自らの状況を語り始め，講演をしたり，著書が出たりするようになった[13]～[17]．私たち支援者の乏しい想像力では，短期記憶障害も見当識障害も具体例がなければ思い至らなかったが，支援する対象者の状況がやっと見えてきたのである．当事者の意見や感じ方を知って支援の在り方を考えることができたのは，若年性認知症のある人たちの大きな社会貢献があった結果である．近年は，若年性認知症のある人たちが，認知症と診断された人のピアカウンセリングを担ったり，相談窓口をもったりしている．

オレンジプラン（2012年）に続く，新オレンジプラン，認知症施策推進大綱は，当事者，家族，支援者の動きを社会的に後押しするものであった．例えば，認知症の早期発見，早期治療のための認知症初期集中支援チームが，2019年9月末には全市町村に配置されたことなどは，新オレンジプランの7つの柱の一つ，②認知症の容態に応じた適時・適切な医療・介護等の提供，から始まっている．こうして，2024年にやっと認知症基本法が施行された．キッドウッド Kidwood T がイギリスでパーソンセンタード・ケアを実践したのが1980年から90年代であることを考えれば，遅々とした歩みである．

このようにこの30年でよくなったこともあるが，あまり変わらないこともある．それは認知症のある人に対する偏見である．社会の中で差別されるばかりでなく，病院でも施設でも支援者は無意識に「悪性の社会心理」（p.8～9）が働いてしまう現状がある．さらに本人自身にも，家族にも，もう何もできなくなった，何もわからなくなったという誤った認知症の捉え方は根強く存在している．私たちは，認知症のある人の立場に立って，過去の歴史を踏まえて，同じ過ちをせず，希望をもって支援していかなければならない．

文　献

1) 浅海奈津美, 守口恭子：老年期の作業療法　改訂第3版. 三輪書店, pp.28-48, pp224-231, 2018

2) 宮崎和加子（著）, 田邊順一（写真・文）：認知症の人の歴史を学びませんか. 中央法規出版, 2011

3) 有吉佐和子：恍惚の人. 新潮社, 1972

4) 室伏君士：認知症高齢者へのメンタルケア. ワールドプランニング, 2008

5) 吉岡　充, 田中とも江（編著）：縛らない看護. 医学書院, pp.247-259, 1999

6) 厚生労働省 身体拘束ゼロ作戦推進会議：身体拘束ゼロの手引き―高齢者ケアにかかわるすべてのひとに. p7, 2001
なお, 表4-1は, 2001年のものを改訂した最新のものを引用した.　厚生労働省：介護施設・事業所等で働く方々への身体拘束廃止・防止の手引き. 2024　https://www.mhlw.go.jp/content/12300000/001248430.pdf（参照 2024-06-16）

7) 厚生労働省：認知症施策推進5か年計画（オレンジプラン）. https://www.mhlw.go.jp/stf/houdou/2r9852000002j8dh_att/2r9852000002j8ey.pdf（参照 2024-06-15）

8) 厚生労働省：認知症施策推進総合戦略（新オレンジプラン）―認知症高齢者等にやさしい地域づくりに向けて（概要）. 2017.7. https://www.mhlw.go.jp/file/06-Seisakujouhou-12300000-Roukenkyoku/kaitei_orangeplan_gaiyou.pdf（参照 2024-06-15）

9) 厚生労働省：認知症施策推進大綱（概要）. 2019. https://www.mhlw.go.jp/content/000519053.pdf（参照 2024-06-15）

10) 厚生労働省 老健局 社会保障審議会 介護保険部会（第107回）：共生社会の実現を推進するための認知症基本法について. https://www.mhlw.go.jp/content/12300000/001119099.pdf（2023-11-26）

11) 越智俊二：もう一度, 働きたい（2004年10月17日講演）. 国際アルツハイマー病協会第20回国際会議・京都・2004. 講演原稿は, 越智須美子, 越智俊二：あなたが認知症になったから。あなたが認知症にならなかったら。中央法規, pp.92-99, 2009.

12) 厚生労働省「痴呆」に替わる用語に関する検討会：「痴呆」に替わる用語に関する検討.「痴呆」に替わる用語に関する検討会報告書（2004年12月24日）. http://www.nhlw.go.jp/shing/2004/12/s1224-17html（参照 2024-06-19）

13) 大田正博, 菅崎弘之, 上村真紀, 藤川幸之助：「私, バリバリの認知症です」. クリエイツかもがわ, 2006

14) 佐藤雅彦：認知症になった私が伝えたいこと. 大月書店, 2014

15) 藤田和子：認知症になってもだいじょうぶ！　そんな社会を創っていこうよ. 徳間書店, 2017

16) 丹野智文：笑顔で生きる―認知症とともに. 文藝春秋, 2017

17) 下坂　厚, 下坂佳子：記憶とつなぐ―若年性認知症と向き合う私たちのこと. 双葉社, 2022

認知症の基礎知識

第5章 認知症の基礎知識

　認知症についての基礎知識は作業療法士には必須である．近年は，単に認知症というだけでなく，どの認知症なのか診断がつき，それに基づいて介入・援助するようになった．これまでに先人が積み上げてきた医学的知識や経験，また日進月歩の最新の知識や研究は，日々の臨床に有効に活かさなければならない．

　一般的な医学的知識はすでにあるという人は，この章は飛ばしてもよいし，知識をもっと深めたいと思う人は，詳しい医学書によられたい．

5-1　認知症とは

　認知症は，一つの疾患ではなく症候群のようなものであり，背景に認知症をきたす疾患がある（**表5-4**，p.56参照）．そのため，認知症の症状として共通する部分もあるが，原因疾患が異なれば障害される部位が異なる．また認知症は進行性の病なので，どの時期にあるかによって，症状も異なる．

5-1-1　認知症の定義と診断基準

　一般的に，認知症の定義は次のようになっている[1]．

> 一度正常に達した認知機能が後天的な脳の障害によって持続的に低下し，日常生活や社会生活に支障を来たすようになった状態を指し，それが意識障害のないときにみられる．

　そして，認知症の診断基準は世界にはいくつかあるが，ここでは，世界保健機関（WHO）のICD-10[2]と米国精神医学会によるDSM-5-TR[3]を掲載した．まず世界保健機関（WHO）による認知症の全般的記述を引用する[2]．

> 認知症は，脳疾患による症候群であり，通常は慢性あるいは進行性で，記憶，思考，見当識，理解，計算，学習能力，言語，判断を含む多数の高次皮質機能障害を示す．意識の混濁はない．
> 認知障害は，通常，情動の統制，社会行動あるいは動機づけの低下を伴うが，場合によってはそれらが先行することもある．この症候群はアルツハイマー病，脳血管性疾患，そして，一次性あるいは二次性に脳を障害する他の病態で出現する．

そして，診断ガイドラインが続き[2]，

> 診断に第一に必要とされるのは，上記のように，日常生活の個人的活動を損なうほどに記憶と思考の働きがいずれも著明に低下していることが明らかなことである．（中略）確実な臨床診断をするためには，上記の症状と障害が明白に，<u>少なくとも6カ月間</u>は認められなくてはならない

となっている．

また，米国精神医学会による『DSM-5 精神疾患の診断・統計マニュアル』は2013年に全面改訂されて第5版になった．そして，dementia という用語を原則として廃止し，neurocognitive disorders という用語を使用することにした．すなわち，major neurocognitive disorder を「認知症（DSM-5）」，mild neurocognitive disorder を「軽度認知症（DSM-5）」と呼ぶとしている．

そして，本書の改訂作業中の2023年に『DSM-5-TR 精神疾患の診断治療・統計マニュアル』が出たので，本書の内容はそれに合わせた．それぞれの認知症に入っていた（DSM-5）ははずし，**表5-1，2**のようになっている[3]．

診断基準に戻ると次のものを特定せよと続く（**表5-1**参照）．

・アルツハイマー病以下，何による認知症か
・行動障害を伴うか伴わないか
・現在の重症度（軽度，中等度，重度）

軽度認知障害も同様であるが，重症度の特定はない（**表5-2**参照）．

以上のように，単に認知症というだけではなく，原因疾患まで特定する．原因疾患がわかることで，疾患の特徴や症状が理解でき，治療法や対処法が考えられる．軽度認知障害も同様に，原因疾患から特定して軽度認知障害の状態から予防や対処が進められる．

5-1-2 疫 学

厚労省が2015年（平成27年）1月に発表した「認知症施策推進総合戦略（新オレンジプラン）」の資料に認知症の人の将来推計がある（**表5-3**）[4]．

それによると，2012年には，有病率は15.0%とされ，認知症の人は462万人と推計され

表 5-1　認知症

A. 1つ以上の認知領域（複雑性注意，実行機能，学習および記憶，言語，知覚—運動，社会的認知）において，以前の行為水準から有意な認知の低下があるという証拠が以下に基づいている：
   (1) 本人，本人をよく知る情報提供者，または臨床家による，有意な認知機能の低下があったという懸念，および
   (2) 標準化された神経心理学的検査によって，それがなければ他の定量化された臨床的評価によって記録された，実質的な認知行為の障害
B. 毎日の活動において，認知欠損が自立を阻害する（すなわち，最低限，請求書を支払う，内服薬を管理するなどの，複雑な手段的日常生活動作に援助を必要とする）．
C. その認知欠損は，せん妄の状況でのみ起こるものではない．
D. その認知欠損は，他の精神疾患によってうまく説明されない（例：うつ病，統合失調症）．
▶ 以下によるものか特定せよ
   注：（省略）
   アルツハイマー病，前頭側頭型変性症，レビー小体病，血管性疾患，外傷性脳損傷，物質・医薬品の使用，HIV 感染，プリオン病，パーキンソン病，ハンチントン病，他の医学的状態，複数の病因，特定不能の病因
   コードするときの注：（省略）
▶ 特定せよ
   コードするときの注：（省略）
   焦燥感を伴う：認知障害に臨床的に意味のある焦燥感を伴う場合．
   不安を伴う：認知障害に臨床的に意味のある不安が伴う場合．
   気分症状を伴う：認知障害が臨床的に意味のある気分症状（例：不快感，過敏性，多幸感）を伴っている場合．
   精神症を伴う：認知障害に妄想や幻覚が伴う場合．
   他の行動障害または心理学的障害を伴う：認知障害に他の臨床的に意味のある行動障害，心理学的障害（例：無気力，攻撃性，抑制不能，破壊的行動や発声，睡眠障害，食欲・摂食症）を伴う場合．
   行動障害または心理学的障害を伴わない：認知障害に臨床的に意味のある行動障害，心理学的障害が伴わない場合．
▶ 現在の重症度を特定せよ
   軽度：手段的日常生活動作の困難（例：家事，金銭管理）
   中等度：基本的な日常生活動作の困難（例：食事，更衣）
   重度：完全依存
   （以下略）

〔日本精神神経学会（日本語版用語監修），高橋三郎，大野　裕（監訳）：DSM-5-TR 精神疾患の診断・統計マニュアル，医学書院，pp660-661，2023〕

表 5-2　軽度認知障害

A. 1つ以上の認知領域（複雑性注意，実行機能，学習および記憶，言語，知覚—運動，社会的認知）において，以前の行為水準から軽度の認知の低下があるという証拠が以下に基づいている：
   (1) 本人，本人をよく知る情報提供者，または臨床家による，軽度の認知機能の低下があったという懸念，および
   (2) 標準化された神経心理学的検査によって，それがなければ他の定量化された臨床的評価によって記録された，実質的な認知行為の軽度の障害
B. 毎日の活動において，認知欠損が自立を阻害しない（すなわち，請求書を支払う，内服薬を管理するなどの複雑な手段的日常生活動作は保たれるが，以前より大きな努力，代償的方略，または工夫が必要であるかもしれない）．
C. その認知欠損は，せん妄の状況でのみ起こるものではない．
D. その認知欠損は，他の精神疾患によってうまく説明されない（例：うつ病，統合失調症）．
▶ 以下によるものか特定せよ
   注：（省略）
   アルツハイマー病，前頭側頭型変性症，レビー小体病，血管性疾患，外傷性脳損傷，物質・医薬品の使用，HIV 感染，プリオン病，パーキンソン病，ハンチントン病，他の医学的状態，複数の病因，特定不能の病因

表 5-2 軽度認知障害 （つづき）

コードするときの注：（省略）
▶ 特定せよ（行動障害をコードすることはできないが，記録をしておくこと）
行動障害を伴わない：認知の障害が臨床上意味のある行動障害を伴っていない場合
行動障害を伴う（障害を特定せよ）：認知の障害が臨床上意味のある行動障害を伴っている場合（例：
精神病症状，気分の混乱，焦燥，アパシー，または他の行動症状）
（以下略）

〔日本精神神経学会（日本語版用語監修），高橋三郎，大野 裕（監訳）：DSM-5-TR 精神疾患の診断・統計マニュアル．医学書院，pp661-664，2023〕

表 5-3 認知症の人の将来推計

「日本における認知症の高齢者人口の将来推計に関する研究」（平成 26 年度厚生労働科学研究費補助金特別研究事業 九州大学 二宮教授）

年	平成 24 年 (2012)	平成 27 年 (2015)	令和 2 年 (2020)	令和 7 年 (2025)	令和 12 年 (2030)	令和 22 年 (2040)	令和 32 年 (2050)	令和 42 年 (2060)
各年齢の認知症有病率が一定の場合の将来推計人数/（率）	462 万人 15.0%	517 万人 15.2%	602 万人 16.7%	675 万人 18.5%	744 万人 20.2%	802 万 20.7%	797 万人 21.1%	850 万人 24.5%
各年齢の認知症有病率が上昇する場合の将来推計人数/（率）		525 万人 15.5%	631 万人 17.5%	730 万人 20.0%	830 万人 22.5%	953 万人 24.6%	1016 万人 27.0%	1154 万人 33.3%

た．そして，糖尿病の有病率が認知症の有病率に影響することが分かったので，それを加味すると，表 5-3 の下段にあるように 2025 年には，認知症の人が 730 万人になるという推計である．この将来推計を基盤として，現在の認知症施策が推し進められている．

なお，2024 年の第 2 回認知症施策推進関係者会議の厚生労働省研究班の発表は次のようになっている[5]．2022 年は，443 万 2000 人で有病率は 12.3% だった，2050 年の推計値は 586 万 6000 人，有病率は 15.1% に達する．また，軽度認知障害の患者数は，2022 年に 558 万 5000 人で有病率 15.5%，2050 年には 631 万 2000 人となるという．**表 5-3** より推計値は下がっているが，これは，

① 喫煙率の全体的な低下
② 生活習慣病管理の改善
③ 健康に関する情報や教育の普及による健康意識の変化などにより，認知機能低下の進行が抑制された．

などがあげられるとしている．今回，初めて軽度認知障害者の推計値も出ている．

5-1-3 原因疾患と分類

認知症の定義にあるように，認知症は一つの疾患ではなく症候群のようなものであり，背景に認知症をきたす原因疾患がある．その疾患はガイドラインを見ても 60 以上ある[6]（**表 5-4**）．

表 5-4　認知症や認知症様症状をきたす主な疾患・病態

1. **中枢神経変性疾患**
   Alzheimer 型認知症
   前頭側頭型認知症
   Lewy 小体型認知症/Parkinson 病
   進行性核上性麻痺
   大脳皮質基底核変性症
   Huntington 病
   嗜銀顆粒性認知症
   神経原線維変化型老年期認知症
   その他

2. **血管性認知症（VaD）**
   多発梗塞性認知症
   戦略的な部位の単一病変による VaD
   小血管病変性認知症
   低灌流性 VaD
   脳出血性 VaD
   慢性硬膜下血腫
   その他

3. **脳腫瘍**
   原発性脳腫瘍
   転移性脳腫瘍
   癌性髄膜症

4. **正常圧水頭症**

5. **頭部外傷**

6. **無酸素性あるいは低酸素性脳症**

7. **神経感染症**
   急性ウイルス性脳炎（単純ヘルペス脳炎，
   　日本脳炎など）
   HIV 感染症（AIDS）
   Creutzfeldt-Jakob 病
   亜急性硬化性全脳炎・亜急性風疹全脳炎
   進行麻痺（神経梅毒）
   急性化膿性髄膜炎
   亜急性・慢性髄膜炎（結核，真菌性）
   脳膿瘍
   脳寄生虫
   その他

8. **臓器不全および関連疾患**
   腎不全，透析脳症
   肝不全，門脈肝静脈シャント
   慢性心不全
   慢性呼吸不全
   その他

9. **内分泌機能異常症および関連疾患**
   甲状腺機能低下症
   下垂体機能低下症
   副腎皮質機能低下症
   副甲状腺機能亢進または低下症
   Cushing 症候群
   反復性低血糖
   その他

10. **欠乏性疾患，中毒性疾患，代謝性疾患**
    アルコール依存症
    Marchiafava-Bignami 病
    一酸化炭素中毒
    ビタミン B_1 欠乏症（Wernicke-Korsakoff 症候群）
    ビタミン B_{12} 欠乏症，ビタミン D 欠乏症，葉
    　酸欠乏症
    ナイアシン欠乏症（ペラグラ）
    薬物中毒
    A）抗癌薬（5-FU，メトトレキサート，シタ
    　　ラビンなど）
    B）向精神薬（ベンゾジアゼピン系抗うつ薬，
    　　抗精神病薬など）
    C）抗菌薬
    D）抗痙攣薬
    金属中毒（水銀，マンガン，鉛など）
    Wilson 病
    遅発性尿素サイクル酵素欠損症
    その他

11. **脱髄疾患などの自己免疫性疾患**
    多発性硬化症
    急性散在性脳脊髄炎
    Behçet 病
    Sjögren 症候群
    その他

12. **蓄積症**
    遅発型スフィンゴリピド症
    副腎白質ジストロフィー
    脳腱黄色腫症
    神経細胞内セロイドリボフスチン（沈着）症
    糖尿病
    その他

13. **その他**
    ミトコンドリア脳筋症
    進行性筋ジストロフィー
    Fahr 病
    その他

〔日本神経学会（監），「認知症疾患診療ガイドライン」作成委員会（編）：認知症疾患診療ガイドライン 2017. 医学書院，p7，表 1，2017〕

5-1-4 治療可能な認知症（treatable dementia）

　認知症にも，治療可能なものがある．『認知症疾患ガイドライン』には，脳外科的疾患（正常圧水頭症，慢性硬膜下血腫など），内科的疾患（甲状腺機能低下症，ビタミンB_{12}欠乏症など）が，治療可能な認知症という概念で扱われることが多い，とある[6]（表5-5）．

　また，池田[7]は，認知症を3つのグループに分類し，①治療できる可能性のある認知症，②予防できる可能性のある認知症，③治療が困難な認知症，に分けて，認知症に至る原因疾患を同定するが，まず認知症と診断できたら，①のグループかどうかを検討することが重要であると述べている．

① 現在の治療でも十分に根本的な治療ができる可能性のある認知症．

　　⇒一般的には発症後できるだけ早く，半年以内には治療を開始することが重要．早期発見が大原則．

　　＊慢性硬膜下血腫，正常圧水頭症，脳腫瘍などの外科的疾患

　　　⇒頭部外傷による血種を外科的に除去すれば慢性硬膜下血腫も改善がみられる．正常圧水頭症は，早いうちに脳室腹腔シャント手術をすれば，治癒や改善がみられる

　　＊甲状腺機能低下症などの内分泌疾患

　　＊ビタミンB_1欠乏症，ビタミンB_{12}欠乏症，葉酸欠乏症などの代謝性疾患

　　＊脳炎，髄膜炎などの炎症性疾患

　　＊廃用症候群（他の認知症に合併することが多いので注意が必要）

　　　⇒活動性の低下によって認知機能，精神機能，身体機能が低下するが，初期なら集中的な通所サービスの利用などで改善が認められる．

② 進行してしまうと回復は困難であるが，十分に発症予防や進行予防が可能な脳血管障害の後遺症としての血管性認知症．

　　⇒小さな脳梗塞が脳の奥深くに多発し，脳梗塞が起こるたびに症状が悪化し，次第に認知症が出現する．したがって，動脈硬化の危険因子である高血圧，糖尿病，高脂血症などを早期に発見し，内科的な管理を徹底することで2回目，3回目の脳梗塞を防ぎ，認知症の発症や進行を抑制することができる．

表5-5　治療可能な認知症

脳外科的疾患	正常圧水頭症， 慢性硬膜下血腫など
内科的疾患	甲状腺機能低下症， ビタミンB_{12}欠乏症など

〔日本神経学会（監修），「認知症疾患診療ガイドライン」作成委員会（編集）：認知症疾患診療ガイドライン2017. 医学書院，p.6，2017 を元に作成〕

5-1　認知症とは　57

＊多発性ラクナ梗塞，脳出血，ビンズワーガー病などの脳血管障害

③ 根本的な治療が困難な，脳の神経細胞がゆっくりと壊れていく神経変性疾患による認知症．

　　＊アルツハイマー病，レビー小体型認知症，前頭側頭葉変性症などの変性疾患

　認知症になったら治す薬はない，何もわからなくなる，と，私たちは長年，認知症というだけで恐れていた．しかし，ていねいに原因疾患をたどることによって，現在でも治ったり，生活が楽になったりする認知症もあることを忘れてはならない．原因疾患に治療法がある場合は病状の回復が期待されるが，それを見逃してしまうと脳に不可逆的な障害が起こり認知症に至る．このように考えると，②の例のように認知症の予防の可能性も考えることができる．これらのことは，認知症を正しく理解し，治療の可能性を見出していくことの重要性を示している．

5-1-5 　**4 大認知症**

　このように認知症を呈する疾患は数多くあり，疾患の背景も症状も異なっている．しかし，山口は，臨床現場から見ると，推測値ではあるがアルツハイマー病が最も頻度が高く約半数を占め，その次にレビー小体型認知症と血管性認知症が 15％程度で続くという[8]．頻度に関しては諸説あり，数値にばらつきがあるものの，この 3 つの認知症を合わせると 80％程度であることはどの説もほとんど一致している．この 3 つに前頭側頭型認知症を加えて，認知症の 4 大疾患といわれる．

5-2 ・ 認知症の症状

　認知症の症状は，以前は中核症状と周辺症状という用語であった．現在では，中核症状を認知機能障害，周辺症状を行動・心理症状（behavioral and psychological symptoms of dementia，以下 BPSD）というようになった．

　認知機能障害と行動・心理症状（BPSD）の違いを簡単にまとめると**表 5-6**になる．

表 5-6　認知機能障害と行動・心理症状（BPSD）

認知機能障害	行動・心理症状（BPSD）
必ずある	必ずあるとは限らない
認知の進行とともに重度化する	認知症の進行とは比例しない
器質性の症状で不可逆的である	心理状態，環境などに影響される

5-2-1　認知機能障害

認知機能障害について DSM-5 では，認知症は，1つ以上の認知領域で認知の低下がみられる，としている．その認知領域とは，「複雑性注意，実行機能，学習および記憶，言語，知覚―運動，社会的認知」が挙げられている．

ICD-10 では，「記憶，思考，見当識，理解，計算，学習能力，言語，判断を含む多数の高次皮質機能障害」とある．

診断基準はいくつかあり，用語も少しずつ異なっているが，ここにあげられているのが認知機能障害である．認知機能障害は，原因疾患により脳組織が破壊される器質性の病変によるものである．すべての認知症にあり，重症度をあらわすものである．

（1）記憶障害

記憶障害は，多くの認知症にみられる代表的な症状である．DSM-5 では，記憶障害が認知機能障害の必須項目ではなくなったが，たしかに初期には記憶障害が目立たない認知症もある．しかし，認知症の半分以上を占めるアルツハイマー病の特徴的な臨床症状なので，認知機能障害の主症状として重要である．

また，高齢になると認知症でなくても老化による記憶障害はあるが，その違いは明確ではない．しかし，認知症の進行に伴って，2つの記憶障害は異なる特徴を示す（表 5-7）．

また，アルツハイマー病初期の記憶障害は，記憶の中枢である海馬から始まるので，近時記憶のエピソード記憶障害である．数分前から数時間前くらいのエピソードを忘れる，しかもそのエピソード全体を忘れるのが特徴である．例えば，「今朝の朝食は何を食べましたか」と聞くと「食べていません」と応じ，おかずを忘れるのではなく，食べたことを忘れる．また，バスに乗って町に出て，音楽会に行き，夕食を食べて帰宅した，という日も，自宅に帰ってきたらバスも音楽会も夕食も忘れている．毎日がこのような連続になる．

しかし，これは，言葉で聞かれたら，忘れた，そんなことはなかった，となるが，楽しかったこと，うれしかったこと，などの気分や感情は近時記憶障害とは別の記憶である．小澤は100年前のリボーの法則を紹介し，「感情的能力は知的能力よりはるかにゆっくりと

表 5-7　老化によるもの忘れと認知症のもの忘れ

老化によるもの忘れ	認知症のもの忘れ
体験の一部を忘れる． 　例：朝食の献立を忘れる	体験そのものを忘れる． 　例：ご飯を食べていない
もの忘れの自覚あり． 　例：メモを取るなど対策をする	もの忘れの自覚はない．
見当識障害，判断力の低下を伴わない．	見当識障害，判断力の低下を伴う．
直前の記憶はある．	直前のエピソード記憶がない． （アルツハイマー病の記憶障害）
指摘されれば思い出す．	指摘されても思い出さない．

しか失われない」という[9]．これは家族や支援者にとっては大きな支えとなる．

　さらに付け加えるなら，近時記憶障害があっても，遠隔記憶は保たれているので，回想法などに取り組めるし，手続き記憶は身体で覚えている記憶なので保たれている．このように，記憶障害があるといっても，近時記憶障害以外の記憶は発揮できる可能性はある．

　また，記憶障害によって，直前のエピソード記憶が障害されると，記憶はいましかなく，過去につながらなくなる．ブライデン Bryden C[10]は次のように語っている．

> 私たちには時間処理の感覚がないので，過去も未来もなく，「今」という現実の中に生きている．その「今」にすべてのエネルギーを注ぎ込むから，「あとで」とか「その時に」というのは通用しない．「過去」「未来」もその存在を感じることができないゆえに，「過去」や「未来」が不安になることもある．

　私たちの生活は，過去，現在，未来と時間が流れている．「いま」という現実しか考えられないと，自分がどこから来てなぜいまここにいるのか，何をするべきなのか，わからなくなってしまう．

■ （2）見当識障害

　見当識障害は，DSM-5 では挙げられていないが，重要な認知機能障害である．

　見当識は，一つの機能ではなく，記憶，注意，視覚認知などのいくつかの認知機能に関連している．

　山鳥は，見当識障害を失見当識，または定位障害といい，自分を大きな時間空間的環境の中に定位する能力で，時間見当識と場所見当識があるという．時間の見当識は，自分が今生きている時間を，年，季節，月，日，時刻にわたって定位する能力であり，場所見当識は自分が今いる場所を空間的に定位する能力である．具体的には地方，県，市，町，建物という形で表現されるという[11]．

　認知症の重症度を評価する CDR（Clinical Dementia Rating）[12]の見当識の項目は，認知症の進行に従い，時間の見当識障害から始まり，そのあとに場所の見当識障害，最後に人物の見当識のみ，と続く（**表 7-8**，p.131 参照）．山鳥は，人物の見当識障害は曖昧な概念であるが，自分というものの見当がつかない場合をいう[11]，としている．

　以下に，時間，場所，人物の見当識障害についてもう少し述べる．

【時間の見当識障害】

　時間の見当識は前述の山鳥の通りであるが，目黒は，それをさらにわかりやすく説いている[13]．つまり，時間の見当識は日付の記憶を聞くものではなく，春夏秋冬，月の上旬・中旬・下旬，1 日の中の朝・昼・夕方・夜という，リズムの中のどこにいるかの感覚である．例えば「いまは春夏秋冬のどれか」のように再認法を用いて，記憶に負担をかけないように聞いたほうがよいという．この山鳥や目黒の考え方は，見当識を評価するときの重要なポイントである．なぜなら，認知症の評価尺度には，具体的な年，月，日，曜日など

60　第 5 章　認知症の基礎知識

を聞く質問項目がある．評価者は，記憶のテストではなく，見当がついているかどうかを聞く項目であることを認識する必要がある．

また，山鳥は，年月日など数字を間違うのは記憶障害に帰するが，窓の外に雪が残っているのを見ても「いまは夏です」という場合には，状況の意味についての判断障害が加わっているという．

時刻については，年月日を誤ってもおおよそ正しく言える場合が多く，これらのあとに障害される．時刻の見当識が障害された場合には，行動変化を伴うことが多く，深夜に起床し，身支度を整え朝食準備を急いだり，昼過ぎから戸締りをしてパジャマに着替えて就寝の準備をしたりする．池尻は，時の見当識障害に関連する障害には，時間的文脈理解の障害があり，複数の出来事間の順序がどうであったか，どのくらいの時間が経過したのかの判断ができないと指摘している[14]．

【場所の見当識障害】

場所の見当識障害についても，目黒は時間の見当識障害同様に，場所の名前の記憶（例えば病院の名前や細かい住所）を聞かないようにし，再認法で病院か，学校か，お寺かを問うだけでも十分であるとする[13]．

場所の見当識障害は，2つのタイプがある[14]．一つは地誌的な誤りがみられるいわゆる道順障害である．これは，屋内では，自分の部屋やトイレに行けない，屋外では，道に迷う，などである．もう一つは環境認知の誤りがみられる場合で，いまいる場所がどのような種類の場所かわからず，あるいは熟知した場所との異同がわからず，例えば病院を自宅と間違う，自宅を自宅と思わない，屋外では，近隣でも熟知感がないなどである．

【人物の見当識障害】

人の見当識障害とは，単に名前や出身地の記憶ではなく，自分が他者との「関係性」の中で何者であるかというアイデンティティの問題であるという[13]．例えば，面会に来た娘がわからない場合は，自分がその娘の母親であるという関係性がわからない．しかし，もし，関係性がわからないという見当識障害になったとしても，日頃見知っていれば，まったく見たこともない人ではなく，知っている人，親切な人，という認識は持つことができるかもしれない．人物の見当をつけることとその場にいる人との信頼関係を築くことは別のことかもしれない．

■ (3) 実行機能障害

実行機能障害は，遂行機能障害ともいわれるが，前頭前野がつかさどる認知機能障害で，計画を立てる，手順を考える，準備をする，実行する，という一連の行動で，認知症の初期から障害されるといわれている．

出かける時の道順を，バス停まで歩いて，バスに乗り，駅から電車で15分，とわかっていても，何分前に出ればよいか，わからない．また，料理で味噌汁をつくるとき，一つひ

とつのことは出来ても何から始めるのか，次に何をするのか，わからなくなる．

実行機能が障害されると，予定が立てられなくなり，その時に頭に浮かんだことをすることになる．ヒントがあれば一つひとつのことはできるが，目的をもって主体的に行動し，それを達成することは難しくなる．一日の生活は生活行為の連続なので，電車に乗る，誰かと待ち合わせる，イベントの時間に間に合う，映画の前に昼食をとる，など，時間を見積もってこれまでできていたことが，うまくできなくなる．周囲は手順がうまく立てられないことなどには気づかないが，本人にとっては大きな障害である．「ヒントがあればできる」が支援のキーワードとなる．

（4）社会的認知

社会的認知は，認知症（DSM-5）に出てきた認知領域である．相手や周囲の状況を認識し，それに適した行動がとれなくなる障害である．近年，他人の心や気持ちを理解する，周囲の人の表情や感情の変化に気づくなど，社会生活を営む上で重要な能力を解明して，社会脳という脳の働きを提唱する社会脳科学が注目されるようになった[15]．これは，認知症を記憶の障害と知的能力の低下だけでは説明できないところから，認知症のある人に生じる「心の変化」を理解しようとして発達した理論であるという．

認知症のある人の心に生じる変化を知ることで，認知症のある人や介護負担に苦しむ介護者の障害への理解が深まり，心理的な負担が軽減される可能性がある．

（5）その他の高次脳機能障害

（1）から（4）に主な認知機能障害を取り上げたが，このほかにもある．認知症に至る原因疾患により障害される部位が異なったり，認知症の進行とともに種々の認知機能障害が出現したりする．

【全般性注意障害】

必要な作業に注意を向けて，それを維持し，適宜選択，配分することができない．作業でミスが増えたりする．ぼんやりして反応が遅い．

【視空間認知障害】

視空間認知とは，物と自分との位置関係や距離，方向の認識である．身近な例をあげる．

　①家具と自分との距離感がわからず，衝突する．

　②物と背景が同じ色だと区別がつかず（図と地の認識），見つけられない．例えばトイレの白壁と白い便器などの場合である．

　③図の模写，手指の形の模倣などができない．

【失　語】

認知症の初期から出現する．喚語困難，語想起障害があり名詞が出て来ない状態で健忘性失語という．認知症のある人は，思い，気持ち，自分の状態などをうまく表現できない．**第2章**のボーデンの例（p.18〜19参照）はそのつらさをよく物語っている．

【失行・失認】

失行は，運動機能障害がないにもかかわらず動作がうまく遂行できない状態である．
具体例としては，

　① お茶の入れ方がわからない

　② 椅子の座り方がわからない

　③ 食事が来ても食べ方がわからない

などがある．この他にも，

　④ 身近な人や有名な人の顔を見ても誰だかわからない

　⑤ 物を見ても何だかわからない

なども見られる．

5-2-2　行動・心理症状（BPSD）

　行動・心理症状（BPSD）は，これまで，周辺症状，随伴症状，行動異常，問題行動，行動障害などさまざまな用語があったが，1999年に国際老年精神医学会（IPA）は，定義について声明を発表し，世界共通に「行動・心理症状（BPSD）」という用語を用いることになった[16]．

　IPAの「BPSD　痴呆の行動と心理症状」は**表5-8**を参照．『認知症疾患ガイドライン2017』では，4つの要因に分けて整理している[17]（**表5-9**）．

　BPSDは認知機能障害を基盤にして，認知症の種類，性別，年齢，ADL能力，生き方，性格，生活環境などが影響するといわれている．そのため，医学的な理解だけでなく，その人の生き方や環境などを手掛かりにして推測し，分析しなければならない．

　また，BPSDはそれを引き起こす何らかの要因があり，小澤は次のように述べている[18]．

表5-8　BPSDの特徴的症状

グループ I（厄介で対処が難しい症状）	グループ II（やや処置に悩まされる症状）	グループ III（比較的処置しやすい症状）
心理症状　　妄想　　幻覚　　抑うつ　　不眠　　不安　行動症状　　身体的攻撃性　　徘徊　　不穏	心理症状　　誤認　行動症状　　焦燥　　社会通念上の不適当な　　　行動と性的脱抑制　　部屋の中を行ったり　　　来たりする　　喚声	行動症状　　泣き叫ぶ　　ののしる　　無気力　　繰り返し尋ねる　　シャドーイング

〔国際老年精神医学会（編），日本老年精神医学会（監訳）：BPSD 痴呆の行動と心理症状．アルタ出版，p29，表1，2005〕

5-2　認知症の症状　63

表 5-9　BPSD の 4 つの要因と症状

1	活動亢進が関わる症状	焦燥性興奮 易刺激性 脱抑制 異常行動
2	精神病様症状	幻覚・妄想 夜間行動異常
3	感情障害が関わる症状	不安 うつ状態
4	アパシーが関わる症状	自発性や意欲の低下 情緒の欠如（感情面） 不活発（行動面） 周囲への注意の欠如（認識面）

> 「やりたいこと」と「やれること」，あるいは周囲の期待と本人の力量とのギャップが極めて大きくなっているにもかかわらず，認知症をかかえていると，両者に折り合いをつけ，「身の丈に合った生き方」を選択することが難しい．その結果生じた不安，困惑，いらだち，混乱のあげくにたどり着いた結果が周辺症状である．

　そして，認知症のある人は，認知障害は深まっていくが感情領域はそれほど障害されないので，「自分が自分でなくなっていく」不安感・不全感を心の奥底にもっている．このズレが BPSD を生む，ともいう[18]．

　また，大井は，BPSD のない穏やかな認知症も存在し，「ほとんどの周辺症状はその老人の環境への不適応症状として現れるもの」であるとし，被害妄想，夜間せん妄，幻覚，攻撃的人格変化などの BPSD が現れない場合は，純粋認知症として，平和的な共存の可能性がある．周辺症状を伴わない純粋認知症は，本人が安心できる環境が用意されているか否かに尽きる，としている[19]．

　BPSD は，日々の生活で大きな障害となり，本人，家族，介護者のストレスが増加し，入院や入所に至るなど，生活の継続性が保たれなくなる．また，BPSD に苦しむ介護者は，この状態がずっと続くことを想像し絶望的になるが，ある時期を過ぎるとおさまることもあり，次の段階に進む可能性もある．

　また，認知機能障害と違って，BPSD の背景には周囲の環境や置かれている立場，性格やこれまでの生き方などさまざまなものがあるということから，BPSD を生み出す要因を一つひとつ本人の立場に立って吟味していけば，改善がみられるかもしれない．

　しかし，この考え方は渦中にある当事者や介護する人には難しく，支援する専門職から見た解説である．介護者に BPSD の起こり方や対処法などを丁寧に説明し，それを支える専門職があってこそ乗り越えられる．

　次に，BPSD としてよく出てくる，もの盗られ妄想を例に考え方の道筋を述べる．詳しくは，**第 9 章** 介入と援助（p.168〜）を参考にしてほしい．

【もの盗られ妄想】

なくなった財布を嫁が盗ったに違いない、というもの盗られ妄想について考えてみる。置いたはずのところに財布が見当たらない場合、自分は確かにここに置いたと考え、ここにないのは誰かが盗ったに違いない、という疑いを持つ。その「誰か」とは、いつも世話をしてくれる嫁か、と考える。嫁に対して世話になっているという現実を認めざるを得ない気持ちと、自分はまだしっかりしている、世話はされたくない、というプライドの間にギャップが生じ、この両価性がうまく処理できず、妄想になる。

このように妄想の発生機序を理解することは、妄想に苦しむ嫁にとっては、認知症という病を受け入れていく第一歩になる可能性がある。一般に、もの盗られ妄想は、日頃いちばん世話になっている介護者に向かうといわれている。

さらに小澤は、財布を置き忘れた人がみなもの盗られ妄想に行きつくわけではなく、妄想の発症以前から双方の両価的な感情のわだかまりが存在していたのではないか、と考察する。そして、認知機能障害は医学的に説明するしかないが、BPSD を理解するには「痴呆という病を生きる一人ひとりの人生が透けて見えるような見方が必要になる」[20]という。

【外出（徘徊）】

一般的には、落ち着きなく歩き続ける状態をいうが、近年、「徘徊」という用語は不適切なので見直そうという動きになっている。「外出」「ひとり歩き」「散歩」「歩き回る」などいくつかの用語が使われているが、まだ、統一されていない。

外出（徘徊）はいろいろな要因があり、用語が決まったとしても「外出（徘徊）」と一括りにしては何も解決しない。解決法は当然のことながらその要因ごとに異なるので、なぜ外出（徘徊）するのか、本人の立場に立って対策を考えることが必要である。室伏は、6種類の「外出（徘徊）」をあげて説明している（**表5-10**）[21]。このように、本人が言語化できないために行動化している外出（徘徊）と、薬物治療を必要とする場合など要因はさまざまである。**第9章**で具体例をあげながら当事者の思いや私たちができる援助について述べている（p.183〜参照）。

また、本来、外出すること、外を歩くことは悪いことではない。いったん外出すると、家に戻れなくなって行方不明になるから、家から出ない、出さない、というのは、認知症のある人の人権を侵害しているともいえる。位置情報がわかるGPSをつければよいといっても、認知症のある人はずっと監視されることになるがそれでよいか。行方不明になってから捜索するのではなく、出かけてもそうならないような地域を創ることこそ問題解決の核心である。

将来推計をみるとこれからも認知症のある人は漸増するが、それは軽度認知症の人も増えていくことを意味している。外出の問題は、安全な地域をどうやって構築するかが問われている。

表 5-10　さまざまな外出（徘徊）

	内　容
① 処遇環境への不適応による徘徊	介護者が迷子や事故をおそれて，家で静かに何事もないようにと，制止や監視を行っている．しかしまだ元気な高齢者はすることがなく，また何かしようと，なんとなく出歩く（散歩のような）徘徊．
② 状況がわからない失見当による徘徊	急激な環境変化（転居，入所，介護者の変更など）による初期反応として，よく見知った頼りの人を求め安心の居場所を探して徘徊する．
③ 勘違い（誤認）による徘徊	今も元気な頃のように勘違いして出歩いている．あるいは昔の仕事や生活をしているつもりで買い物や勤めの仕事，家事，散歩などをしていると思って徘徊している．
④ 不安・不満・不信による徘徊	処遇環境が不適切なときの出歩き．拒否や反抗，怒りっぽい言動を伴うことが多く，対応に苦慮する．
⑤ 幻覚妄想や錯乱性の激しい不安での徘徊	幻覚妄想や錯乱性の激しい不安があっての勢い込んだ逃避的な飛び出し，あるいはせん妄のさまよい歩くような徘徊．
⑥ 欲動性や衝動性で抑えのきかない脳因性の徘徊	若年性アルツハイマー病，前頭側頭型認知症（ピック病）など．まだ若いので活力もあり激しいという特徴がある．

〔室伏[21]を筆者が表にまとめた〕

5-3　認知症の治療

『認知症疾患診療ガイドライン』では，認知症の治療は，認知機能の改善と生活の質の向上を目的として，薬物療法と非薬物療法を組み合わせて行う，とある[22]．

薬物療法では，わが国でもアルツハイマー病の新薬の治療が始まった．

また，作業療法は，非薬物療法の一つである．わが国で認知症の治療が開始された時から，病棟専従の作業療法士として配置（1988 年老人性痴呆疾患治療病棟）された歴史があり，現在でも多くの作業療法士が認知症に関わっている．いま，このような時にあって，治療という観点から，さらに一歩を踏み出すことができないか．作業療法士の立場から考えてみたい．

5-3-1　薬物療法

【認知機能障害に対する治療】

現在わが国で保険適応のある認知症治療薬は 4 剤である．しかし，これらの薬剤は，アルツハイマー病の病態そのものの進行を抑制するものではない．（**表 5-11**）

＊アセチルコリンエステラーゼ（AchE）阻害薬：

アセチルコリンを分解する酵素を阻害することでアセチルコリンを増やし記憶機能を高める．

①ドネペジル：アルツハイマー病，レビー小体型認知症における症状の進行抑制

表 5-11　認知症治療薬

アセチルコリンエステラーゼ（AchE）阻害薬	ドネペジル
	ガランタミン
	リバスチグミン（貼付剤）
グルタミン酸神経系の NMDA 受容体の働きを弱める	メマンチン

②ガランタミン：アルツハイマー病軽度，中等度の認知症症状の進行抑制

③リバスチグミン：貼付剤．アルツハイマー病軽度，中等度における認知症症状の進行抑制

＊NMDA 受容体拮抗薬：

　アルツハイマー病ではグルタミン酸神経系の NMDA 受容体が過剰に活性化しているので，受容体の働きを弱める．

　④メマンチン：アルツハイマー病中等度，重度における認知症症状の進行抑制

　このほかに，アルツハイマー治療薬のドネペジルと併用して漢方薬の抑肝散が使われることもある．詳しくは，成書によられたい．

　本改訂は 2024 年であるが，わが国ではまだ上記の①〜④までしか承認されていなかった．しかし，改訂作業途中の 2023 年 8 月，わが国とアメリカで共同開発されたアルツハイマー病新薬レカネマブが厚生労働省の専門部会で使用を了承された[23]．2024 年には治療が開始されたこれまでの薬と違い，有害タンパク質であるアミロイド β に結合して除去する抗体の薬で，発症の原因除去に直接関わるので期待されている．しかし，わが国で承認されたが，対象はアルツハイマー病の症状が軽く，検査によって脳にアミロイド β がたまっている人であるという．認知症に対する新薬の開発は日進月歩であるし，大きな一歩を踏み出したと言える．

【BPSD に対する治療】

　家族が最も困る症状は，もの忘れと興奮性 BPSD であるという．

　BPSD が出現した場合にはその原因となる身体疾患の有無やケアが適切か否かを検討し，治療としては，非薬物療法を薬物療法より優先的に適応する，というのが，一般的な治療の方向性である．

　また，「かかりつけ医のための BPSD に対応する向精神薬使用ガイドライン（第 2 版）」[24]は治療手順を追いながら，まず，非薬物的介入を家族や介護スタッフと検討し，実施してから，その上でもなお症状が改善しない際に薬物療法を考慮するとある．

　そして，抗精神病薬の使用は，適応外使用であり，十分なインフォームドコンセントを行うこと，これらは認知症を専門とする医師による診断と治療方針を踏まえて使用することを推奨するとなっている．

このように抗精神病薬が使いにくいなか，漢方薬である抑肝散は，BPSDのイライラや不安などの焦燥感に，レビー小体認知症の幻視に有効とされるなどの報告もあるという[25]．

前述したように，BPSDは，認知症の種類，性別，年齢，ADL能力，生き方，性格，生活環境などが影響しているので，その人の生き方や環境などを手掛かりにして推測，分析し，可能な環境調整や対応をまず考えなければならない．

5-3-2 非薬物療法

『認知症疾患診療ガイドライン』[26]では，非薬物療法を，文字通り薬物を使わない療法として一括りにしている．そして，非薬物療法も認知機能障害のみならず，BPSD，日常生活機能の改善を目指すものであるとしていて，エビデンスはC（弱い）としながら，認知機能訓練，認知刺激，運動療法，回想法，音楽療法，日常生活動作 activities of daily living（ADL）訓練などを挙げている．そして，介入を認知症者と介護者に分けて，「認知症の非薬物的介入」（表5-12）とし，介護者もまた，ケアされるべき存在である，とする．非薬物療法の介入は概説でまとめ（表5-13），認知症のケアについては，パーソンセンタード・ケアとバリデーション療法をあげている．そして，非薬物療法は，精神症状や行動障害を緩和することだけを目的に行われるわけではない，と注意を促し，臨床場面では患者の生活の質（QOL）や生きがいを維持する目的も含めて介入方法を考える必要があるとする[26]．

本書では**第1章**でパーソンセンタード・ケアについて述べているので，ケアの側面は割愛する．また，前述したように，作業療法は作業や活動を治療の手段とする非薬物療法の一つであるが，その介入と援助は**第9章**に詳しい．

次に，非薬物療法をするにあたっての全般的，基本的な関わり方をまとめた．

（1）基本的な関わり方

① パーソンセンタード・ケアを基本に

認知症のある人と支援者の関わりは，パーソンセンタード・ケアを基本に信頼関係の構築が重要である（p.8参照）．長い時間や試行錯誤を経て信頼関係ができ，療法や支援が進むということもある．信頼できない人から誘われても認知症のある人は参加しないかもしれない．最終的には非薬物療法の成果は，人間関係で左右されるということもできる．

② 本人の思いを大切に

私たちは若年性認知症の人たちの発信によって，認知症のある人の状況が少しずつわかってきた（p.48参照）．私たちが推測するのではなく，本人の思い，考えなどは，本人によく確認しなければならない．認知症のある人は質問しても，すぐに答えられる状況ではないかもしれない．だから，時間をかけて信頼関係を作り，いつもその人を観察し，質問して本人の思いを大切にする．

表 5-12　認知症の非薬物的介入

認知症者への介入	認知機能訓練，認知刺激，経皮的電気刺激療法，運動療法，音楽療法，回想法，ADL 訓練，マッサージ，レクリエーション療法，光療法，多感覚刺激療法，支持的精神療法，バリデーション療法，鍼治療，経頭蓋磁気刺激法，筋弛緩法　など
介護者への介入	心理教育，スキル訓練，介護者サポート，ケアマネジメント，レスパイトケア，介護者のセルフケア，認知行動療法　など

〔日本神経学会（監），「認知症疾患診療ガイドライン」作成委員会（編）：認知症疾患診療ガイドライン 2017. 医学書院，p67，表 2，2017〕

表 5-13　非薬物療法の概説

認知機能訓練	記憶，注意，問題解決など，認知機能の特定の領域に焦点をあて，個々の機能レベルに合わせた課題を，紙面やコンピュータを用いて行う．個人療法とグループ療法がある．
認知刺激	元来は，リアリティオリエンテーションから発展してきたもの．認知機能や社会機能の全般的な強化を目的とした．活動やディスカッション（通常はグループで行う）などのさまざまな関与を指す．認知に焦点をあてて正しい見当識などの情報を繰り返し教示する介入法としての集団リアリティオリエンテーションは，近年では，認知刺激に属するものとすることも多い．
認知リハビリテーション	個別のゴール設定を行い，その目標に向けて戦略的に，セラピストが患者や家族に対して個人療法を行う．日常生活機能の改善に主眼が置かれ，障害された機能を補う方法を確立する．
運動療法	多種多様なプログラムが存在する．週 2 回〜毎日，20〜75 分程度のプログラムが報告されている．運動の内容は，有酸素運動，筋力強化訓練，平衡感覚訓練などに分類され，これらの複数の運動を組み合わせてプログラムを構成することが多い．
音楽療法	多種多様なプログラムが存在する．週 1〜5 回，10〜60 分のプログラムが報告されている．音楽を聴く，歌う，打楽器などの演奏，リズム運動などの方法があり，これらを組み合わせてプログラムを構成することが多い．
回想法	高齢者の過去の人生の歴史に焦点をあて，ライフヒストリーを聞き手が受容的，共感的，支持的に傾聴することを通じて，心を支えることを目的としている．
認知行動療法	この場合，「認知」とは，物事の受け取り方や考え方を指し，精神状態が不安定なときに歪みがちな認知を修正することで，ストレス軽減を図る精神療法の技法の 1 つである．認知症診療の場面では，介護者に対する介入法として試みられているが，エビデンスレベルは高くない．

〔日本神経学会（監），「認知症疾患診療ガイドライン」作成委員会（編）：認知症疾患診療ガイドライン 2017. 医学書院，p67，表 2，2017〕

③ BPSD の改善後は，その人らしい人生へ

　BPSD に対しては薬物療法より非薬物療法を優先して取り組む．試行錯誤の結果，BPSD が改善されてもそれは目標達成ではない．認知症の症状に邪魔されていた日常生活がやっと再開されるのである．本人の思いをよく聞いて，QOL 向上に向けてその人らしい人生を支援する．

④ 認知症のある人が主体性をもって取り組む

　人間は，意識して行動しなくても動けるし，生活できることもある．しかしどんな療法

であっても，認知症のある人が主体性をもち，意思をもって，その活動に取り組むことが重要である．例えば，最初は付き合い程度に考えて風船バレーに参加していても勝負が切迫してくると一生懸命になる，音楽は気が進まなかったが昔の懐かしい歌が出てきたので楽しくなって大声になる，などである．本人が一生懸命になる，本気でやる，などが大切で，ずっと受け身で行う取り組みは盛り上がらないし，やる気も出ない．成果も期待できない．

　認知症のある人は，日常生活では何をしたらよいかわからないので，何もしない時間が多い．その中にあって療法に参加することは，本人の主体性を発揮しやすい時間である．支援者はそのことを自覚して，参加者が意思をもって取り組めるように支援しなければならない．

■ (2) 近接する療法

　作業療法は，日常的に作業や活動を手段として用いているので，ガイドラインで取り上げている療法とは，近接している．これらの一つひとつの療法はそれぞれ独自に発達しており，それぞれに専門性があり，関心があれば各自で学ぶこともできる．
　ここでは，主なものとして，回想法，音楽療法，園芸療法について簡単に述べる．

【回想法】

　1963 年，アメリカの老年精神科医バトラー Butler RN が始めた抑うつ状態の治療法として提唱されたものが世界に広まり，高齢者を対象とする心理療法になった[27]．高齢者の回想は意味のあるものと捉え，専門家が意図的に働きかけたり，共感的・受容的な聞き手になることで，高齢者自身の人生の再評価，心理的安定や QOL の向上を図る．
　日本で用いられている「回想法」という用語には，2 つの内容がある．

①レミニセンス（reminiscence）：回想，回想ワークと呼ばれるもので，専門家からボランティアまでいろいろな人が実践している．認知症のある人を対象に行う回想法は，主にレミニセンスである．

②ライフレビュー（life review）：自分の過去を振り返って整理し，その意味を問い直す．専門家による療法である．

方法：個人回想法とグループ回想法がある．
　＊個人回想法：一人の聞き手
　＊グループ回想法：4〜6 人の参加者とスタッフ 2 名．週 1 回，1 回 30〜40 分で 1 カ月〜3 カ月を目安に行う．

適応：認知症軽度から中等度
　　　　言語と記憶の機能がある程度保たれている
　　　　他者の回想を理解し共に過ごせる人

準備：①参加する人を念頭に置いて話題を前もって考える．

共通に話しやすい話題（小学校の頃，運動会，子どもの頃の遊び，結婚）
地域や時節にあったテーマ（農家の仕事，キノコ採り，魚釣り）
②テーマにあう道具や写真を用意してもよい.

注意：基本的に事実とずれがあっても語られた内容は修正しない.

【音楽療法】

音楽を鑑賞する受容的音楽療法と楽器の演奏，歌唱などの活動的音楽療法がある.

音楽には，リズム，メロディ，ハーモニーなどの音楽の要素があるので，さまざまな刺激があり，音楽療法は，複数の要素を合わせて使う．例えば，声を出す，伴奏を聞いて合わせる，歌うことで感情を表出する，歌の内容を追体験する，リズムに合わせて身体を動かす，踊る，楽しむ，などである.

同質性の原理が基本で，音楽療法導入時にはその時の患者の状態にあった音楽から始める.

作業療法でも高齢者や認知症のある人に音楽を用いる活動は少なくない．なかでも昔の唱歌や流行歌，その土地の民謡などを歌ったり，聞いたりして，その当時の感情を仲間と共有したり楽しんだりする．よく知られている民謡に合わせて体操の動きを振りつけたりもする.

歌の伴奏者や楽器の知識，演奏技術の指導などは，短時間で準備できるものではないので，必要な場合は演奏技術のある人や音楽療法を学んだ人と協働すると活動が広がり楽しくなる.

【園芸療法】

園芸療法は，植物という対象そのものや植物が育つ自然環境，植物の育成，植物を利用して庭を作ったりする園芸やガーデニングなどの活動を，人の身体や精神機能の回復，向上に用いることである[28].

わが国には，花見や紅葉狩りといった四季折々の植物の変化を鑑賞して楽しむ伝統文化があり，多くの人が木の実や草花で遊んだり，野菜や花を育てることを生活史のどこかで経験している．また，男女の別なく馴染みのある作業として高齢者に受け入れられてきた.

作業療法でも花や野菜の栽培を行ったり，できたものを料理して食べる，押し花や染色に利用するなど，さまざまな形で取り入れられている.

しかし植物の栽培は，命を育む喜びがあると同時に，失敗する恐れも多々ある作業である．栽培品目の選択や土選びに始まり，植え方，水のやり方，育つ過程における手入れの仕方，肥料の与え方など，上手に育てるためには知識と技術が必要である．活動において，作業姿勢や自助具の使用などは作業療法士の役割であるが，栽培や植物の特性を熟知した専門家と協働することで選択の幅を広げることができる.

（3）作業療法士が担えるもの─医療的環境づくりへの協働

【医療機関につなげる】

　これまで見てきたように，認知症の診断は，早期であることが重要であるという．早期であれば，治療可能な認知症もあるし（p.57〜），新薬の対象になるアルツハイマー病も軽度認知症が対象である（p.66）．

　地域で働く作業療法士は，勤務する施設や自治体で，医療機関の医師よりも早い時期に，認知症の人に出会ったり，相談を受けたりする可能性がある．認知症のある人に対する日頃の丁寧な対応で，認知症の人を医療機関につなげることができる．

　そして，認知症のある人が軽度認知症の段階で生活の困りごとに適切な支援を受ければ，その生活を長く続けることができるし，自分でも対処方法を考えたりすることができる．認知症のある人が，○○に困っている，と気軽に相談できるところに，作業療法士はいるだろうか．軽度認知障害の人の支援については，**第6章**の軽度認知障害と作業療法との関連（p.101）を参照してほしい．

　また，早期受診がよいという単純なものではない．認知機能障害が生活に大きな支障をきたしている場合には，支援は急がれるが，認知症が軽度の場合の選択肢は，支援者も施設もまだ不足している．

　しかし，認知症は病気なので，希望すれば早期受診ができることが基本である．支援者としての作業療法士は，支援の選択肢を考え，社会資源を生み出す努力をしながら，どこかにつなげることが必要である．

【認知症と診断された後のフォローアップをする】

　認知症と診断された時の当事者はどんな気持ちだろうか．受け止め方は，人それぞれである．生活の状況，認知症の重症度や種類などによっても異なるし，そっとしておいてほしい，という人もいる．そのような時期もあるのは当然であるが，そのままずっとひとりで認知症と闘うのでは早期診断の意味がなくなってしまう．

　医師の診断，認知症の説明，これからの生活や受けられる支援などの情報提供があってもすぐには受け入れられないことは多いし，それも当然のことである．

　その人にとって本当に必要な診断後の支援を目指す医師の石原は，先に認知症になって新しい人生を歩み始めた当事者に出会うことが重要だという[29]．また，病院で診察室とは別に，先に認知症になった当事者が当事者の話を聞いたり相談にのったりする部屋を設けたりしているところもある[30]．

　「おれんじドア」は，認知症当事者が認知症の人の相談にのる活動である．その実行委員会代表の丹野は，認知症の診断を受けて不安で仕方がなかったときに，自分を前向きにしてくれたのは，先に診断を受けその不安を乗り越えてきた認知症当事者の方々との出会いだったという[31]．

また，岡田らは若年性認知症診断後の支援として，デイケア，認知症カフェなどピアサポートの場を運営している[32]．その中で，現在のサポートネットワークはセンター職員の個別支援の中で作られてきたものだという．そして，この継続性を保証するには支援体制のキーパーソンになり得る人材の育成が必須で，各場所にいる支援者が相互に顔の見える関係になることでネットワークの強度を高める働きかけもしていく必要があるという．これは，ひとりずつ必要な個別支援をしながら，必要な組織やシステムができる様子がうかがえ，診断後の支援の実際が見えてくる．

もちろん作業療法士単独では何もできないが，支援の全体像を視野に入れながら連携したり，協働したりして周囲を見回せば，何か見えてくるかもしれない．

【社会資源につなげる，社会資源を作る】

わが国では，社会資源や支援者がまだまだ不足している現状がある．しかし，現在では，認知症の支援者は家族や関係者だけでなく，地域全体に広がっている（**第11章** p.255〜参照）．先進的な取り組みが学会やマスコミで紹介されているが，それがいまここで使えるわけではない．その場合，社会資源に代わるものを見つけたり，協働できる人を探したりする．身近なところから行動を起こすために．例えば，ピアカウンセリングをやろうとすれば，その準備のために認知症当事者を講演会などに招いてみんなで勉強会をするなどから始めることになるかもしれない．

最後に，これらの行動や方向性に必要なものは何か．まず，作業療法士としての技術を持っていなければ多職種と連携しても役割を果たせない．他職種を知らなければ相手の良さを引き出せない．そのうえで，日々の作業療法を行いながら，広い視野をもち，楽しく活動することが，まず，必要である．

文　献

1) 和田健二：認知症とは？．中島健二，天野直二，下濱　俊，他（編）：認知症ハンドブック．医学書院，p3，2013
2) 世界保健機関（WHO）（著），融　道男，中根允文，小見山　実，他（監訳）：ICD-10 精神および行動の障害―臨床記述と診断ガイドライン新訂版．医学書院，pp57-58，2005
3) 日本精神神経学会（日本語版用語監修），高橋三郎，大野　裕（監訳）：DSM-5-TR 精神疾患の診断・統計マニュアル．医学書院，pp659-664，2023（原著は，American Psychiatric Association：Diagnostic and Statistical Manual of Mental Disorders, Fifth Edition. text revision, 2022）
4) 厚生労働省：認知症施策推進総合戦略（新オレンジプラン）―認知症高齢者等にやさしい地域づくりに向けて―の概要．http://www.nhlw.go.jp/file/04-houdouhappyou-12304500-Roukenkyoku-Ninchishougyakutaiboushitaisakusuisinnshitsu/01_1.pdf（参照 2024-6-23）
5) 二宮利治：認知症及び軽度認知障害の有病率調査並びに将来推計に関する研究．第2回認知症施策推進関係者会議（令和6年5月8日）資料9．https://www.cas.go.jp/jp/seisaku/ninchisho_kankeisha/dai2/siryou9.pdf（参照 2024-6-23）

6) 日本神経学会（監修），「認知症疾患診療ガイドライン」作成委員会（編）：認知症疾患診療ガイドライン 2017. 医学書院，p6，2017

7) 池田 学：認知症—専門医が語る診断・治療・ケア. 中央公論新社，pp18-25，2010

8) 山口晴保：認知症の原因疾患. 山口晴保（編著），佐土根朗，松沼記代，山上徹也（著）：認知症の正しい理解と包括的医療・ケアのポイント 第2版. 協同医書出版社，pp12-19，2010

9) 小澤 勲：認知症とは何か. 岩波新書，pp32-33，2005

10) Bryden C（著），馬籠久美子，桧垣陽子（訳）：私は私になっていく—認知症とダンスを 改訂新版. クリエイツかもがわ，p125，2012

11) 山鳥 重：記憶の神経心理学. 医学書院，pp38-40，2002

12) 本間 昭：Clinical Dementia Rating（CDR）. 大塚俊男，本間 昭（監）：高齢者のための知的機能検査の手引き. ワールドプランニング，pp65-69，1991

13) 目黒謙一：痴呆の臨床—CDR 判定用ワークシート解説. 医学書院，pp47-48，2004

14) 池尻義隆，武田雅俊：見当識障害. 平井俊策（監），荒井啓行，浦上克哉，武田雅俊，他（編）：老年期認知症のナビゲーター・メディカルレビュー社，pp168-169，2006

15) 伊古田俊夫：社会脳から見た認知症 徴候を見抜き，重症化をくい止める. 講談社，pp53-86，2014

16) 国際老年精神医学会（編），日本老年精神医学会（監訳）：BPSD 痴呆の行動と心理症状. アルタ出版，p，15，2005

17) 前掲書 6) pp23-24

18) 前掲書 9) pp149-153

19) 大井 玄：「痴呆老人」は何を見ているか. 新潮新書，pp35-43，2008

20) 小澤 勲：痴呆を生きるということ. 岩波新書，pp72-124，2003

21) 室伏君士：認知症高齢者へのメンタルケア. ワールドプランニング，pp251-278，2008

22) 前掲書 6) p56

23) アルツハイマー治療薬「レカネマブ」の承認を了承，早ければ年内に使用開始. Medical DOC. 2023-09-01. http://medicaldoc.jp/news/news-202308n0602/（参照 2023-9-18）

24) 認知症に対するかかりつけ医の向精神薬使用の適正化に関する調査研究班：かかりつけ医のための BPSD に対応する向精神薬使用ガイドライン（第2版）. 平成27年度厚生労働科学研究費補助金（厚生労働科学特別研究事業）. https://www.mhlw.go.jp/file/06-Seisakujouhou-12300000-Roukenkyoku/0000140619.pdf（参照 2023-9-18）

25) 山口晴保：行動・心理症状の薬物療法. 山口晴保（編著），佐土根朗，松沼記代，山上徹也（著）：認知症の正しい理解と包括的医療・ケアのポイント・協同医書出版社，pp294-301，2010

26) 前掲書 6) p67

27) 黒川由紀子：認知症と回想法. 金剛出版，pp76-85，2008

28) 山根 寛：園芸療法. 作業療法ジャーナル **32**（2），125-127，1998

29) 石原哲郎：なぜ，認知症のある人とうまくかかわれないのか？. 中央法規. pp181-186，2020

30) 大塚智丈：認知症の人の心を知り，「語り出し」を支える. 中央法規出版，pp113-136，2021

31) 丹野智文：丹野智文 笑顔で生きる—認知症とともに. 文藝春秋，2017

32) 岡田眞理，中村真智子，岩崎庸子：認知症フレンドリー社会の創成に向けた多様なイニシアチブの活動 実践報告（23） 精神科病院を背景にした認知症疾患医療センターにおける若年性認知症診断後支援—診断直後から進行期まで継続する支援を目指して. 老年精神医学雑誌 **34**（9），pp898-902，2023

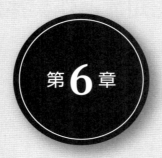

主な認知症と作業療法

第6章 主な認知症と作業療法

　本章では，主な認知症の特徴と，それに対する作業療法について考える．それぞれの認知症の診断基準は，米国精神医学会『DSM-5-TR 精神疾患の診断・統計マニュアル』の日本語版[1])を資料として呈示した．本書では疾患名はアルツハイマー病，血管性認知症，レビー小体型認知症，前頭側頭型認知症に統一し，文献内の引用はそのままの記述とした．それぞれの認知症が，認知症の診断基準を満たすことが前提なので，**第5章**の認知症の診断基準（p.52〜参照）を参考にされたい．

　また，認知症の診断基準は世界中にいくつかあり，疾患によっても独自に発展していて，DSM-5 の診断基準ではないものが一般的に使われていたりする．DSM-5 では dementia の用語は使わないとしているが，DSM-5 以外では今も使われているものもある．ここでは，上記4つの疾患を DSM-5-TR の診断基準で示し，英文の疾患名や略号などは，一般的に使われているものを示す．

　疾患の概要のあとに，作業療法との関連について述べた．また，それぞれの疾患の特徴がつかめるように，ADL の中の食事における援助を載せ，最後に事例を加えた．

6-1　アルツハイマー病（Alzheimer's Disease：AD）

6-1-1　疾患の概要

　DSM-5-TR のアルツハイマー病による認知症またはアルツハイマー病による軽度認知障害（Major or Mild Neurocognitive Disorder Due to Alzheimer's Disease）の診断基準を**表6-1**に示す．DSM-5-TR の診断基準は上述のような表記であるが，一般的にアルツハイマー病は，Alzheimer's Disease と表記され，略号は AD となっている．なお，初老期発症のアルツハイマー病と老年期発症アルツハイマー型老年認知症（senile dementia of Alzheimer type：SDAT）と分けて考えられていたこともあったが，臨床的にも病理学的にも本質的な差異はないとして総称してアルツハイマー型認知症（dementia of Alzheimer type：DAT）になり，さらに，近年は初老期，老年期の区別をせずにアルツハイマー病（AD）といわれるようになっている．

　アルツハイマー病（Alzheimer's Disease：AD）は，ドイツのアルツハイマー Alzheimer A

76　第6章　主な認知症と作業療法

表 6-1　アルツハイマー病による認知症またはアルツハイマー病による軽度認知障害

A. 認知症または軽度認知障害の基準を満たす.
B. 1 つまたはそれ以上の認知領域で，障害は潜行性に発症し緩徐に進行する（認知症では，少なくとも 2 つの領域が障害されなければならない）.
C. 以下の確実なまたは疑いのあるアルツハイマー病の基準を満たす：

　認知症について：
　　確実なアルツハイマー病は，以下のどちらかを満たしたときに診断されるべきである．そうでなければ**疑いのあるアルツハイマー病**と診断されるべきである.
　　（1）家族歴または遺伝子検査から，アルツハイマー病の原因となる遺伝子変異の証拠がある.
　　（2）以下の 3 つすべてが存在している：
　　　　（a）記憶，学習，および少なくとも 1 つの他の認知領域の低下の証拠が明らかである（詳細な病歴または連続的な神経心理学的検査に基づいた）.
　　　　（b）着実に進行性で緩徐な認知機能低下があって，安定状態が続くことはない.
　　　　（c）混合性の病因の証拠がない（すなわち，他の神経変性または脳血管疾患がない，または認知の低下をもたらす可能性のある他の神経疾患，精神疾患，全身性疾患または状態がない）.

　軽度認知障害について：
　　確実なアルツハイマー病は，遺伝子検査または家族歴のいずれかで，アルツハイマー病の原因となる遺伝子変異の証拠があれば診断される.
　　疑いのあるアルツハイマー病は，遺伝子検査または家族歴のいずれにもアルツハイマー病の原因となる遺伝子変異の証拠がなく，以下の 3 つすべてが存在している場合に診断される.
　　（1）記憶および学習が低下している明らかな証拠がある.
　　（2）着実に進行性で緩徐な認知機能低下があって，安定状態が続くことはない.
　　（3）混合性の病因の証拠がない（すなわち，他の神経変性または脳血管状態がない．または認知の低下をもたらす可能性のある別の神経疾患，全身性疾患または状態がない）.

D. 障害は脳血管疾患，他の神経変性疾患，物質の影響，他の精神疾患，神経疾患，または全身性疾患ではうまく説明されない.

（以下略）

〔日本精神神経学会（日本語版用語監修），高橋三郎，大野　裕（監訳）：DSM-5-TR 精神疾患の診断・統計マニュアル．医学書院，pp670-671，2023 より〕

が 1901 年に記憶障害，見当識障害を呈した 51 歳の女性を診察し，1906 年に学会で発表した剖検脳の報告が最初であり，その後，1910 年にクレペリン Kraepelin E によりアルツハイマー病と命名された．1995 年に病院の書庫から当時のアルツハイマーの臨床記録が発見されて，書籍が出版されており，読むことができる[2].

　アルツハイマー病は，認知症の基礎疾患の中で最も多く，認知症の約半分を占める．出現率は 65 歳以上の約 1～3％で，男性より女性に多く，年齢とともに発症は急激に増加するので，加齢は危険因子である．アルツハイマー病の特徴を橋本[3]に従い，**表 6-2** にまとめた．以下にもう少し詳しく解説する.

（1）病　因

　アルツハイマー病は大脳の変性疾患で，神経細胞の変性やシナプスの脱落が起こり，著しい脳萎縮が起こり，老人斑や神経原線維変化が脳に蓄積する．以下，根本[6]の整理に従う．脳にアミロイド β タンパク（Aβ）が蓄積して老人斑が形成される．その後，ニューロンの軸索における微小管の安定に関わるタンパクであるタウが微小管から離れ異常にリン

表 6-2　アルツハイマー病の特徴

基本的な病理	神経細胞の脱落，神経原線維変化，老人斑の３つに代表される．
危険因子	加齢，頭部外傷，喫煙，アルミニウム，糖尿病，うつ病
症　状	認知機能障害：近時記憶のエピソード記憶障害，実行機能障害，視覚構成障害，計算障害，書字障害，言語障害 精神症状：意欲の障害，妄想，幻覚，外出（徘徊），興奮 神経症状：あまり目立たない．
経　過	明確な区分はできないが，CDR（Clinical Dementia Rating）[4]と，MMSE（Mini Mental State Examination）[5]を目安にした． CDR 0.5（ごく軽度 AD）：正常（CDR 0）と軽度（CDR 1）の間で，軽度認知障害（MCI）記憶障害はあるが，生活にほとんど支障はない． CDR 1（軽度 AD）：MMSE 24〜20，記憶障害が目立つが昔の出来事の記憶は保たれている．喚語困難，抽象思考や構成能力が低下する．日常生活で金銭管理やよく慣れているはずの仕事が難しくなる．無為，焦燥感，妄想，うつなどの精神症状がみられ始める． CDR 2（中等度 AD）：MMSE 19〜10，喚語困難，昔の出来事の記憶もあいまいになる．仕事，金銭管理，買い物などの社会生活が難しく，入浴や着衣も適切に行えない．精神症状が顕著で，妄想や焦燥感が強くなり，夜間の中途覚醒もしばしば認められる． CDR 3（重度 AD）：MMSE 10 点未満，日常の出来事の内容や会話が理解できない．家族の区別も難しい．喚語困難著明，発語が乏しい．摂食，排泄，着衣，入浴など身辺動作に介護が必要となる．神経学的に筋強剛，無動，歩行障害がみられ始める．

〔橋本　衛：アルツハイマー病．池田　学（編）：認知症―臨床の最前線．医歯薬出版，pp20-33，2012 をもとに作成〕

酸化し凝集・線維化して神経原線維変化が形成される．この形成により神経細胞死である神経変性がもたらされる．アミロイドβタンパク蓄積→タウタンパク凝集→神経変性という流れである．老人斑は健常高齢者にもみられるが，アルツハイマー病では大脳皮質や海馬を中心に大量，広範囲に分布している．

（2）病　期

病期をどのようにたどるかについては進行が緩徐で個人差があるが，おおよその経過は**表 6-2**のとおりである．

臨床的にはライズバーグ Reisberg B らが開発した FAST（Functional Assessment Staging Test）[7]が参考になる（p.128〜129 参照）．FAST は日常生活機能を総合的に評価して，正常老化を 1 としてアルツハイマー病の重症度を 7 段階に分類して示している．

（3）認知障害と脳機能

根本[6]の整理で症状の背景を押さえておく．

記憶障害に関しては海馬と嗅内皮質が重要である．記憶は海馬から嗅内皮質を通って大脳皮質に蓄えられていくが，アルツハイマー病では早期から嗅内皮質が障害されるため記憶を大脳皮質に蓄えることができなくなる．また，エピソード記憶の再生に重要な帯状回後部や楔前部も機能低下することから，思い出すことが困難になる．

見当識障害に関しては，時間→場所→人物の順で障害されていくが，時間は記憶障害が軽度の段階から障害される．病変が視空間認知機能に関わる頭頂連合野に及んでいくと，

空間認識が悪くなり図形を正しく模写できない，服を正しく着ることができない，空間を認識できないなどの失行，視空間失認や場所の見当識障害が認められるようになる．そして，側頭連合野に及ぶようになると人物の見当識障害が起こる．根本は，「側頭連合野の後方に位置する紡錘状回には，人間の顔を認識・識別する機能があり，重度のアルツハイマー病では，この領域が障害されることも影響しているかも知れない．大まかには，この時間，場所，人物の見当識障害は，アルツハイマー病の軽症，中等症，重症に相応しており，臨床現場で重症度を簡便に評価することができる印象がある」という．

(4) 認知障害の症状

記憶障害は**第5章**の認知症の認知機能障害（p.59参照）で述べたとおりである．時間軸でいえば近時記憶，内容的にはエピソード記憶障害が初期からみられ，例えば，物を置いた場所を忘れる，買ったことを忘れて同じものを買う，昨日の出来事を忘れる，などである．この忘れ方には特徴があって，体験したことを忘れてしまう．例えば，朝食を食べたにもかかわらず，食べていないと言う，などである（**表5-7**，p.59参照）．再認も難しいので，証拠を見せても納得しない．即時記憶，遠隔記憶，手続き記憶などは比較的保たれている．

進行に伴い，見当識障害や頭頂葉症状（視空間認知障害，構成障害）が加わる．見当識障害は，近時記憶障害が進むと時間の流れがなくなり，いまはいつ，ここはどこ，というような見当がつきにくくなり，見当識障害となる（p.60参照）．頭頂葉症状である視空間認知障害や構成障害は，例えば，図形の模写ができなくなり，進行すると家の中やよく知っている場所でも迷うようになる．

言語障害は，初期から喚語困難となり，「あれ」「それ」などの指示代名詞が増えてくる．進行すると語彙の減少に伴って内容に具体性を欠き，記憶障害もあるので何度も同じ話を繰り返すようになる．さらに進むと，末尾だけ繰り返す「私です，です，です」（語間代）などがみられるが，最終的には発語はほとんどなくなる．

遂行機能障害は，目的をもって一連の行為を行う機能なので，生活に密着している．早期から障害されるといわれているが，掃除をしなくなる，料理を作らなくなる，洗濯をしなくなる，などIADLに現れる．家族がそれをカバーするなどして，受診では訴えにはならず，目立たないことが多い．

(5) 行動・心理症状（BPSD）

もの盗られ妄想については前述（p.65参照）したが，比較的初期から認められるのが妄想である．妄想は日常的な内容で一番身近な介護者を対象にすることが多い．もの盗られ妄想，被害妄想，嫉妬妄想などがみられる．また，見当識障害を背景に，不安感や恐怖感は心の底ではずっと続いていることが考えられる．そのほかに病識の低下，うつ症状やアパシーなどがみられる．

行動障害としては，運動機能が保たれているところから外出（徘徊）が代表的である．そのほかに，暴言，暴力，興奮などがみられる場合がある．

(6) 対人的な特徴

室伏[8]は，認知症に伴う BPSD は日常生活で馴染みの関係ができると解消するものが多いと指摘したうえで，これはアルツハイマー病の女性高齢者に目立つという．室伏は，この馴染みのよい人間関係を作ることが，メンタルケアの基本で，生きるために頼りになる人を得ることが，認知症のある人にとって，最も確かな拠り所となるという．

また，小澤[9]も，アルツハイマー病は共同性に偏した生き方で，血管性認知症は個別性に偏した生き方である，とする．すなわち，前者は，話の内容がすれ違っていても心と心の交わりがある「偽会話」をしたり，既知化（以前からよく知っている身内，友人，仲間などと思って，自分の過去の覚えているものを現在あることのように錯誤的に認知する）したりしながら，安住していく．この多くがアルツハイマー病の女性であるという．

このほかにも「取り繕い」「場合わせ」など，相手に合わせて反応する態度がみられる．認知症の人にとっては，相手に心配をかけまいとする，早くこの場を終わらせたいと思う，などを背景とした態度ということもでき，自分のプライドを保つための行動でもあると考えられる．

6-1-2 作業療法との関連

記憶障害や見当識障害に対する支援は前章で述べたので，ここでは省略する．アルツハイマー病の人に対する支援は，室伏[8]の掲げる「馴染みの人間関係」を作り，生活している集団に安心して安全に暮らせるようにすることが目標となる．そのために，小澤[9]のいう「共同性に偏した生き方」を作業療法士として，どのように考え，どう対応していくかが鍵になる．

(1) 馴染みの関係

馴染みの関係は人と人の関係である．どのような馴染みの関係を作るかは，「評価」（**第7章**参照）の後に考えることであるが，その関係作りに橋渡しが必要なら，環境を設定する．仲間同士の関係では，施設や病院で食事の席を決めるのも，同じグループで作業活動をするのも馴染みになる可能性を模索しているからである．いつの間にか，自然発生的にできることもある．丁寧に関わり，頻回に出会わなければ関係性は構築できない．高齢者は認知症があっても長い人生を生きてきて人を見る目があり，この人は大丈夫か，信頼できるか，と瞬時に選択しているように筆者は感じている．うそを言ったり，軽い演技でごまかすことは通用しないが，こちらが一生懸命に関わろうとしていることは伝わることもある．訪問しても無関心，無反応の人に対して，相手に迎合する必要はないと思いながら，心の底では「何か反応してくださいよ！」と叫びたくなることもある．関係性の構築は，

こちらが未熟であっても，実は認知症のある人が私たちに合わせて適応した結果，構築されるものもある．根気よく関わることが必要である．

また，馴染みの関係は人がいればよいわけではなく，環境が大きく関係する．例えば，静かな場所，落ち着いた雰囲気，見慣れたところ，そして，いつものところ……，音，空気，光，温度，その人にとってちょうどいいところが必要である．

さらに，馴染みの関係を作るには，その時間が必要である．認知症のある人は2つの課題を同時に行うのは苦手である．散歩中に話しながら歩くのではなく，散歩の途中で，気持ちのよいところで座って話す，おいしそうに食事を終えたら，「おいしかったですか？」と食後に話す，など，こちらで提供する一つひとつの刺激が相手に受け止められているか，確認しながら関わらなくてはならない．

（2）作業活動

アルツハイマー病の人は，運動機能は比較的保たれているので，作業活動が可能である．個別の評価に基づいた，その人にとって大切な作業に取り組めることが重要である（**第7章 評価** を参照）．ここでは，アルツハイマー病の特性から考えて集団の利用について簡単に述べる．詳細は，**第9章 介入と援助** を参照されたい．

【集団を利用する】

① 並行グループ，周りに人がいる環境に誘う．

　集団に慣れる体験をする．作業療法士が橋渡しして，仲間や作業を紹介する．

② 共同制作できる作業の一部を請け負う．

　切る，ちぎる，貼る，などを分担する．

③ 体操やゲームで身体を動かす．

　運動不足の解消，エネルギーの発散，楽しみな活動，として重要である．

【内容，留意点】

① 集中する時間が短く，疲れやすいので，短時間でひと区切りできるものにする．

② 完成までに何日もかかるものは経過を忘れてしまう．

③ 休憩を入れる．お茶を飲むなど，時間を作って日常の生活を取り入れる．

④ 活動の準備は参加する人に見えるようにして，活動の予告をする．

⑤ 終了時によかったことをフィードバックし，次回につなげる．

早い時期から近時記憶障害に苦しみ，見当がつかない不安を持ち続けていることを考えると，何かをする，楽しい時間を持つ，誰かと過ごす，などは臨床における大きな課題である．認知症の約半分はアルツハイマー病である．

（3）食事における援助

食事における援助においても病期を知ることは重要である．大きく，①環境との関わりの障害の段階，②身体機能の低下の段階，の2つに分ける．

① 環境との関わりの障害の段階

アルツハイマー病の人は見当識障害，注意の維持・分割・転導の障害，実行機能障害，理解力の低下などがある．そのために，食事用具の使い方，食物の食べ方がわからない．その結果，嚥下に適した状態になるまでの処理が不完全なまま食物が咽頭に入る．また，食事開始のきっかけをつかみ損なう場合もある．以下に対処する例を挙げる．

- きょろきょろあたりを見回す　⇒　食事に集中できるように壁際などで一人で食事をする
- 食事用具を逆さに持つ　⇒　正しい持ち方に持ち替えて，持つまで援助する
- 用具の使い方がわからない　⇒　正しく持ち，使い始めるまで援助する
- 模様，図柄などほかに気をとられてしまう　⇒　模様のあるテーブルクロスや食器をやめる
- 遊んでしまう　⇒　食事時間を短くする．ダラダラ食べ続けない
- 食器や品数が多いと集中できない　⇒　食器の数を減らす
- 食べ始めない　⇒　動作のきっかけを作る．「さあ，箸を持って．お昼ご飯を食べましょう」
- 口に運ぶ1回の量が多すぎる　⇒　小分けできる食器を使う

また，ムセは，食物の認識まちがい，注意力散漫，口腔内の舌や顎の巧緻性の低下などの影響で起こる．自立して食事を摂取していても，このような可能性があることを知り，見守ることが大切である．

② 身体機能の低下の段階

口腔内に入った食物の咀嚼や食塊形成，移送の協調運動が不良になり，咽頭反射も低下する．この段階になると専門家に相談することが必要である．食形態の調整，ペーシングの声かけ，食事の提供方法の見直しなどを行う．

6-1-3 アルツハイマー病のある人の作業療法事例

事例 もの盗られ妄想のFさん

Fさん（78歳・女性，夫と二人暮らし，要介護1，専業主婦）

●Fさんと介護者の状況

自宅で転倒し，大腿骨頸部骨折の手術，入院生活を契機に物忘れを主とした認知症状がみられるようになった．隣の友人Gさんとは旅行に行く仲であった．退院後，友人Gさんに「財布を返せ」と詰め寄るようになった．夫やGさんが否定しても受け入れなかった．

●訪問リハでの状況

　退院後も歩行や立ち上がりの練習が継続して必要なため，訪問リハを週２回利用していた．リハビリ中は，「財布が盗られる」発言は聞かれず，買い物に一人で行くプログラムを楽しみにしていた．

●作業療法士のみたて

　夫やGさんは，Fさんの財布を盗られたと思い込んでいる理由を，BPSDのひとつ「もの盗られ妄想」と思っていた．しかし，作業療法士は，忍び寄る認知症の恐怖や歩行能力の回復不安などが織り混ざった心理状態だろうと推察した．

●作業療法士が行動したこと

　友人GさんにFさんの心理面を説明してリハビリの協力を求めた．Fさんには友人Gさんと作業療法士と３人で歩行練習を兼ねてスーパーで買い物をする旨を伝えた．スーパーでは，Fさんがカートを押し，友人Gさんと生鮮食品を買った．買い物中，二人は楽しそうに談笑していた．買い物同行は１カ月ほど続けた．

●Fさんを取り巻く環境の変化

　当初，友人GさんはFさんと距離をとっていた．一緒に買い物をする経緯で，Fさんの認知症を理解した．友人Gさんはそれを受け入れ，骨折前と同じく，お茶友達を続けた．

●Fさんの変化

　物忘れは少しずつ進行している．友人Gさんに対する「もの盗られ妄想」はみられなくなった．骨折前に比べ，さらに友人Gさんを頼るようになった．

〈解説〉

　Fさんは恐怖感を友人Gさんに打ち明けたい，頼りたいと思っていた．しかし，Fさんが発した言葉は「財布を盗った」であった．買い物を通じて，少しずつ，友人Gさんは認知症を理解し，Fさんは感情を吐露できるようになったと考えられた．

6-2 ● 血管性認知症（vascular dementia：VaD）

6-2-1 疾患の概要

　DSM-5-TRの血管性認知症または血管性認知症による軽度認知障害（Major or Mild Vascular Neurocognitive Disorder）の診断基準を表6-3に示す．いろいろな診断基準があるが，一般的には血管性認知症はvascular dementiaと表記され，略号はVaDとなっている．

表 6-3　血管性認知症または血管性軽度認知障害

A. 認知症または軽度認知障害の基準を満たす.
B. 臨床的特徴が以下のどちらかによって示唆されるような血管性の病因に合致している.
　(1) 認知欠損の発症が 1 回以上の脳血管性発作と時間的に関係している.
　(2) 認知機能低下が複雑性注意（処理速度も含む）および前頭葉性実行機能で顕著である証拠がある.
C. 病歴，身体診察，および/または神経認知欠損を十分に説明できると考えられる神経画像所見から，脳血管障害の存在を示す証拠がある.
D. その症状は，他の脳疾患や全身性疾患ではうまく説明されない.

確実な血管性神経認知障害は，以下の 1 つがもしあれば診断される．そうでなければ**疑いのある血管性神経認知障害**と診断するべきである.
　(1) 臨床的基準が脳血管性疾患によるはっきりとした脳実質の損傷を示す神経画像的証拠によって支持される（神経画像による支持）.
　(2) 神経認知症候群が 1 回以上の記録のある脳血管性発作と時間的に関係がある.
　(3) 臨床的にも遺伝的にも〔例：皮質下梗塞と白質脳症を伴う常染色体顕性遺伝性脳動脈症（CADA-SIL）〕脳血管性疾患の証拠がある.
疑いのある血管性神経認知障害は，臨床的基準には合致するが神経画像が得られず，神経認知症候群と 1 回以上の脳血管性発作との時間的な関連が確証できない場合に診断される.

（以下略）

〔日本精神神経学会（日本語版用語監修），高橋三郎，大野　裕（監訳）：DSM-5-TR 精神疾患の診断・統計マニュアル．医学書院，pp683-684，2023〕

表 6-4　血管性認知症の特徴

・発症年代は，60〜70 歳代で男性に多い.
・危険因子は，高血圧，糖尿病，高脂血症，虚血性心疾患など.
・発作ごとに階段状に進行する．増悪因子は脳梗塞の再発，感染症などの合併症，転倒や骨折などの外傷など.
・初期には，意欲低下や自発性低下が目立つ．動作緩慢．遂行機能障害が出やすい．夜間の不眠や不穏がみられ，症状の変動が激しい．認知機能の低下は全般的ではなく，保たれている部分もある．病識が保たれ，判断力や理解力は保たれている.
・運動麻痺を伴うことがある.
・仮性球麻痺を伴うことがある（嚥下障害，構音障害）.
・一般的にプライドが高く，認知症高齢者として扱われることに反発がある.
・自発性の低下や抑うつ症状で閉じこもりになりやすく，社会から隔絶されるが，家族や介護者はおとなしく，手がかからない人と思い，そのことに気づかない.

　血管性認知症は，脳血管障害や脳循環不全などにより認知症をきたすものであるが，診断は簡単ではない．認知症の始まりが急なこと，認知症の症状に波があること，よいときと悪いときがはっきりしていることなどが特徴である．以前には，主に多発性脳梗塞に起因する認知症を指していたが，血管性認知症は多発性脳梗塞ばかりではなく，脳出血や単一の脳梗塞でも生じることから，現在では脳血管障害による認知症全体を血管性認知症という．血管性認知症の特徴を**表 6-4** に示す.

　発症年代は脳梗塞や脳出血と同じ 60〜70 歳代で，男性に多い．原因は脳血管障害であるが，危険因子は高血圧，糖尿病，高脂血症，虚血性心疾患などである.

　症状は，初期には意欲低下や自発性低下が目立つ．初期から夜間の不眠や不穏がみられ，

症状の変動が激しい．感情失禁や感情の変動がみられることもある．認知機能の低下は全般的ではなく，保たれている部分もある．一般的にプライドが高く，認知症高齢者として扱われることに反発があることがある．以下は，目黒の整理[10,11]に従う．

血管性認知症の遂行機能障害は，目黒によると，無気力・無関心とも関連した「社会的遂行機能」とでもいうべき「社会適応能力」の障害であるという．そのため，一日中，家の中でほとんど動かずに生活している場合でも，アルツハイマー病にみられるような行動障害を起こさないために，本人も家族も「歳のせい」として深刻感がない．その結果，高血圧が悪化したり，脳卒中の再発作を生じたりという悪循環に陥ってしまう．これは，徹底した危険因子の管理で認知機能も改善する場合があるので，服薬管理に対する積極的支援が必要であるという[10]．

また，グループワークにおいては，部分的に保持された能力に基づいて参加者同士の相互関係・社会性を徐々に構築していける（あるいは逆に感情的なしこりを記憶してしまう）ことがみられることを指摘し，「一見重症にみえて社会的活動は困難にみえる場合でも，むしろ積極的に社会性の向上を目指す介入を試みた場合，かえって『遂行機能』も向上すると考えられる」[11]という．

血管性認知症には運動麻痺のほか，言語障害，嚥下障害などを伴うことも多い．錐体外路症状により小刻み歩行，わずかな段差でも転びやすいなどにも注意を要する．脳血管障害のほかに心疾患などの合併症があることが多い．せん妄を伴うこともある．また，初期には抑うつや意欲低下のためうつ病とみなされたり，歩行障害や嚥下障害からパーキンソン病と紛らわしかったりする．

血管性認知症の場合は，症状が軽度であってもアルツハイマー病の前駆期の軽度認知障害と異なり，血管の「病気」の状態であり治療が必要である[10]．

6-2-2　作業療法との関連

（1）全般的な援助

① 従来の性格の尖鋭化，興奮・易怒的な反面，自分が尊重されたら相手を信頼し，依存的になることがある

　　⇒　プライドを傷つけない．ほかのよいことに流れを転換し，解決より解消を図る．人間関係をこじらせない．

② 自己コントロールが困難で感情的に過度な行動化をしやすい

　　⇒　必要なときに短時間の接触をする，間を置く，場を変える，時間を置く．

③ 精神状態が変化しやすい　⇒　特徴を把握する．

④ その人なりの理由がある　⇒　考えをよく聞き，一部でも叶える．

⑤ 独自の態度や言動を示すことが多い　⇒　個別に対応する．

⑥ 気分や機嫌の動揺が絡まり，感情的な行動化が多い　⇒　鎮静的に扱う．

⑦ 自分なりの状況を持ち，自分本位に悩み，主張し，行動する

⇒　それに合った現実的な対応をすることが重要である．

(2) 身体機能面に対する援助

① 身体機能の管理が困難になり，麻痺があると使わない傾向がある

⇒　廃用症候群を予防する．

② 仮性球麻痺がある

⇒　痙性構音障害（発声が努力的，緩慢，不明瞭），嚥下障害に注意する．

③ ADL 全般に必要な援助を考える

⇒　動作は遅くてもよいが，安全に行われているかチェックする．

(3) 援助で日頃から心がけること

① 家族が「おとなしく問題ない」と思って，引きこもりに気づいていない場合

⇒　引きこもりがみられる場合は，通所などに誘う．

② 個別性は保たれているか

⇒　保たれていることは生かされているか．

③ 全身管理がなされて，再発予防はできているか

⇒　血圧管理，服薬管理はできているか．

④ 身体の管理，危険の回避は十分か

(4) 食事における援助

① 食事に現れる症状

・遂行機能障害のために食事に時間がかかる．

・食事の嗜好の主張がはっきりしている．

・介助者によって反応が異なる．

・仮性球麻痺がある場合がある．

・注意障害がある．

② 援　助

・食事時間がかかってもゆっくり待つ．

・誤嚥，誤嚥性肺炎のリスクに注意する．

・認知しやすい食事にする（温度，味，匂いの工夫）．

・嗜好に合わせた食事，口腔機能に合わせた食事を提供する．

・食事姿勢，ポジショニング，適切な食事用具か，など環境の調整に心がける．

6-2-3 血管性認知症のある人の作業療法事例

事例 失禁から閉じこもりになったHさん

Hさん（78歳・男性，夫婦二人暮らし）

●Hさんの状況

Hさんは，公務員を定年まで勤め，その後，市民センターの館長を3年ほど勤めた．この館長時代には，行事の打ち合わせを忘れたり，イベント後の片付けをせずに帰るなど，ミスが増えていた．館長を辞した後，市民センターには読書目的で通っていた．しかし，センター内で転倒したり，失禁をするようになり，外出機会を減らして自宅に閉じこもるようになっていた．

●作業療法士との出会い

Hさんが以前勤務していた市民センターが，認知症講座の講師に，作業療法士（筆者）を招いた．Hさんは自身が認知症かもしれないと不安を抱えていたので，その講演会に出席した．講座で紹介される認知症の症状に，Hさんは自身が当てはまると自覚した．講演後，Hさんは早速，作業療法士のもとに質問に来た．

「僕は，小便が間に合わないんだよ」と，以前はスーツを着て外出していたのに，ジャージしか履かせてもらえないと嘆くのだった．

●作業療法士のみたて

Hさんは勤務中はスーツで過ごし，休日もスラックスを履き，きちんとした服装を好んでいた．Hさんは，右上下肢に軽い運動麻痺があり，特に右指先は軽度の感覚麻痺があった．小便器を前にして，スラックスの前ファスナーを下ろす必要があるが，感覚麻痺が原因でそのファスナーの引手をつまめていなかった．ベルトのないジャージであれば，パンツとズボンを一緒に下ろして，すぐに用が足せる．そのような理由で妻からジャージを着用するように言われていたのだろう．講演会の場所で動作分析はできないが，尿意はあるようなので自助具を用いれば解決は容易に思えた．

●作業療法士が行動したこと

後日，作業療法士はHさんの自宅を訪問した．Hさんにスラックスを履いてもらい，ファスナーを下ろす様子を観察した．指先でファスナーの引手を探り，つまんで下げようとするが，その一連の動作に手間取っていた．そこで，作業療法士は細い結束バンドを引手に通し，輪っかが指に掛かるようにした．Hさんは苦労なくファスナーを下ろせるようになった．

●Hさんの変化と取り巻く環境の変化

排尿の失敗がなくなり，スーツを着て外出ができるようになった．ジャージ姿では控えていた有名デパートに通えるようになった．かかりつけ医の受診にスーツで行け

たと喜び，妻の態度がやさしくなったと安堵している．

〈解説〉

仕事上の失敗で退職となり，その後，転倒や失禁をするようになった．Hさんの自信は崩れ，認知症への不安も大きくなっていた．認知症の講座では，その内容が自身に当てはまり，さらに不安が強くなった．その心情に作業療法士は耳を傾け，自宅まで行って生活課題を解決した．手指の感覚が低下しているHさんにとって，結束バンドの輪っかは自信を取り戻すきっかけとなった．

6-3 レビー小体型認知症（dementia with Lewy Bodies：DLB）

6-3-1 疾患の概要

DSM-5-TR のレビー小体病を伴う認知症（レビー小体型認知症）またはレビー小体病を伴う軽度認知障害（Major or Mild Neurocognitive Disorder with Lewy Bodies）の診断基準を表6-5に示す[1]．一般的にはレビー小体認知症（dementia with Lewy Bodies：DLB）と表記され，DLB の略号が用いられている．

レビー小体型認知症の診断基準確立までの経過は小阪[12]に従う．レビー小体は，レビー

表6-5　レビー小体病を伴う認知症（レビー小体型認知症）またはレビー小体病を伴う軽度認知障害

A. 認知症または軽度認知障害の基準を満たす．
B. その障害は潜行性に発症し緩徐に進行する．
C. その障害は確実なまたは疑いのあるレビー小体病を伴う神経認知障害の中核的特徴および示唆的特徴の両方を満たす．
　確実なレビー小体病を伴う認知症または軽度認知障害では，2つの中核的特徴，または1つ以上の中核的特徴と1つの示唆的特徴をもつ．
　疑いのあるレビー小体病を伴う認知症または軽度認知障害では，1つだけの中核的特徴，または1つ以上の示唆的特徴をもつ．
　(1) 中核的な診断的特徴：
　　　(a) 認知の動揺性とともに著しく変動する注意および覚醒度
　　　(b) よく形作られ詳細な，繰り返し出現する幻視
　　　(c) 認知機能低下の進展に続いて起こる自然発生的なパーキンソニズム
　(2) 示唆的な診断的特徴：
　　　(a) レム睡眠行動障害の基準を満たす．
　　　(b) 神経遮断薬に対する重篤な過敏性
D. その障害は脳血管疾患，他の神経変性疾患，物質の作用，または他の精神疾患，神経疾患，全身性疾患ではうまく説明されない．

（以下略）

〔日本精神神経学会（日本語版用語監修），高橋三郎，大野　裕（監訳）：DSM-5-TR 精神疾患の診断・統計マニュアル．医学書院，pp680，2023〕

Lewy FHが1912年にパーキンソン病の中脳黒質で発見したものである．1976年に小阪により，パーキンソン病の人の脳幹にみられるレビー小体が，認知症がある場合に大脳皮質にも認められたと報告し，びまん性レビー小体病とした．小阪が欧米で見逃されていることを指摘して以来，1985年以降，欧米でも症例が多数報告され，名称も混乱したため，1995年にイギリスで第1回のワークショップが開かれ，レビー小体型認知症と名称が統一された[12]．1996年に臨床診断基準ができ，2017年に改訂されたものが**表6-6**である．

　レビー小体型認知症は，変性疾患のうち，アルツハイマー病に次ぐ第2の疾患であり，近年注目されるようになった．井関[13]によると発生頻度は，十数～二十数％で，血管性認知症とほぼ同じか，それに次ぐという．性差は2：1で男性に多く，レビー小体が脳幹に出現するか，大脳皮質から始まるかによって，パーキンソンから始まるもの，認知症から始まるものなど経過が多少異なる．

　レビー小体は，αシヌクレインというタンパクが多量に蓄積したものであり，神経細胞ばかりでなく軸索や樹状突起にも形成され，レビー神経突起と呼ばれている．

　症状は，初期には記憶障害を示さないこともあり，うつ症状が約半数にみられる．注意力，前頭葉-皮質下機能，視空間認知が侵されやすい．中核となる症状は，

①注意や覚醒レベルの変動を伴う認知機能の動揺がある．この変動は，日内，日差，長い周期では月単位などでみられる．例えば，朝，デイケアで会ったときと，夕方自宅に送るときが，別人と思えるほど異なっている．

②現実的で詳細な内容の幻視が繰り返され，妄想を伴うこともある．「猫がいる」「いまこの前を馬が通った」「借金取りが私を殺しに来た」などである．「誰かがこの家にいる」という「幻の同居人」の幻視もよくみられ，一人分食事を多くするなど幻視に対応したりすることもある．引き金になるものがあると錯視もある．

③パーキンソニズムは，対称性の筋固縮や寡動が主体で，振戦は目立たない．進行すると姿勢反射障害や歩行障害が出現し，注意障害と相まって，転倒事故の危険性が高くなる．

　また，早期から自律神経障害があり，便秘，排尿障害，起立性低血圧，失神などがある．これも転倒の危険性を高くしている．検査では，I-MIBG心筋シンチグラフィでは，心臓交感神経の変性，脱神経により心臓のMIBG集積低下（機能低下）を示し，本疾患が全身性の疾患であることがわかる．レム睡眠行動障害もみられ，2017年の診断基準には中核的症状に位置づけられた．また，抗精神病薬に対する感受性の亢進が，レビー小体型認知症の約半分にみられるという（**表6-7**）．

表 6-6　レビー小体型認知症の臨床診断基準（2017）

DLB の診断には，社会的あるいは職業的機能や，通常の日常活動に支障を来す程度の進行性の認知機能低下を意味する認知症であることが必須である．初期には持続的で著明な記憶障害は認めなくてもよいが，通常進行とともに明らかになる．注意，遂行機能，視空間認知のテストによって著明な障害がしばしばみられる．

1. 中核的特徴（最初の 3 つは典型的には早期から出現し，臨床経過を通して持続する）
   - 注意や明晰さの著明な変化を伴う認知の変動
   - 繰り返し出現する構築された具体的な幻視
   - 認知機能の低下に先行することもあるレム期睡眠行動異常症
   - 特発性のパーキンソニズムの以下の症状のうち 1 つ以上：動作緩慢，寡動，静止時振戦，筋強剛

2. 支持的特徴
   抗精神病薬に対する重篤な過敏性：姿勢の不安定性：繰り返す転倒：失神または一過性の無反応状態のエピソード：高度の自律機能障害（便秘，起立性低血圧，尿失禁など）：過眠：
   嗅覚鈍麻：幻視以外の幻覚：体系化された妄想：アパシー，不安，うつ

3. 指標的バイオマーカー
   - SPECT または PET で示される基底核におけるドパミントランスポーターの取り込み低下
   - MIBG 心筋シンチグラフィでの取り込み低下
   - 睡眠ポリグラフ検査による筋緊張低下を伴わないレム睡眠の確認

4. 支持的バイオマーカー
   - CT や MRI で側頭葉内側部が比較的保たれる
   - SPECT，PET による後頭葉の活性低下を伴う全般性の取り込み低下（FDG-PET により cingulate island sign を認めることあり）
   - 脳波上における後頭部の著明な徐波活動

Probable DLB は，以下により診断される
   a. 2 つ以上の中核的特徴が存在する
   または
   b. 1 つの中核的特徴が存在し，1 つ以上の指標的バイオマーカーが存在する
   Probable DLB は指標的バイオマーカーの存在のみで診断するべきではない

Possible DLB は，以下により診断される
   a. 1 つの中核的特徴が存在するが，指標的バイオマーカーの証拠を伴わない
   または
   b. 1 つ以上の指標的バイオマーカーが存在するが，中核的特徴が存在しない
   DLB の診断の可能性が低い
   a. DLB の診断を除外せず臨床症状に関与する複数の病理を示すことに役立つとしても，部分的にあるいは全体的に臨床像を説明しうる他の身体疾患または脳血管疾患などの脳の障害が存在する場合
   b. 重篤な認知症の時期になって初めてパーキンソニズムが出現した場合

DLB は認知症がパーキンソニズムの前か同時に出現したときに診断されるべきである．PDD は，明らかな Parkinson 病の経過中に起こった認知症を記載するために用いられるべきである．実際の場では，その臨床的状況に最も適した用語が用いられるべきで，Lewy 小体病（Lewy Body Disease）といった総称がしばしば役立つ．DLB と PDD の区別が必要な研究では，認知症の発症がパーキンソニズム発症の 1 年以内の場合 DLB とする "1 年ルール" を用いることが推奨される．

〔McKeith IG, Boeve BF, Dickson DW, et al. Diagnosis and management of dementia with Lewy bodies：Fourth consensus report of the DLB Consortium, Neurology, 2017：89：1-13.〕

〔日本神経学会（監），「認知症疾患診療ガイドライン」作成委員会（編）：認知症疾患診療ガイドライン 2017. 医学書院，p239, 表 3, 2017〕

表 6-7 レビー小体型認知症の特徴

・大脳皮質細胞にレビー小体がみられる.
・レビー小体は，αシヌクレインというタンパクの蓄積である.
・やや男性に多い.
・初発症状は，認知症またはパーキンソン症状. 初期には記憶障害はみられず，うつ症状が約半数にみられる.
・認知機能，注意・意識の動揺（日内・日差）が激しい. 注意障害，視空間認知障害がある.
・現実的で詳細な内容の幻視. 幻の同居人など.
・パーキンソン症状
・自律神経症状（便秘，排尿障害，起立性低血圧，失神），心臓の機能低下
・レム睡眠行動障害がみられる.
・抗精神病薬に対する感受性の亢進
・転倒のリスクが高い

6-3-2 作業療法との関連

(1) 症状に対する援助

① レビー小体型認知症の約 8 割に幻視がある.

⇒ 環境調整で幻視の引き金になるものをなくし，薬物療法の対応をする.

② 幻視は実際そこに存在するかのようにリアルに表現する.

⇒ 周囲が否定しない.

③ 錯視がある. 落ちている靴下を「猫がいる」「ウサギだ」などと言う

⇒ 部屋を片づける.

④ 夜間の照明で，窓ガラスに部屋がうつると「人が立っている」と言う

⇒ 窓ガラスに紙を貼る，カーテンをするなど照明が反射しないようにする.

⑤ 同居人がいると言って二人分の食事を作る（幻の同居人に現実に対応する）

⇒ 周囲が否定しない.

⑥ 症状の変動が激しい（日内，日差，月単位，など）

⇒ 状態を見極める. 無理をしないで，状態がよいときに活動する.

⑦ 自律神経症状がある（起立性低血圧，立ちくらみ，失神，便秘，尿失禁，など）

⇒ 全身状態の管理をする.

⑧ 一過性の意識障害，失神，昏睡

⇒ 一過性で回復する.

⑨ 転倒が多い（要因：姿勢反射障害，起立性低血圧，視覚認知障害. 症状の変動による注意力の低下，幻視など）

⇒ ヘッドギア，ヒッププロテクターなどを検討する.

⇒ 距離感が悪く，手すりはうまくつかめないこともあるので要注意.

⑩ 介護する家族が振り回されて疲労する

⇒ 家族もケアが必要.

6-3 レビー小体型認知症（dementia with Lewy Bodies：DLB） **91**

⑪ レム睡眠行動障害がある

⇒ 起こせば症状は消える.

(2) 食事における援助

① 食事に現れる症状

・パーキンソン症状の影響により，記憶や判断力が比較的維持されている時期から嚥下障害がみられる.

・症状の変動が激しく，食事ができない.

・物体との距離がつかめない.

・上肢の振戦により，食事用具をうまく使えない.

・食事の中に異物が混入しているように見える.

⇒ いったん下げて，盛り付けなどに手を加え，あらためて出す.

② 援　助

・上肢の動き，不随意運動，ムセなどを確認する.

・日内変動を観察し，振戦が強い時間を避ける.

・認知機能が低下しているときは無理に食事をしない.

6-3-3　レビー小体型認知症のある人の作業療法事例

事例 幻視が他者との摩擦になっているⅠさん

Ⅰさん（70歳代・男性，夫婦二人暮らし）

●Ⅰさんと介護者（妻）の状況

　一軒家で夫婦二人暮らしである．隣に一人娘が住んでいる．Ⅰさんは日中，居間のソファーで過ごしている．時折，電源が入っていない液晶テレビを指差して，「男がここから出てくる」と怖がったり，「トイレで男女が俺を見ている」とトイレの同行を毎回，妻に頼んでいた．そのようなⅠさんに妻は，気味が悪いと叱るようになった．次第にⅠさんは自宅内で転倒する回数が増え，入浴利用も兼ねて通所リハビリテーションを週3回利用することになった.

●通所リハでの状況

　通所リハでは，Ⅰさんは歩行練習を中心に過ごし，それ以外は一人で過ごしていた．週1回の頻度でトラブルを起こし，その例として，別のテーブルで談笑中の女性に近寄り「俺を見て悪口を言うな！」と脅すこともあった.

●作業療法士のみたて

　Ⅰさんにみられる転倒や幻視は，レビー小体型認知症の症状と推測した．通所リハでは，1日の中でも変動する認知機能のうち，明瞭な時間帯に歩行練習と入浴の導入を

考えた．幻視に関しては，出現しやすい場所や対象とされる人との関係性を調べようと考えた．

●作業療法士が行動したこと

男女が見えるというトイレの調査と，手すりの検討のため自宅訪問を実施した．その結果，トイレ内に飾っていた絵画が幻視の誘発原因と考えられたため絵画は外した．また，デイケア内でのトラブル防止のため，Ｉさんの席は窓際の景色を見ながら過ごせる場所に移動してもらった．

●Ｉさんの変化と取り巻く環境の変化

トイレ内の手すり設置が完了し，転倒は減少した．トイレで見えていた幻視もなくなり，妻の同行を求めなくなった．妻の介護負担感はかなり減り，叱ることもなくなった．デイケアでも幻視が原因のトラブルはなくなった．これまで他の利用者から，いつ怒り出すかわからないと避けられていたが，いまは談笑の輪に加わっている．

〈解説〉

Ｉさんのように，レビー小体型認知症患者の幻視は指摘されると自覚できる．妻から，変なものが見えていると叱られると落ち込んでしまっていた．これが毎日続き，Ｉさんは精神的に追い詰められていた．妻も同様であり，二人が定期的に離れ，自分の時間をもつことが必要であった．家から離れる人は夫として，身体機能回復を理由にデイケア利用を勧めた．また，Ｉさんの幻視は環境による誘発も考えられたため，自宅訪問によって解決につなげた．環境を整え，幻視が減少したことで，夫婦それぞれのストレスが軽減された．

6-4 前頭側頭型認知症（frontotemporal dementia：FTD）

前頭側頭葉変性症（Frontotemporal lobar degeneration：FTLD）は，前頭側頭型認知症（前頭葉主体の萎縮），進行性非流暢性失語（左前頭葉運動性言語中枢近傍の萎縮），意味性認知症（左側頭葉萎縮）に分けられる（図6-1）[14]．

ここでは，前頭側頭型認知症について述べる．

6-4-1 疾患の概要

DSM-5-TR の前頭側頭型認知症または前頭側頭型軽度認知障害（Major or Mild Frontotemporal Neurocognitive Disorder）の診断基準を表6-8に示す[1]．一般的には前頭側頭型認知症（frontotemporal dementia：FTD）と表記され，FTD の略号が用いられている．

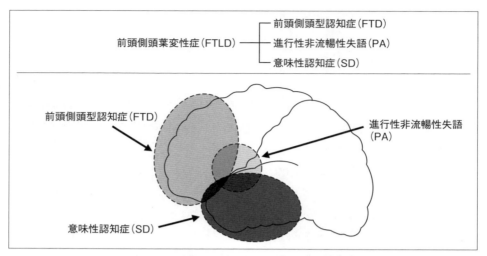

図6-1 前頭側頭葉変性症の分類と脳萎縮部位
上図は前頭側頭葉変性症（FTLD）の分類とその下位分類を，下図は各臨床類型の主たる脳萎縮部位を示す．破線内が各臨床類型の主たる病変部位に対応する．
〔池田　学（編）：認知症―臨床の最前線．医歯薬出版，p57，2012〕

表6-8　前頭側頭型認知症または前頭側頭型軽度認知障害

A. 認知症または軽度認知障害の基準を満たす．
B. その障害は潜行性に発症し緩徐に進行する．
C. （1）または（2）：
　（1）行動障害型：
　　　（a）以下の行動症状のうち3つ，またはそれ以上：
　　　　　 i ．行動の脱抑制
　　　　　 ii．アパシーまたは無気力
　　　　　iii．同情の欠如または共感の欠如
　　　　　iv．保続的，常同的または強迫的/儀式的行動
　　　　　 v．口唇傾向および食行動の変化
　　　（b）社会的認知および/または実行能力の顕著な低下
　（2）言語障害型：
　　　（a）発話量，喚語，呼称，文法，または語理解の形における，言語能力の顕著な低下
D. 学習および記憶および知覚運動機能が比較的保たれている．
E. その障害は脳血管疾患，他の神経変性疾患，物質の影響，他の精神疾患，神経疾患，または全身性疾患ではうまく説明されない．

確実な前頭側頭型神経認知障害は，以下のどちらかを満たしたときに診断される．それ以外は**疑いのある前頭側頭型神経認知障害**と診断されるべきである：
　（1）家族歴または遺伝子検査から，前頭側頭型神経認知障害の原因となる遺伝子変異の証拠がある．
　（2）神経画像による前頭葉および/または側頭葉が突出して関与しているという証拠がある．
疑いのある前頭側頭型神経認知障害は，遺伝子変異の証拠がなく，神経画像が実施されなかった場合に診断される．

（以下略）

〔日本精神神経学会（日本語版用語監修），高橋三郎，大野　裕（監訳）：DSM-5-TR精神疾患の診断・統計マニュアル．医学書院，pp676-677，2023〕

表 6-9　前頭側頭型認知症の特徴

・脳の前頭葉や側頭葉が萎縮する
・60 歳前後の初老期に発症する
・初発症状はパターン化した行動に固執する常同行動や過食などの食行動異常で，記憶や視空間認知機能は保たれている．
・特徴的な症状がある．
　　病識の欠如，無関心，意欲の低下，常同行動（繰り返しの散歩），反社会的な行動，抑制のはずれた行動，食行動異常（過食，常同的食行動），影響されやすさ，注意散漫，集中困難（立ち去り行動）

＜ケアのポイント＞
・常同行動はよい常同行動に置き換えていく．
・立ち去り行動は，影響の受けやすさを利用して必要なものに注意を向ける．
・早いうちからデイケアなどの通所サービスを習慣化しておく．
・記憶，運動機能，視空間認知は保たれているので，作業に取り組みやすい．

　前頭側頭型認知症は，大脳の前頭葉や側頭葉が萎縮する認知症で，アルツハイマー病に比べると発症の年齢が若く，60 歳前後の初老期に発症することが多い．初期にはもの忘れは目立たず，パターン化した行動に固執する常同行動や過食などの食行動異常が初発症状である．

　脳の後方部が保たれているので，ある程度進行するまでは基本的動作能力には問題は生じないが，脳の後方部，辺縁系，基底核系への抑制がはずれ，これらの機能の持つ本来の行動パターンがあらわとなり，前頭葉の機能に由来する行動異常と合わせて出現する．

　症状は特徴的であり，池田[15]の整理に従うと，次のようなものがある．なお，**表 6-9** はこれらの特徴をまとめたものである．

【病識の欠如】

初期から欠如する．

【無関心，意欲の低下】

比較的初期からある．身だしなみを気にしない，風呂に入らないなど．本人は悪気はないが，周囲の反応や自分の行為の結果に対しても無関心になっている．意欲の低下は，常同行動と共存してみられる．進行してくると，ケアのポイントも行動障害への対応から活動性の維持へと移っていく．

【常同行動】

日常生活で初期から最も目につく症状.
・何キロメートルもの同じコースを一日に何度も歩く「繰り返しの散歩」（常同的周遊）をする人は多い．散歩の途中でトラブルになることはあるが，記憶や視空間認知は保たれているので道に迷うことはない．
・同じものばかり食べる食事の繰り返し行動．
・同じ内容の話や同じことを話し続けるなど言葉の繰り返し行動（滞続言語）．

6-4　前頭側頭型認知症（frontotemporal dementia：FTD）

- 日々の行動を同じ時刻に実施する生活パターン（時刻表的生活）.
- 病状が進行すると，手で膝を擦り続けたり，手をぱちぱち叩いたりする単純な繰り返し動作がみられる.

【反社会的な行動，抑制のはずれた行動】

気のおもむくまま，周囲を気にしない「わが道を行く行動」が出現する.

- 他者への配慮や礼儀が失われ，社会的ルールが守れなくなり，万引きや窃盗，盗み食いなどの抑制のはずれた行動がしばしば現れる.
- 暴力が出現するのは常同行動がさえぎられたときが多く，常にみられるわけではない.

【食行動異常】

初期からあり，鑑別診断にも重要な症状である.

- 机の上に食べ物が置いてあればあるだけ食べる過食，食事の好みが甘いものや味の濃いものに変わるなどがみられる.
- 繰り返し行動と関連して決まった少品目の食品や料理にこだわり，毎日同じものばかり食べるようになる（常同的食行動）.
- 食欲の異常（過食），嗜好の変化，食習慣の異常（常同的食行動）は，前頭側頭型認知症では90％以上にみられる.

【影響されやすさ，注意散漫，集中困難】

周囲からの刺激に容易に影響される.

- 目の前の人のしぐさをまねしたり，何かの文句につられて歌を歌いだしたり，目に入った看板の文字をいちいち読み上げたりする.
- 落ち着きがなくなり，一つの行為を続けられなくなる（立ち去り行動）.

6-4-2　作業療法との関連

　前頭側頭型認知症の治療とケアについては，平成17（2005）年に田邉[16]らが編集した小冊子が出ていて，当時はそれを羅針盤のようにしながら，筆者らは少しずつ試行錯誤を重ねてきたが，ケアの道筋はほとんど変わっていない.

（1）援助のポイント

　まず，前頭側頭型認知症についての正しい理解が必須である．症状や行動障害だと捉えていたものを作業療法の関わりの中で使うことができる．例えば，常同行動をなくそうとするのではなく，常同行動を使って習慣化することを考える，などである.

　以下に，臨床でのポイントをまとめた[15,16].

① 初期には記憶力は比較的保たれている

　　⇒　プログラムを固定し覚えることが可能.

② 場所やスタッフに馴染むことができる

⇒　同じスタッフ，同じ場所で対応する．

③ 空間認知，運動機能は保たれている

　　⇒　作業導入はしやすい．

④ 立ち去り行動がある

　　⇒　被影響性の亢進を利用して必要なものに注意を向ける．

⑤ 被影響性の亢進

　　⇒　作業導入時に机の上に作業を準備しておき，見てすぐ始められるようにする．

⑥ 繰り返し行動がある

　　⇒　本人の行動をさえぎらず，よい繰り返し，問題のない繰り返しにする．

⑦ 食事場面の習慣的行動（決まった食品や料理に固執するなど）

　　⇒　行動パターンをつかむ．

⑧ 過食，暴食，異食による誤嚥

　　⇒　窒息のリスク管理．

⑨ 落ち着いて食べられない

　　⇒　刺激を少なくする．

　以上が，前頭側頭型認知症の援助のポイントである．ここに付け加えるとすれば，②場所やスタッフに馴染むことができる，という強みを生かして，早い時期から通所サービスにつなげておくことが重要ではないかと考える．それが習慣化されていれば，専門スタッフも長期間の経過を見守ることができるし，家族も介護負担が減ると思われる．行動障害のために，いろいろなトラブルは起きるかもしれないが，一つひとつ解決していけばその「人」は変わらない．私たち専門職にとっても大きな学びである．

（2）食事における援助

① 食事場面の習慣的行動（決まった食品や料理に固執するなど）

　　⇒　行動パターンをつかんで，対応策を考える．

② 過食，暴食，異食による誤嚥（目についたものを食べてしまう）

　　⇒　どのようなものが目につくのか観察する．

　　⇒　窒息のリスクを管理する．

③ 落ち着いて食べられない（周囲からの刺激に反応する）

　　⇒　刺激を少なくする．

　　⇒　食べるように誘導する（適切な刺激をする）．

6-4-3 前頭側頭型認知症のある人の作業療法事例

事例 スケジュール的な行動で本人が追い詰められていたJさん

Jさん（69歳・女性，元教員）

●Jさんの状況

　Jさんは，一軒家に住み，娘夫婦，孫娘と同居している．趣味はお菓子作りで，孫娘の小さな頃はよく一緒に作っていた．10カ月ほど前から，早朝の決まった時間に散歩に出かける，毎日，近くのスーパーで同じお菓子を大量に購入する，室内で飼っている犬におやつをやり続ける，などの行為が見られた．家族がやめるように伝えると，怒り出して手がつけられなかった．日中は娘夫婦が勤務で不在であり，その間の事故が心配なため，デイケアを利用する運びになった．

●通所リハでの状況

　Jさんのスケジュール的行動は，「公園までの散歩は5時30分と10時，スーパーへの買い物は14時」であった．5時30分の散歩以外はデイケアでも引き継いだ．近隣の公園に行って戻る散歩は，介護職員が付き添った．散歩の時間以外は，塗り絵に取り組んでいた．しかし，他利用者の笑い声やテレビの音に反応しやすく，落ち着けなかった．時には，笑っている利用者を叩こうとした．デイケアで定期的に行う料理活動には参加するが，物事を順番に遂行できないために非難されたり，時間が気になったりするため途中退席していた．

●作業療法士のみたて

　Jさんは塗り絵や料理が中途までしかできない焦燥感に陥っていると映った．このような感情の揺れはデイケアに通い始めてみられるようになった．さらに，散歩スケジュールに縛られて，疲労が蓄積していると推察した．Jさんに集中できる環境を作れたならば，精神状態の改善と疲労の原因のスケジュール変更ができるのではないかと推察した．

●作業療法士が行動したこと

　Jさんのスケジュール項目のうち，まず，14時のスーパーへの買い物を減らすことにした．そこで，デイケアの隅に2人が入れるほどの個室をパーテーションで作った．13時30分より作業療法士または看護師とその部屋に入り，Jさんは塗り絵を，作業療法士・看護師は記録業務を行った．Jさんは集中すると90分間は没頭するので，次第に14時の散歩は塗り絵に置き換わった．次に，料理活動では，料理の一連の作業を行うのではなく，一部分のみを終始，担ってもらった．しかし，Jさんは単一の仕事を与えられると，できあがりの丁寧さは関係なく，早く済ませようとする．そのため，もやしのヒゲ切りやじゃがいもの芽除きなど，大量で細かい作業を担って

98　第6章　主な認知症と作業療法

もらった.

●Jさんの変化と取り巻く環境の変化

　散歩によって奪われていた体力は，少しずつ回復した．料理では活躍・貢献でき，塗り絵にも没頭できるようになった．精神的に安定し，穏やかに過ごせる時間帯が明確になった．その間に，入浴ができるようになり，娘の入浴の介護負担が減った．デイケア以外の日も，スーパーに行くことはなくなったので，大量にお菓子を買う行動はなくなった.

〈解説〉

　Jさんが設けたスケジュールは，本人を追い詰めるものになっていた．前頭側頭型認知症の人のスケジュール的な行動を変えることは困難がともなうが，緩やかに変更ができた．また，料理活動は，完成までの一連の作業は困難であった．作業療法士は，Jさんが「これならできる部分」を発見するために，作業分析の視点を用いた．Jさんはできることに没頭し，参加者に貢献できる経験は少しずつ感情に残っていったと考えられた.

6-5　軽度認知障害（mild cognitive impairment：MCI）

6-5-1　疾患の概要

　軽度認知障害（Mild Neurocognitive Disorder）の診断基準は，**第5章**で示した（p.54参照）．一般的には mild cognitive impairment と表記され，MCI の略号が用いられている.

（1）概念の確立

　1991年，フリッカー Flicker C ら[17]が，軽度認知障害という状態が認知症の前段階ではないか，と報告し，その後，ペータセン Petersen RC ら[18]によってその概念が確立され，提唱したものが，現在一般的に使用されている.

　DSM-5-TR によると MCI は，1つ以上の認知領域（複雑性注意，実行機能，学習および記憶，言語，知覚-運動，社会的認知）において，以前の行為水準から軽度の認知機能の低下があり，毎日の活動において認知欠損が自立を阻害しない（すなわち，請求書を支払う，内服薬を管理するなどの複雑な手段的日常生活動作は保たれるが，以前より大きな努力，代償的方略，または工夫が必要であるかもしれない）となっている（p.54 **表5-2**参照）.

　予後はアルツハイマー病だけでなく，血管性認知症，レビー小体型認知症などアルツハイマー病以外の認知症に進行するもの，そのままの状態を保つもの，認知症に進行しないものもある.

（2）疫　学

厚生労働省研究班は，軽度認知症害の患者数を，2022年に558万5000人で有病率15.5%，2050年の推計値は631万2000人になるという[19] (p.55)．

軽度認知障害は前述のように，認知症に進行するもの，そのままの状態を保つもの，認知症に進行しないものもあるので，医療・社会の取り組みや努力によって推計値は下げられる可能性を示している．

（3）告　知

軽度認知障害の告知は慎重を期する[20]．それは中山町研究[21]の軽度認知障害の5年後の転帰によっても軽度認知障害の多様性が明らかだからである．すなわち，1997年の調査時104名の5年後の転帰は，アルツハイマー病11名（10.6%），血管性認知症5名（4.8%），その他の認知症6名（5.8%），MCIのままとどまっていた人9名（8.7%），健常高齢者40名（38.5%）（以下略）であった．この結果は，MCIが認知症へ移行することを前提とした告知では，その後長期間MCIに留まる人，再検査においては健常と判断される人や家族にとっては，必要以上に不安を増大させる可能性があることを示している．告知をする場合には，正確な認知症への移行率や再検査した場合は30%以上が健常とされる事実を十分に説明し，告知後は精神的な動揺に対する支援を継続するべきである，とする[20]．

一方，専門医療機関に自ら認知症を心配して受診する場合は，詳細な検査や画像診断によって正確な告知を心掛けるべきだという．今後，アルツハイマー病など具体的な認知症への進展が疑われる時には，それぞれの疾患に特徴的な初期症状を本人，家族に説明しておくことが必要である．そうすることで，本来の早期発見，早期介入に役立つのである．いずれにしてもMCIと診断された場合には，継続的な経過観察が重要である．

（4）進行予防

MCIの進行予防は，高血圧や糖尿病，脂質異常症などの管理，適度な運動を続けること，とある．

血管性認知症のみならずアルツハイマー病についても高血圧，糖尿病，脂質異常症（高コレステロール血症）および脳血管障害の既往が，軽度認知障害から認知症への進行を促進する危険因子であることが明らかなので，それらを適切に管理することとする[22]．

（5）支　援

軽度認知障害のある人に対する支援は，本人が軽度認知障害について正しく理解し，提案されたことに対して主体的に取り組むことが前提である．

① 本人，介護者に軽度認知障害についての適切な情報を提供する

② 情報技術（IT）を活用した支援機器の導入

③ カレンダーやノートを利用する方法

④ 生活環境の調整

これらのことで軽度認知障害のある人の ADL を改善し，自己効力感を高めることが期待される．早く支援が届けば，長くその生活を継続できるし，自分なりに工夫することもできる．

6-5-2 作業療法との関連

(1) どこで出会えるか

軽度認知障害のある人は，病院や施設にいるのではなく地域で暮らしている．この人たちと作業療法士がどこでどのように出会えるかが，支援のカギとなる．まずは，作業療法士が地域に出て，積極的に市町村や地域住民の活動に関心をもち，参加することから始めなければならない．**第5章**で地域の医療的環境づくりへの協働について述べたので参照してほしい．

(2) 軽度認知障害のある人の暮らし

軽度認知障害のある人が，地域で，自分の家で暮らし続けることは重要である．DSM-5-TR にあるように，自立している人であっても IADL は，「以前より大きな努力，代償的方略，または工夫が必要な」状態なのである．介護予防の取り組みや相談の場があれば，みんなで話すことで知恵が浮かぶかもしれないし，専門家がいてアドバイスができるかもしれない．

また，在宅で暮らすことは，認知機能を大いに活動的にさせる．

一日の生活は，生活行為の連続で成り立っている（p.2 参照）．生活行為は，毎日繰り返されていてあまり考えなくてもできる一方，いろいろなことを同時に考えながら遂行しているものである．例えば，認知症になると2つのことを同時に行う行為が苦手になるが，軽度認知障害の段階ではなんとかこなしている．例を挙げると，洗濯物を干しながら，靴下が片方しかないことに気づく（靴下が左右揃っているかを考えている），煮物を煮ながら，サラダも必要だと考える，など，枚挙にいとまがない．これらの IADL は，入院・入所などではしなくてもよくなり，楽になる反面，認知機能は働かない．だから，軽度認知障害のうちに，将来的に少しでも在宅生活が続けられるように準備をしたい，と考えるのである．自分に合った生活を自分で作りながら，それを繰り返して習慣化していくことが，認知症になってもならなくても将来にとって大切なことである．

(3) 主体性を大切に

作業療法士として大事なことは，本人の主体性である．軽度認知障害のある人自身に生活の場で困っているという自覚がなければ，何をアドバイスされても他人ごとである．本人の主体性を大切にしながら，共に考え，歩んでいくことが基本である．実際に地域に出てみると，使う資源も見えてくるし，頼れる仲間も見つけられる．これは，軽度認知障害のある人だけではなく，作業療法士にも言えることである．以下は介入のきっかけとなる

課題の例である.

(4) 援助の課題例

① 生活行為

*困っていること,難しくなってきていることは何か.

　質問のあと答えがすぐに出てこなくても,歩くのが大変になったとか,だから散歩には出なくなったとか,話しているうちに出てくる.できそうなことから取り上げていく.

*やりにくくなったこと,やり方を変えていることなどは何か.

　洗濯が大変,など,聞くことがある.お風呂で手洗いをしたら?とアドバイスした近所の人がいた.「昔はみんなそうしてたね」などの話が出た.仲間の情報は現実的で納得できる.

② 環境調整

*福祉用具を使うことができるか.

　杖は必要か,忘れやすいことの補助としてアラームなどが使えるか,服薬管理は大丈夫か,など.

*住まい方は不自由がないか.

　ずっと住んでいたら,不便は感じていないかもしれないが,少しの工夫で楽に動けることもある.家具の配置や,整理の仕方で安全になることもある.結果を急ぐのではなく,本人と一緒に考える.

③ 社会生活

*隣家との関係,近所づきあい

　ごみ出しや垣根・植木の手入れ,地区の共同の掃除など,近所との関係はうまくいっているか,本人は困っていないか,本人の話を聞きながら考える.

*役割,仕事的な活動

　何か役に立つことをしたいという思いはあるか,これまでの生活はどうだったか,家族の間ではどうだったか,無理に役割をみつける必要はないが,小さなことであっても自分がやらなければ,という意識は大切である.

　ボランティア活動も頻度が多いと大変,電話で打ち合わせるのが面倒,などいままでできていたことが面倒になって活動そのものから遠ざかる人も多い.少しの工夫や援助があれば続けられる.

④ 趣味,楽しみ

*運動不足解消,介護予防教室

　近所の公園で体操をするなど,高齢者同士の活動が盛んになってきた.近所の仲間に誘われれば行くかもしれない.

＊グループ交流

シルバーセンターなどで行う活動の流れで，いろいろなグループができている．興味のあるものに参加してみる．いろいろな人との出会いがある．

＊趣味活動

書道，茶道，短歌，俳句，詩吟，陶芸，など，長年の趣味活動にじっくり取り組むことは，老後の一つの喜びである．歩いていくのが大変になった，うっかり忘れることがある，など，月1，2回の活動が難しく，いつの間にか遠ざかってしまっているが，少しの援助があれば，十分できることもある．

⑤ 教養講座

近年，近隣の集まりで小さな勉強会をしたり，講師の話を聞いたりする活動が多くなった．生活習慣病，栄養の話，運動の話，介護予防，認知症予防などである（作業療法士も声がかかったら，喜んで出かけよう）．

文 献

1) 日本精神神経学会（日本語版用語監修），高橋三郎，大野 裕（監訳）：DSM-5-TR 精神疾患の診断・統計マニュアル．医学書院，pp670-684, 2023（原著は，American Psychiatric Association：Diagnostic and Statistical Manual of Mental Disorders, Fifth Edition, text revision, 2022）

2) コンラート・マウラー，ウルリケ・マウラー（著），新井公人（監訳）：アルツハイマー──その生涯とアルツハイマー病発見の軌跡．保健同人社，2004（原著は，Konrad und Ulrike Maurer：Alzheimer Das Leben eines Arztes und die Karriere einer Krankheit. Piper Verlag GmbH Munchen, 1998）

3) 橋本 衛：アルツハイマー病．池田 学（編）：認知症──臨床の最前線．医歯薬出版，pp20-23, 2012

4) 本間 昭：CDR．大塚俊男，本間 昭（監）：高齢者のための知的機能検査の手引き．ワールドプランニング，pp65-69, 1991

5) 北村俊則：Mini-Mental State（MMS）．前掲書4），pp35-38, 1991

6) 根本清貴，松田博史：Alzheimer 病．松田博史，朝田 隆（編）：認知症──原因診断のための脳画像──内科系と脳外科の診断流儀．ぱーそん書房，pp59-66, 2015

7) Reisberg B, Ferris S, Anand R：Functional staging of dementia of the Alzheimer type. *Ann NY Acad Sci* **435**：481-483, 1984

8) 室伏君士：認知症高齢者へのメンタルケア．ワールドプランニング，pp193-242, 2008

9) 小澤 勲：認知症とは何か．岩波新書，pp58-71, 2005

10) 目黒謙一：血管性認知症──遂行機能と社会適応能力の障害．ワールドプランニング，p107, 2008

11) 前掲書10），p200, 2008

12) 小阪憲司，池田 学：レビー小体型認知症の臨床．医学書院，pp2-93, 2010

13) 井関栄三：疫学・遺伝．井関栄三（編）：レビー小体型認知症──臨床と病態．中外医学社，pp13-18, 2014

14) 池田 学：前頭側頭葉変性症．池田 学（編）：認知症──臨床の最前線．医歯薬出版，p57,

2012

15) 池田　学：認知症―専門医が語る診断・治療・ケア．中公新書，pp129-149，2010

16) 田邉敬貴，野村美千江（監），池田　学，品川俊一郎（編）：前方型痴呆の正しい理解．愛媛大学医学部神経精神医学教室，pp1-30，2005

17) Flicker C, Ferris SH, Reisberg B：Mild cognitive impairment in the elderly-predictors of dementia. *Neurology* **41**：1006-1009, 1991

18) Petersen RC, Smith GE, Waring SC, et al：Mild cognitive impairment clinical characterization and outcome. *Arch Neurol* **56**：303-308, 1999

19) 厚生労働省：認知症有病率等調査について．社会保険審議会介護保険部会（第45回）資料6，平成25年6月6日．http://www.mhlw.go.jp/stf/shingi/2r98520000033t43-att/2r98520000033t9m_1.pdf

20) 繁信和恵，池田　学：MCIの告知と治療・生活指導．朝田　隆（編著）：軽度認知障害（MCI）-認知症に先手を打つ，中外医学社，pp118-120，2007

21) Ishikawa T, Ikeda M, Matsumoto N, et al.：A longitudinal study regarding conversion from mild memory impairment to dementia in a Japanese community. *Int J Geriatr Psychiatry* **21**, 134-139, 2006

22) 日本神経学会（監）：認知症疾患診療ガイドライン2017．医学書院，pp153-160，2017

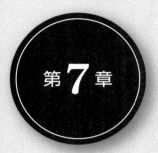

第7章

評 価

第**7**章　評　価

　評価は，介入や援助をするための出発点である．医師の「診断」にあたるもので作業療法士の「みたて」である．作業療法は「みたて」に基づくものでなければならず，その介入は，治療理論に基づきクリニカルリーズニング（臨床推論）があるものが求められている．

　また，作業療法では「クライエント中心の作業療法」[1]，認知症ケアでは「パーソンセンタードケア」[2]という本人を中心に据えた考え方が主流である．認知症介護研究・研修センターの「認知症の人のためのケアマネジメント　センター方式」[3]，日本作業療法士協会の「生活行為向上マネジメント（Management Tool for Daily Life Performance：MTDLP）」[4]もその流れの中で開発され，自己決定，利用者中心のサービス，インフォームド・コンセントなど，臨床現場では，みな対象者を第一とすることが基本的理念となっている．

　近年，日本作業療法士協会が開発，推進してきた MTDLP は，本人が何をしたいか，何を望んでいるかを評価の出発点で捉えようとする．これは本人の主体性を見失わない大切な視点である．

　そう考えて，評価の出発点で MTDLP の「生活行為聞き取りシート」（**表 7-1**）を使って本人に面接をして始めることにした．具体的な評価は，従来の評価手段である面接，観察，検査・測定の流れで進め，評価結果を ICF でまとめた．MTDLP については，本章の最後にまとめた．MTDLP は本書の 2 版より使用しており，谷川*に相談し，助言を受け資料[5〜9]をもとに執筆した（p.147〜149 参照）．

　冨岡*からは「評価については，要素的な評価法とは別に，"作業を丸ごと使う"評価法を再考することが必要ではないか」と，助言された．その方向で考え始めているが，いま到達しているところまでを本書にまとめた．

＊：谷川真澄氏は（有）なるざの代表取締役（認定作業療法士/介護支援専門員/福祉用具プランナー）である．日本作業療法士協会が生活行為向上マネジメント推進プロジェクト委員会を立ち上げた時の委員長であり，MTDLP の推進・発展に尽力された．
＊：冨岡詔子氏はわが国の精神科作業療法士の草分け的存在である．山梨日下部病院（当時）での臨床活動後は，1983 年から信州大学，佛教大学と長年作業療法士の養成と教育に尽力された．また，多くの著書で，作業療法や精神科作業療法の確立と発展に寄与された．

7-1　生活する人を評価する

7-1-1　生活する人とは？

　評価には，医学モデルのように病気や障害に焦点を当てる考え方もあるが，ここで目指すのは，生活モデルで認知症のある人を支援する作業療法である．

　まず，認知症はあるが，毎日暮らしている「人」と考える．一日の暮らし方は，人それぞれ違っている．この「人」が，重要である．認知症のある人には認知症という病があるが，それはこの「人」のほんの一部分である．そして一日は，生活行為の連続で成り立っているが，認知症のある人は，その生活行為のすべてができなくなっているわけではない．認知症のためにどこかでつまずきながら，一日一日を「生活」している人であることを忘れてはならない．生活行為については，**第8章** 生活行為の工程分析と活用（p.154～）を参照してほしい．

7-1-2　評価の出発点—Kさんの生活行為を聞き取る

　まず，本人に面接をしてやってみたいことを聞くことから始める．MTDLPの生活行為聞き取りシートが参考になる．「生活行為聞き取りシート」（**表7-1**）[10]，「興味・関心チェックシート」（**表7-2**）[11]は p.108～109 に示した．事例の基本情報は以下の通りである．

事例　Kさんの場合

Kさん（85歳・女性　先月，介護老人保健施設入所．要介護度2，障害高齢者の日常生活自立度A2，認知症高齢者の日常生活自立度Ⅲa）

〈他部門・他職種情報〉

●**カルテ情報　現病歴（現在を2月初旬とする）**

　G県に住み，5年前に夫が亡くなったあと一人暮らしをしていたが，生活が困難となり昨年10月，B市に住む息子一家と共に住むようになった．○○クリニックを受診し，中等度のアルツハイマー病と診断された．息子の妻はパートタイムで働いており，Kさんが日中独居になるので，同年11月から近所のデイサービスに通う予定であった．そのデイサービス開始の初日に家の玄関前にある3段の階段を踏み外し転倒，左大腿骨頸部骨折をし，入院，人工骨頭置換術をした．順調に回復したが，3カ月の入院中に，日中はずっとベッド上でぼーっとしていたため，体力低下，認知症も進んでしまった．退院後，ADL向上の目的で，1月末，当介護老人保健施設に入所した．

7-1　生活する人を評価する　107

表7-1　生活行為聞き取りシート

相談者		年齢	歳	性別	男 ・ 女

記入者名：＿＿＿＿＿＿＿＿＿＿　（職種　　　　　　　）

　認知症や寝たきりを予防するためには，家事や社会活動などの生活行為を維持し，参加していることが重要です．

1　そこで，あなたが困っているまたは問題を感じている（もっとうまくできるようになりたい，あるいは，うまくできるようになる必要があると思う）事柄で，良くなりたい，改善したいと思う事柄がありましたら，2つほど教えてください．
2　もし，生活行為の目標がうまく思い浮かばない場合は，興味・関心チェックリストを参考に確認してみてください．
3　生活行為の目標が決まりましたら，次のそれぞれについて1〜10点の範囲で思う点数をお答えください．
　①実行度‥左の目標に対して，どの程度実行できている（頻度）と思うか．
　　　　　　十分実行できている場合は実行度10点，まったくできない場合は実行度1点です．
　②満足度‥左の目標に対して，どのくらい満足にできている（内容・充実感）と思うか．
　　　　　　とても満足している場合は満足度10点，まったく不満である場合は満足度1点です．

生活行為の目標	自己評価	初回	最終
□A（具体的に生活行為の目標が言える） 目標1： 合意目標：	実行度	/10	/10
	満足度	/10	/10
	達成の 可能性	□有 □無	
□A（具体的に生活行為の目標が言える） 目標2： 合意目標：	実行度	/10	/10
	満足度	/10	/10
	達成の 可能性	□有 □無	

- ご家族の方へ -
　利用者のことについて，もっとうまくできるようになってほしい，あるいは，うまくできるようになる必要があると思う生活行為がありましたら，教えてください．

　本シートの著作権（著作人格権，著作財産権）は一般社団法人日本作業療法士協会に帰属しており，本シートの全部又は一部の無断使用，複写・複製，転載，記録媒体への入力，内容の変更等は著作権法上の例外を除いて禁じます．

表7-2　興味・関心チェックシート

氏名：＿＿＿＿＿＿＿＿＿＿　年齢：＿＿歳　性別（男・女）　記入日：H＿＿年＿＿月＿＿日

　表の生活行為について，現在しているものには「している」の列に，現在していないがしてみたいものには「してみたい」の列に，する・しない，できる・できないにかかわらず，興味があるものには「興味がある」の列に○を付けてください．どれにも該当しないものは「している」の列に×をつけてください．リスト以外の生活行為に思いあたるものがあれば，空欄を利用して記載してください．

生活行為	している	してみたい	興味がある	生活行為	している	してみたい	興味がある
自分でトイレへ行く				生涯学習・歴史			
一人でお風呂に入る				読書			
自分で服を着る				俳句			
自分で食べる				書道・習字			
歯磨きをする				絵を描く・絵手紙			
身だしなみを整える				パソコン・ワープロ			
好きなときに眠る				写真			
掃除・整理整頓				映画・観劇・演奏会			
料理を作る				お茶・お花			
買い物				歌を歌う・カラオケ			
家や庭の手入れ・世話				音楽を聴く・楽器演奏			
洗濯・洗濯物たたみ				将棋・囲碁・ゲーム			
自転車・車の運転				体操・運動			
電車・バスでの外出				散歩			
孫・子供の世話				ゴルフ・グランドゴルフ・水泳・テニスなどのスポーツ			
動物の世話				ダンス・踊り			
友達とおしゃべり・遊ぶ				野球・相撲観戦			
家族・親戚との団らん				競馬・競輪・競艇・パチンコ			
デート・異性との交流				編み物			
居酒屋に行く				針仕事			
ボランティア				畑仕事			
地域活動（町内会・老人クラブ）				賃金を伴う仕事			
お参り・宗教活動				旅行・温泉			

　本シートの著作権（著作人格権，著作財産権）は一般社団法人日本作業療法士協会に帰属しており，本シートの全部又は一部の無断使用，複写・複製，転載，記録媒体への入力，内容の変更等は著作権法上の例外を除いて禁じます．

●介護士からの情報

　現在は，移動は手すりや家具を伝って自立歩行している．ADL は入浴以外は，準備をすれば自分でほとんど行える．入浴は一般浴で手引き歩行，洗体，洗髪は要介助．日中は，声をかけなければ，ほとんどベッドにいるが眠っているわけではなさそう．

●看護師からの情報

　改訂長谷川式簡易知能評価スケール（HDS-R）は 9/30 点．記憶障害，見当識障害があるものの，施設内の生活は迷うことなく移動している．自分から話すことはないが，こちらが話しかけると楽しそうに話すこともあるので，本来は明るい人ではないかと思う．

●ケアマネジャー（生活指導員）からの情報

　K さんは，入所予定は 3 カ月．退所後は，息子の家で暮らし，骨折前に行く予定だった近所のデイサービスに通うことになるだろう．息子はあと 1 年で定年退職になりその後は家にいるという．息子の妻は働いているので，いまは K さんは日中独居になる．孫（息子の娘）が近所に住んでいてよく遊びに来る．K さんは転居後まもなく骨折してしまったので，K さんも家族もこれからの生活のイメージはまだ持っていない様子である．息子の考えは，なんとか歩けるように回復したのはよかったが，ぼーっとしていて日中何もしないので，もう少し起きて元気になって近所のデイサービスに通うなどして生活できればいい，ということだった．家族は積極的に関わるわけではないが，温かい感じである．キーパーソンは息子の妻．

〈家族からの情報（面会に来た息子の妻：キーパーソン）〉

　（K さんのこれまでの生活とか，人柄とか教えていただけませんか？　という質問に対して）義母は義父と二人で農業を営んでいた．広い畑地で次々と野菜を作り，よく働く人だった．若い頃は農協の婦人会もやっていて，世話好きで明るい性格だったようだ．夏休みなど子どもたちが泊まりに行ってよく面倒をみてもらった．

　（K さんについて，できるようになってほしい，とか，できるようになる必要があるということはありますか？　という質問に対して）今回，義母と暮らすことにしたが，まだどういう生活になるかわからないうちに入院になってしまった．ともかく一緒に元気に暮らしたい，なんとかなる，と思っている．自分が働いているため日中一人にするのは心配なので，退所後はデイサービスに行く予定．近所に娘（K さんの孫）が住んでいて，時々孫（K さんのひ孫）を連れて遊びに来る．

（1）面接—生活行為の聞き取り

「生活行為聞き取りシート」（**表7-1**）の流れにそって，面接をする．「興味・関心チェックシート」（**表7-2**）も準備しておく．開始するときには，いま話してもいいかという承諾を得て，自己紹介をし，Kさんのここでの生活を応援したいと思っていること，いろいろ質問するが答えたくない場合は，答えなくてもいいことなどを説明する．

〈Kさんとの本人面接〉

OT：ここの生活には慣れましたか？

Kさん：そうね.

OT：毎日，いろんなことをなさっていると思いますが，困っていることやもっとうまくできるようになりたいことはありませんか？

Kさん：困っていることはありません.

OT：そうですか．特に困っていることはないんですね.

Kさん：ええ．毎日，忙しくてね.

OT：そうですか．忙しいのですね.

Kさん：ええ．いろいろあって.

OT：いろいろあるのですね．それではね，もし時間ができたら，したいなあ，と思うことはありますか.

Kさん：時間ができたら？　そうねえ，特にないねえ．忙しいのよ.

OT：そうですか．それではね，時間ができたらどんなことをしたいか，私が言うものを，してみたいとか，興味があるとか，教えていただけますか？（MTDLPの「興味・関心チェックシート」を見せる）

Kさん：いいですよ．（少しおいて）私ね，ちょっと眼鏡持ってくるわ.

　（Kさんは，立ち上がってテーブルや壁や手すりにつかまりながらゆっくり歩いて，近くにある自室に帰ったが，なかなか戻ってこなかった．OTが様子を見に行くとKさんはベッドに寝ていた．OTが「Kさん，お話ししたいんですけど」と声をかけると，「あ，そう」と起きてきた．OTが眼鏡は？　と注意を促し，眼鏡を持って一緒に面接していた場所に戻った.）

　（「興味・関心チェックシート」を見せながら，OTが読み上げて，Kさんの興味のあることを聞き取った）

「興味・関心チェックシート」の結果は，「してみたい」「興味がある」には，洗濯物たたみ，ボランティア，体操・運動，針仕事が挙げられた．会話の中では，Kさんが，「動ける

うちは何か役に立ちたい」と思っていること，子どもの頃はおてんばだったこと，隣り町の女学校まで自転車通学をしていたこと，和裁では運針大会で優勝したことがあるなどを，楽しそうに何回も話された．畑仕事は「もういい，できないね」と言われた．

　この結果を踏まえて，Kさんがしてみたいことは，洗濯物たたみ，ボランティア，体操・運動，針仕事が挙がったことを話すと，

　「そうね．何かあったら手伝いますよ．動けるうちは役に立ちたいからね」

　「お針なんて簡単だけれどね，道具がないのよね」と言われた．

　この面接から，作業目標を「人の役に立つことをする」，合意目標を「夕方のエプロンたたみを手伝う」「ボランティアの会*に参加して楽しくふきんを縫う」とした．Kさんは，「ふきんなんて簡単よ．いいわよ」と言われた（*ボランティアの会は，入所者がふきんを縫い，それを幼稚園に寄付する活動である）．

作業目標：人の役に立つことをする

合意目標（施設生活）：

　1．夕方，エプロンたたみを行う

　2．ボランティアの会に参加してふきんを縫う

　これが，本面接で聞き取った，Kさんの主体的な生活の中心になるものと考えた．

（2）面接のまとめ

　<u>面接の印象</u>：興味の有無を聞くために具体的な生活行為の名前を出すと，そこから思い出される子どもの頃のエピソードを楽しそうに何回も繰り返して話された．自分から話すことはなくても話せる話題があり，そのことを話すのは楽しそうだった．

　<u>身体機能</u>：施設内は机や壁や手すりを使いながら歩行は自立している．本人なりに注意深く歩いているが，足元を見ているとか，周囲の状況を見ているとか，全体的に安全に歩いているとはいえないと思われた．前の病院での手術後の訓練の様子を知りたい．また，理学療法士と連携をとり，評価・訓練が必要である．本人の希望には出てこないが，本人の望む活動をするためにも安全な移動は不可欠である．3カ月後に家に帰っても，引き続き課題になることだと思われるので細かく評価をする必要がある．

　<u>認知機能</u>：HDS-Rは9点であるが，眼鏡を取りに自室に帰ることはできる．しかし，自室に着くと目的を忘れてベッドに寝てしまったので，直前のことも忘れてしまう可能性がある．骨折したことも覚えていないかもしれない．

　<u>感情</u>：豊かに話すことができる場面があるし，面接にはしっかり向き合うことができる．人の役に立ちたいと思っていて，社会性がある人である．

　<u>生活行為</u>：骨折後でもあり，安全性について全体的にチェックする必要がある．一日の

生活リズムは，何かが終わるたびにベッドに戻ることで，生活が分断されているのではないか．日中はベッドに戻らないで過ごすことができるか，について評価したい．

環境：Kさんはこれまでの G 県の一人暮らしから，4カ月前に息子と同居するようになって大きく変化した．さらに骨折して入院生活をしたことで環境が変わっている．また，退院して介護老人保健施設に入所しているので，さらに変わっている．新しい環境に慣れるには時間がかかると思われるが，日中起きて過ごすためには，どのような環境が必要かを考えたい．

関連して，家族の方針や今後の生活について面接をする必要がある．自宅の環境についても知りたい．必要であれば，退所前に住宅改修をしておくことも考えられる．

Kさんの強み：社会性が保たれていること．それは家族からの情報と一致するので，本来の K さんの性格かもしれない．

今後の方向：面接の中では，明るく活発な面が感じられたが，一方で，ベッド上で過ごすことが多いことから，もっと K さんの本来の性格を生かした生活が可能ではないか．

骨折後ではあるが，回復は順調で痛みはなく，つかまりながら自分で動くことができる．「動けるうちは人の役に立ちたい」という K さんの思いを実現するために，どのような生活をすればよいか考えながら評価をしたい．

ここから先は個々の評価となるので，K さんの事例と MTDLP の生活行為聞き取りシートはいったん置いておく．

次に，一般的な評価手段や方法について説明を進める．

7-2 情報の収集

　一般的に，作業療法士は医師の処方，ケアマネジャーや行政機関，保健師などからの依頼や紹介があって対象者に出会う．まずは，紹介者からの情報を把握する．対象者にすでにケアチームが関わっている場合は，チームの職種から情報を得る．作業療法士が得た情報もチームで共有する．

　前述の K さんの面接の前に行った情報収集を事例で示した（p.107～110）．このようにそれぞれの職種から情報を得て，面接に進むのである．このほか可能な時には，本人に会って挨拶をする，簡単な会話をする，といったことも行う．

　また，あらためて面接を設定しなくても，日常生活の中で会話をする時には，関わりの中で貴重な情報を得ることができる．信頼関係ができてくると，初回面接では得られなかった情報や，作業をしながらの会話の中で，これまでの作業歴が思い出されたりする（p.119 参照）．このような関わりで情報収集が補強される．

7-3 面　接

7-3-1　なぜ面接が必要か

　作業療法士として対象者に出会うときには，まず，相手に会って自己紹介をし，作業療法の同意をとるのが基本である．相手はどうせわからない，すぐに忘れてしまう，などとこちらで思い込んで，自己紹介もしないのは認知症のある人の尊厳を認めていないことになる．治療関係，援助関係を構築する場合は，この最初の出会いが大切である．認知症のある人は，もの忘れはあっても自分の尊厳が守られているかどうか，自分に対して誠実に向き合っている人かどうか，は感じている．熱意や誠意を態度や行動であらわすことが，最終的な信頼関係につながってくる．

　また，キットウッド[12]は，面接の場を設定することが適切かどうかは別として，常に本人とコミュニケーションを取り，必ず本人の同意を得ていることを重要視している．

　面接では，言葉のやりとりが中心となるが，それ以外に，非言語的な表情，態度，行動などが気持ちや感情を表現している．また，会話のやりとりの中での声の大きさ，言葉の量，伝えたい気持ち，理解力，表現力，集中力なども現在の状態をあらわしている．言葉だけに気をとられるのではなく，ゆっくりと向き合い，総合的にその人を理解する必要がある．

認知症のある人との関連から

　面接が難しいこともある．二者関係が作れない，こちらを見ることができない，発語がない，コミュニケーションが取れない，拒否している……，いろいろなことが起きるかもしれないが，まずは二者関係を作る努力をする．私たちができることから関わり始めて，粘り強く，時間をかけて，少しずつどんな人なのかを知ろうとすることが大切である．認知症のある人も変化するし，こちらも関わり方を学習する．人と人とのなんらかのコミュニケーションの成立は可能性があると信じる．

　しかし，筆者は，記憶障害も言語障害もある認知症のある人は，言語によるコミュニケーションには限界があると感じている．心の内を話せる人は少なく，日々つらい思いをして気持ちが沈んでいても，そのことをエピソードで話したり言葉で訴えたりすることは難しい．傾聴しても，筆者にはその内容を理解することができない場合もある．

　そう考えると面接では，言語以外のコミュニケーションが重要になる．認知症があっても感情的な表現は可能なので，ずっと話を聞いているとその人のつらさは伝わってくるような気がすることもある．気持ちが伝わったことを伝えるとそのことも理解できる．信頼関係も生まれる．また，話しているうちにだんだん話し手の気持ちが落ち着いてきて，いい表情になることもある．これらのことは面接記録に残すべきである．

7-3-2 面接の方法

(1) 日頃から身に付けたい技術

作業療法士が面接をするうえで身に付けたい技術について香山[13]は，先人の言葉を引きつつ次の4点を挙げている.

①「読みとり」の技術—「感じる」能力

感じる力を磨くには，視覚，聴覚，嗅覚，味覚，触覚の五感のイメージの質と量を豊かにしていくトレーニングが必要である.

②自分自身に正直になる技法

どのようなときでも「受容」し，「尊重」する態度を貫くには，作業療法士が他者にひらかれ，自分自身に正直になる必要がある.

③「前向きな関係」「意味ある人間関係」を作り出す能力

作業療法士自身が前向きで意味ある人生を生きている実感が必要である.

④「ストーリー」を読む能力

作業療法士自身が「この人の人生はこんな感じだったんだな」と思える体験が重要である.

簡単にまとめてしまったが，面接技術を磨き，向上させることは，対象者の発する言葉に秘められた真のニーズを捉えるために重要なことである. 対人援助の仕事には面接は必須のことなので，各自で研鑽を積もう. 特に認知症のある人に関わる場合は，日頃から感性を磨いておこう.

(2) 面接における態度と環境

面接を実施するにあたって，どのような態度，行動をとるか，斎藤[14]は，7つのポイントを挙げている.

①場所・時間

対象者が心地よさを感じる場所となるように，椅子と机の配置，仕切りの有無，騒がしさ，などに配慮する. 時間は，対象者がいちばん気分がよさそうな時間帯や落ち着いて話ができる時間がよい.

②服装・身だしなみ

白衣が汚れていたり，ボタンが取れていたりすると，信頼関係を築きにくい. 標準的で常識的な服装，身だしなみがよい.

③姿勢・位置

真剣に話を聞こうとすれば対面した位置をとろうとするのが自然だが，初対面で圧迫感を避けようとすれば，少し斜めに座る.

④視線

一般的にはできるだけ相手の目を見て聴き，話すように心がける. もしメモを取る場

合には，メモに向ける視線を最低限にして，できるだけ対象者に視線を向ける努力を
する．

⑤ 身体言語

身ぶり，手ぶり，ちょっとしたしぐさ，癖などにあらわれる非言語的メッセージであ
る．ほとんどの場合，当人はこのような動作は意識しないが，対象者の心理状態を把
握したり，面接者の言語表現を補ったりすることができる．

⑥ 言葉づかい，声の調子

一般に初対面の人に対しては丁寧な言葉づかいをする．専門用語をなるべく使わない
で，できるかぎり一般的な言葉を用いる．

声の調子は，自分自身の持ち味をさらに洗練するように心がける．うまくいっている
ときは，互いの声の調子に一種のハーモニーが生じてくる．

⑦ 言語的追跡

対象者の話についていく態度のことで，傾聴の基本である．対象者が十分に話してい
ないのにさえぎったり，一方的にコメントしたりしない．対象者が不安や苦しさを訴
えたときに，傾聴し続けると対象者は苦しみを共に背負ってくれるものの存在を感じ
ることができる．対象者の心に救いが自発的に生じるためには，このような同行者の
存在がきわめて重要な役割を果たす．

（3）初回面接

前出の MTDLP「生活行為聞き取りシート」を使った K さんの事例が初回面接の例であ
る（p.111）．

認知症のある人は「困っていることは何ですか」という質問に答えることは難しい．こ
れは，認知症の近時記憶障害により最近のことが思い浮かばないし，遠隔記憶は保たれて
いるので以前の生活で不自由はないと思っているのかもしれない．

また，具体的な選択肢があると答えられそうな場合は「興味・関心チェックシート」を
参考にする．

認知症が重度になると，聞き取りはますます難しくなる．しかし，初回面接で本人に会
い，どんな人かを確認し，意思や思いに向き合おうとすることは，大切なことである．そ
の姿勢は，日常生活での関わりや会話，観察評価によって，積み重ねていくことができる．

また，軽度認知障害（MCI）の人や軽度の認知機能障害のある人に対する支援の出発点
には，MTDLP は有効なツールになると思われる．**第5章**の疫学には軽度認知障害の人は
2050 年には 631 万 2000 人と推測されている（p.55）．**第6章**には，軽度認知障害の人に作
業療法がどのような支援ができるかを述べている（p.100）．今後は作業療法士が，地域で
暮らす軽度認知障害の人や軽度の認知機能障害のある人に出会うことは多くなることが予
測される．MTDLP の対象者の主体性を中心に置く支援は，地域で暮らす人の生活を支え

ることになる.

　面接は語られる言葉だけでなく，表情やしぐさ，行動などに注意深く目を向ける．面接のまとめにあるように（p.112），全体的な態度，行動，感情表現などは貴重な情報となる.

■ (4) 日常場面の面接

【傾聴する】

　面接として設定していないときに，認知症のある人が話し始めるということもある．そのようなときにはしっかりと傾聴する．認知症のある人が十分に話した，聴いてもらった，と思えるように対応する.

【意思を確認する】

　本人の意思確認は簡単ではないが，本人の主体性を重視したいなら，本人に聞くのが基本である.

　日常生活で行う生活行為について2択の選択肢からどちらがいいか選ぶことは，認知症のある人にも可能なことが多いという八木ら[15]の報告がある．また，新里ら[16]の食べられなくなったら，胃ろうをつけるかどうかを問うた調査は，認知症のある人にわかるように説明することが前提であるが，認知症のある人もない人もほぼ同じ割合で，80パーセントが「つけない」という意志を示したという結果もある（p.7参照）．認知症のある人の意思を確認したい場合は，私たちも伝える努力，伝わる言葉の工夫をする必要があり，伝わる可能性があるなら，やる価値は大きい．あえて面接場面を設定しなくても認知症のある人にしっかりと向き合い，意思を確認することも面接である.

【生活史をふくらませる】

　信頼関係ができてきたら，生活史の中のエピソードを聞いてみたい．その人がどんな人かを知るためには，ここまでどんな人生だったかを知ることがヒントになる．長い人生で培われた暮らし方，価値観，性格，好みなどは，急に変わるわけはなく，「いま」のその人にあり，明日も変わらないだろう．その人にとって大切なものが人生に一貫して存在すればよい．評価の最初に本人に興味がある作業を聞く段階で，ある程度わかる場合もあるが，信頼関係ができたら，本人が歩んできた人生を私たちも思い描けるように補強する.

　気をつけなければならないのは，認知症のある人には一連の時間の流れが生活史として記憶されてはいないことである．ほとんどの場合，遠隔記憶として印象的な出来事がエピソードとして語られるのみで，細部を問い詰めても，そこからは記憶は広がらない．そのことを了解して出てきたエピソードから想像すればよい.

　もう一つ大事なことは，それが本当に事実かどうか，すでに得ている情報と異なっているときはどちらが本当か，などは考えなくてもよい．本人がいまはそう思っているのである．「本人の話」とすればそれでよいと筆者は考えている.

面接例1

OT：お父さんのことで覚えていることはありますか？

aさん（男性）：お父さん，よく働いていた．稲刈りでは，朝からずーっと稲を刈っていて，早かったなあ．僕も大きくなったら，こんなふうに働きたいと思った．

＊aさんは，N県出身で家は農家だった．大学卒業後，精密機械の会社に勤めた．妻と息子二人がいて，穏やかな，いい雰囲気の家族である．aさんも穏やかな働き者の父親だったかもしれない．

面接例2

OT：小学校の頃，思い出すことはありますか？

bさん（女性）：学校が遠かったわね．峠を越えて行くのでね．途中によく蛇が出るのよ．「蛇にかまれたーっ」という大声を出す練習をさせられてね．よくやったものね．

OT：そうですか．蛇が出るのですか？

bさん：そうなのよ．蛇が出るのよ．

OT：大変でしたね．一人で歩いていくのですか？

bさん：そうなのよ．一人なのよ．

OT：一人では心細かったですね．蛇って子どもをかむのですか？

bさん：かむこともあるんじゃないですか．男の子なんか，蛇を棒で突っついたりするからね．

OT：怖いですね．bさんは蛇にかまれたことはありますか？

bさん：わたし？　私はないですよ．（笑い）

＊bさんは，普段は物静かであまり話をしない人だが，子どもの頃は毎日一人で蛇のいる山道を歩いて小学校に通ったのだ．

面接例3

OT：小学校の先生は覚えていますか？

cさん（男性）：小学校の担任の女先生ね．かっこよくて優しかった．大好きだったから，学校に行く途中で道の花を取って持っていってあげたのよ．喜んでくれた．うれしかったなあ．

＊cさんは，現在，デイケアではカラオケが得意で人気者である．明るい性格は子どもの頃からの持ち味かもしれない.

面接例4

OT：働き始めた頃のことを覚えていますか？

dさん（女性）：当時はね，女の人はあまり働き口がなくてね．両親は死んでしまうし，妹はいるし，私が働かなければどうしようもなかったの．紹介していただいて新聞社に入ったけどね，それはそれは大変でした．あなたは新聞を読んでいますか？　新聞ができるまでは，大変な苦労があるのです．私は，新聞をおろそかに扱う人は，見るのも悲しくなります（だんだん悲しそうになり，泣き出してしまった）.

OT：そうでしたか．ご両親が亡くなられたのですね．大変でしたね.

dさん：そう．妹はいるし，私が働かなければならなかったの（しばらく，泣く）.

OT：そうでしたか．それはつらかったでしょうね.

（しばらくして）

OT：つらいときのことを思い出させてしまいましたね．ごめんなさい.

dさん：いいえ．よく聞いてくださいましたね.

OT：dさんが頑張ってこられたことが伝わってきました．ありがとうございました.

＊dさんの生活歴には，若い頃に両親が亡くなり，働きながら妹を大学に行かせた，と書いてあった．それがいま，60年以上を経ても感情がありありとよみがえる強烈な体験だったことをOTは知った．dさんは頑張ったなあ，と思った.

7-3-3　家族面接

　作業療法士が面接するかどうかは別として，援助の開始には家族面接をするのが基本である．家族に認知症のある人がいる場合，外からの援助は全く必要ないという家族はほとんどいない．むしろ，援助が必要なのにここまで家族だけでやってきて，疲弊していたり，家族関係が破綻しそうになっていたり，ということが多い.

　面接は，まず，本人同席か，家族のみか，を決めて同意を得る．秘密は守ること，言いたくないことは言わなくてもよいことなど基本的なことを確認して面接をする．認知症のある人の家族は，ここに至るまでに，つらい，苦しい，悔しいなど誰にも言えない思いがあったり，家族の中でも介護者が孤立していたり，いろいろな状況がある.

　話すことができる家族に対しては，まず，傾聴する．家族が十分に聞いてもらったと思えるくらい，しっかり聞く．そして，これまでの労をねぎらい，これからは一緒に考えていくから安心してほしいことを伝える．これが一般的な家族面接の最初の段階である．信

7-3　面接　119

頼関係ができたら，あとは必要に応じて連携をとればよい．家族の考え，希望，何を援助してほしいかを聞くこともできる．

　家族は，認知症のある人にとっていちばん大切な人であり，認知症を発症する以前から人生を共に歩んできた．私たちが認知症のある人を支えようとするなら，家族になりかわるのではなく，家族を支え，家族と共に認知症のある人を支えなければならない．

　MTDLPでの聞き取りでは，認知症のある人の場合，家族が代諾者として本人に代わって受けてもらうことを推奨している．つまり，本人の作業歴，生き方，考え方をいちばんわかっている家族に，より良い生活のために本人だったらどう答えるか，を答えていただく．

　家族面接については，香山[17]の成書を参照されたい．

　なお，家族支援については，**第11章** 家族に対する支援（p.240～）を参照してほしい．

7-4 観　察

7-4-1 なぜ観察が必要か

　認知症のある人の評価は観察が重要である．検査や測定による数値は客観的ではあるが，生活そのものではない．観察は，細谷[18]が指摘するように「そこに起こっていることはまさに現実なのである」が，「視点をどこに置くかによって，得られる情報の内容は異なってくる」のである．つまり，観察者の視点が影響するので，思い込みやバイアスは必ずあると考えなければならない．

　その観察を根拠とできるのが正確な観察記録である．どのような場面で，どのような刺激があって，どう行動したか，その結果どうなったか，というコンテキスト（文章でいう前後の脈絡，文脈）が記述されていなければ観察記録として根拠にならない．そう考えると，観察したことをすべて書くのではなく，必要なのは作業療法の根拠になるような場面の観察記録である．

7-4-2 何をどう観察するか

　まずはICFの「活動」に着目して生活を観察する．本人がやってみたいと思う活動は，何が阻害因子なのか，日常生活はどのように営まれているのか．ADL，IADLでは，できていることは何か，何をどのように介助されているのか．ADLは，しているADLを見るFIM（Functional Independence Measure）（p.134に解説あり．必要なら参照されたい）とリンクさせて観察するとよい．

　観察は，すべてのことを見なければならないわけではなく，見たことから何かを気づくことが大事なことである．

また，**第8章**の生活行為の工程分析（p.156）は，対象者の生活行為を観察することから始まる．生活の中で認知症のためにできなくなったこと，いまでもできることを分析するので，観察は重要な評価である．

> ### 7-4-3 観察記録

観察記録はひとかたまりの出来事として記録する．自分のメモとしてではなく（メモはしてもよいが），最終的には誰が読んでも共通の事実が読み取れることが必要である．何の場面で，誰が何をしたかを書く．その事実から，何がわかったのか（わからなかったのか），何に気づいたのか，もっと知りたいことは何か，など，これからの評価につながるものがあるはずである．ひとかたまりの観察記録から1つ以上の気づきや知りたいことが出てこなければ，その記録はあまり意味がない．反対に，もし観察していて何かに気づいたら，その観察記録は根拠となる事実であるから，そのつもりで根拠としてあとで使える記録にしなければならない．

観察記録について例を挙げる．観察記録の右側の枠内が，「気づき，さらに評価したいこと」である．この枠内の気づきから必要な評価に進む．観察記録は一つの技術なので，練習すれば，短時間に要点を書くことができるようになる．

例を挙げる．eさんが食堂で座っているときに，立ち上がって歩いた場面を見た．

観　察	気づき，さらに評価したいこと
eさんは伝い歩きができる．	

この記述だけでは状況がわからない．何を見てそう判断したかを書くことが必要である．観察の記録として書いてみる．

観　察	気づき，さらに評価したいこと
（食事の後，食堂で） 　eさんは座っていた椅子からテーブルと椅子の座面に左右の手を置きながらゆっくりと立ち上がり，両手でテーブルにつかまってテーブルに沿って右回りに歩き始めた．職員がそれに気づき，「eさん，座ってください」と声をかけて近づいた．	・何かにつかまれば立ち上がれる． ・伝い歩きができる． ・どのくらい歩けるのか，下肢の評価が必要． ・どうして立ち上がったのか．目的は明確で適応的だったのか． ・どのようなものにつかまることができるのか． ・つかまるものがなかったら，どうするのか． ・転倒の履歴はあるか．

●観察記録用紙の例

観察記録用紙（実物は A3 版）

観　察	気づき	さらに評価したいこと	考察の組み立て	目標やプログラムのためのメモ

　観察記録は，気づきを導き出し，次に何を評価したいかを考える筋道となる．楽しい場面だと思ったら，その活動はプログラムとしてできるかもしれないので，いちばん右の「目標やプログラムのためのメモ」のところに書いておく．「考察の組み立て」は，例えば，手続き記憶を発揮しているとか，楽しかったことは感情を伴う記憶として覚えているかもしれない，など背景になる考え方などをメモしておく．

　臨床場面でこのような記録を書くわけではなく，トレーニングのための観察記録であるが，このような記録で少しずつ生活の見方がわかり，次に何を評価するのか，何が大事かがわかる可能性がある．同じ場面を観察したグループでディスカッションをすると，いろいろな見方があることに気づく．他人の見方でも納得したものは，色別にして書き加える．解釈も感じ方もいろいろあり，奥が深いことがわかる．

　一つの観察の記録を参考までに掲載した（観察記録　ビデオ観察によるトレーニング―f さんの生活場面　p.124〜125）．

　観察の最後に述べておきたいことは，観察は，生活障害の個別性を見出し，生活障害に介入する根拠となり，作業療法の一つの流れを作ることができる評価である．

　観察とは「いま」起こっている出来事を見ている．「いま」をしっかり見て，「あす」を変えなければならない．

　なお，「認知症の作業療法―観察ガイド（臨床作業療法 NOVA　vol.18 no.4)」（谷川良

博（編集），2021）は，観察力，観察のポイント，観察の実際などの視点から，実践者が力強く観察について論じているので参考になる．

7-5 検査・測定

7-5-1 なぜ検査が必要か

検査は，現在の状況を客観的に数値で示すので根拠になり，効果評価にも使われる．例えば，認知症のある人で MMSE（Mini Mental State Examination）[19]5 点という情報があれば，誰もが重度認知症の可能性があると考える．これは世界共通なので，研究や調査に国際的な標準化された尺度として使われている．

MMSE は，認知症の重症度をあらわす数値であるが，認知症では認知障害の程度だけでなく，人間性まで否定するように受け止められる傾向が根強くあるのが現実である．その人の尊厳に関わる評価なので，検査結果がどのような場面でどう使われるか配慮が必要である．

また，検査時の状態，雰囲気，検査者との関係などによって簡単に数値が変わる可能性もある．検査の説明を受けただけで不安になったり，緊張したりし，それが結果に反映されるかもしれない．検査というと不快感を示す人もいる．これらのことは検査をするときから念頭に置き，1 回の検査で決めつけないで，経過を追って，検査を何回か施行するなど工夫して普段どおりの力が発揮できることが望ましい．

認知症のある人との関連から

認知症の重症度がわかることは，目標の設定や関わり方に関係する．近時記憶障害があるとわかれば，その人の行動を一つずつ直前に誘導する．見当識障害があるとわかれば，そのために勘違いをしたり，不安になったりしている可能性があると理解することができる．

もし認知症の重症度がわからないまま認知症のある人に一律の関わり方をすると，それは個別性を無視していることになる．近時記憶障害で具体例を挙げると，朝に，「今日は午後 2 時から小学生の訪問があり，民謡を踊るそうです」と伝えると，朝聞いたことは覚えていて，その時間になったらホールに来る人がいる．朝のことを忘れてしまう人は，昼食のときに伝えると覚えている人がいる．それも覚えていない人は，30 分前に誘いに行く．それも覚えていない人は，10 分前に誘って一緒にホールに行く．このように適切な誘い方は認知症の重症度によって違ってくる．

7-5-2 認知機能の評価尺度

認知機能の評価尺度は，大きく分けて質問式と観察式があり，表 7-3 に示した．質問式

＜参考＞観察記録　ビデオ観察によるトレーニング―fさんの生活場面

観　察	気　づき	
〈午前中〉 • 洗濯物を干す場面（庭） 　スタッフと洗濯物を干しているが，fさんは，洗濯か ごに入っている洗濯物を一つずつ広げて洗濯かごの 縁にかけ，スタッフがそれを物干しに干している． fさんは黙々と働いていて無言．スタッフが，「f さんはいつも手伝ってくださるんですよ」と言う．	• fさんはスタッフが干しやすいように 洗濯物を広げることができる． • なぜfさんは物干しに干さないんだろう． 物干しの高さが高いのか？ • なぜfさんは話をしないんだろう．洗濯 物を広げるのに集中しているのか？ • いつも同じ手伝い方なのか？ • いつも無言なのか？	
• 洗濯物をたたむ場面（部屋） 　洗濯物が積んであり，fさんが一人でたたんでいる． 一つずつたたんで，fさんのそばに並べている． ズボンが乾いていなかったようで，fさんは触って それに気づき，そばの手すりにかけていた． 誰とも話をすることなく無言．	• 洗濯物はたたんで，どのように分けて いるのか？ • 半乾きのズボンを見つけて手すりにかけ ていたのは，生活の知恵（?）か？自分 で判断できる．	
• 食事の用意をする場面（台所） 　台所の配膳台の前で，スタッフから，副食の盛り 付けについて指示を受けている（fさんは無言）． 小鉢は7つ並べてあり，鍋の中のものをこれに 盛り付けるように頼まれている（fさんは無言）． スタッフは指示が終わるとその場から離れ，fさん は一人で盛り付けている（最後まで見なかったので， 仕上げがどうなったか不明）．	• 小鉢が並べてあったが，これだけの準 備で指示どおり盛り付けられるのか？ • いつもこのようにしているのか，毎朝？ • 質問も，返事もなかったがいつもそうか？ • これでうまくいっているのか？ 　　盛り付けは	
〈午後〉 • 郵便物を届けに行く場面（外出） 　fさんは青い半コートを着て，さっそうと歩いている． 同行したスタッフが，fさんの若い頃のことを質問し たら，　fさんは　歩きながら，●●から●●に引越したこと， 戦争中に工場に働きに行ったことなどを話す． 　　（No.2につづく，以下略）	• 午前中の黙々と働いていたfさんでは なく，青いコートが似合う素敵な女性 である． • 歩行はしっかりしている． • 歩きながら話すことができる． • 地名も覚えていて，若い頃の話がどん どん出てくる． 　開放感があるのか？（外の空気）	

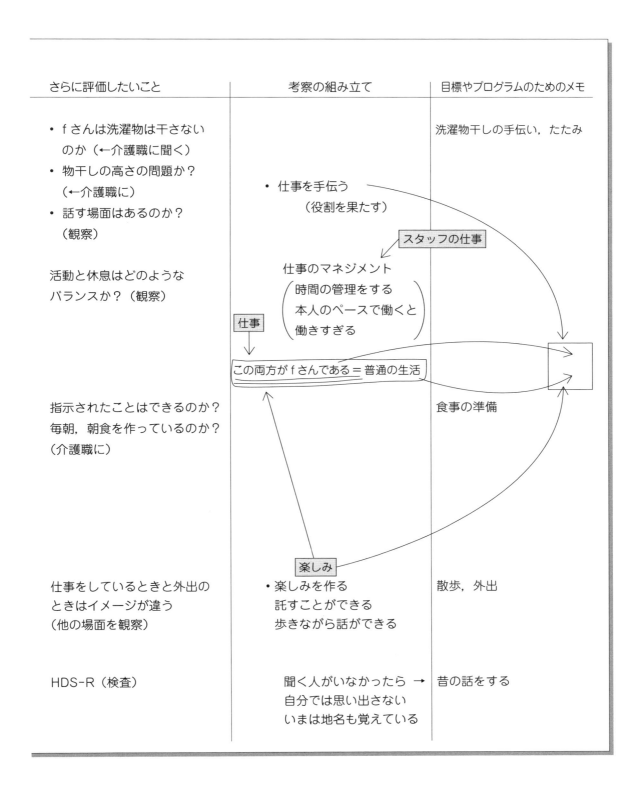

表 7-3　認知機能の評価尺度

検査の方法	特　徴	検　査
質問式	本人が答えることによって直接評価できる. 検査をすること自体に不快感を持つ人がいる. 答えることに不安や緊張感を持つ人がいる. 失語があるなど，答えられない人にはできない.	①MMSE ②HDS-R
観察式	本人に負担がない. どのような状態の人でも評価できる. 評価者による差が出る可能性がある.	③FAST ④柄澤式「老人知能の臨床的判定基準」 ⑤CDR ⑥認知症高齢者の日常生活自立度判定基準

は，①MMSE（Mini Mental State Examination）[19]，②HDS-R（改訂長谷川式簡易知能評価スケール）[20]が代表的である．観察式は③FAST（Functional Assessment Staging）[21]，④柄澤式「老人知能の臨床的判定基準」[22]，⑤CDR（Clinical Dementia Rating）[23]，⑥認知症高齢者の日常生活自立度判定基準[24]を挙げたが，ほかにも多くの検査があるので，評価の目的に適した尺度であれば，使用すればよい．標準化された評価尺度が使いやすい．質問式は本人が答えるので直接的ではあるが，認知症のある人が検査をすること自体に不安や緊張を感じたり，不快感を抱いたりするので配慮が必要である．失語のある人は答えることができない．一方，観察式は本人の負担はないが，本人の知らないところで評価される，あるいは評価者によって差が生じる可能性がある．それぞれの検査について簡単に説明する.

（1）MMSE（Mini Mental State Examination）

アメリカのフォルスタイン Folstein MF らによって開発された標準化された検査法である（**表 7-4**）．『認知症疾患診療ガイドライン 2017』[25]では，臨床および研究において国際的にも広く用いられており，有用な評価尺度であり，スクリーニング検査として推奨している．30 点満点で総合点が低いほど認知障害の存在が推定できる．認知症と非認知症のカットオフは 23/24 点で高い弁別性を示すことが多い．図形模写課題という動作性検査が含まれており，視空間認知をみることができる．なお，名称を MMS とするものと MMSEとするものがある．本書は『認知症疾患診療ガイドライン 2017』にならい MMSE とした.

（2）改訂長谷川式簡易知能評価スケール（HDS-R）

1974 年に長谷川らによって HDS（長谷川式簡易知能評価スケール）が作成され，わが国では認知症のスクリーニングテストとして広く用いられてきた．しかし，長い年月の中で質問項目が現代社会に適合していないことから，1991 年に改訂された（HDS-R）．評価表（p.140 **表 7-11** 参照）と後述の「検査の実施」（p.142）を参照されたい．最高得点は 30点で，20/21 点をカットオフとした場合に認知症と非認知症の高い弁別性を示す.

126　第 7 章　評　価

表7-4 MMSE

	質 問 内 容	回 答	得 点
1（5点）	今年は何年ですか.	年	
	いまの季節は何ですか.		
	今日は何曜日ですか.	曜日	
	今日は何月何日ですか.	月	
		日	
2（5点）	ここはなに県ですか.	県	
	ここはなに市ですか.	市	
	ここはなに病院ですか.		
	ここは何階ですか.	階	
	ここはなに地方ですか.（例：関東地方）		
3（3点）	物品名3個（相互に無関係） 検者は物の名前を1秒間に1個ずつ言う，その後，被検者に繰り返させる. 正答1個につき1点を与える.3個すべて言うまで繰り返す（6回まで）. 何回繰り返したかを記せ＿＿＿回		
4（5点）	100から順に7を引く（5回まで），あるいは「フジノヤマ」を逆唱させる.		
5（3点）	3で提示した物品名を再度復唱させる.		
6（2点）	（時計を見せながら）これは何ですか. （鉛筆を見せながら）これは何ですか.		
7（1点）	次の文章を繰り返す. 「みんなで，力を合わせて綱を引きます」		
8（3点）	（3段階の命令） 「右手にこの紙を持ってください」 「それを半分に折りたたんでください」 「机の上に置いてください」		
9（1点）	（次の文章を読んで，その指示に従ってください） 「眼を閉じなさい」		
10（1点）	（なにか文章を書いてください）		
11（1点）	（次の図形を書いてください）		
		得点合計	

〔大塚俊男，本間　昭（監）：高齢者のための知的機能検査の手引き.ワールドプランニング，p36, 2017〕

　加藤ら[20]はHDS-Rについての信頼性・妥当性も検討している.また，年齢とも教育年数ともほとんど相関関係にないことも確認されている.併存的妥当性もMMSEとHDS-Rとの相関値も0.94と非常に高い.そして，重症度別平均得点は**表7-5**のようになっており，重症度間の平均得点に有意差は認められているが，本検査だけで認知症の重症度を規定するのは危険があるとしている.例えば，心身の不調や患者の協力度によって結果は左

7-5　検査・測定　127

右されることに留意すること，最終診断はあくまで診断基準を用いた精神審査（例えばDSM-5など）が必要であること，行動評価法などを併用して用いること，1回でなく何回かの経時的な追跡診断が必要なことなどが述べられている．最後に，HDS-Rは特別な資格や訓練を要する検査ではないが，患者からの最大限の能力を引き出すためには，面接についての原則的な技術，検査状況に対する柔軟性を持った態度，施行についての巧みさなどが必要であろう，と結んでいる．

この HDS-R を例に，一つのテストを実施する手順を **7-5-5** 検査の実際（p.140）で示す．

表7-5　HDS-R の重症度別平均得点

重症度	平均得点±SD
非認知症	24.27±3.91
軽度	19.10±5.04
中等度	15.43±3.68
やや高度	10.73±5.40
非常に高度	4.04±2.62

〔加藤伸司，他：改訂長谷川式簡易知能評価スケール（HDS-R）の作成．老年精医誌　2：p.1345，表4，1991〕

(3) FAST（Functional Assessment Staging）

ライズバーグ Reisberg B ら[21]によって，1984年に開発された．アルツハイマー病の病期を，ADLの障害の程度で7段階に分類した観察式評価尺度である（**表7-6**）．FAST stage 1（認知機能の障害なし）から FAST stage 7（非常に高度の認知機能低下）まであり，それぞれの病期には具体的な臨床像が示されている．一方では，石井[26]は，評価しやすい反面，このような重症度の経過と必ずしも一致しない症例も少なくないが，日常の臨床場面でアルツハイマー病の重症度を把握するうえでは有用であるという．さらに本尺度のみで重症度の経時的変化を評価することは難しいことが多いので，ほかの認知機能検査あるいはADL評価尺度を併用する必要があると述べている．

(4) 柄澤式「老人知能の臨床的判定基準」

柄澤[22]により1989年に作成された．行動評価法で直接面接して問診したり，テストを実施したりできない場合でも判定でき，知能レベルの大まかな段階づけ評価を目的とする．判定は正常2段階と異常衰退4段階に分かれている．正常は，「活発な知的活動持続（優秀老人）と「通常の社会活動と家庭内活動可能」で，異常衰退は，軽度（+1），中等度（+2），高度（+3），最高度（+4）となっている（**表7-7**）．柄澤[22]は正しい判定をするためには，日頃，対象者に身近に接している人から，正しい情報を引き出す必要があり，判定者は面接・問診の技術に習熟していることが重要であるという．また，判定するために必要な事柄を聞くのではなく，対象者の日常生活全般にわたって具体的に聞くのが妥当だとしてい

表 7-6　FAST（Functional Assessment Staging Test）

FAST stage	臨床診断	FAST における特徴	臨 床 的 特 徴
1. 認知機能の障害なし	正常	主観的および客観的機能低下は認められず	5～10 年前と比較して職業あるいは社会生活上，主観的および客観的にも変化はまったく認められないこともない．
2. 非常に軽度の認知機能の低下	年齢相応	物の置き忘れを訴える．喚語困難	名前や物の場所，約束を忘れたりすることがあるが年齢相応の変化であり，親しい友人や同僚にも通常は気がつかれない．複雑な仕事を遂行したり，込みいった社会生活に適応していくうえで支障はない．多くの場合，正常な老化以外の状態は認められない．
3. 軽度の認知機能低下	境界状態	熟練を要する仕事の場面では機能低下が同僚によって認められる．新しい場所に旅行することは困難	重要な約束を忘れてしまうことがある．はじめての土地への旅行のような複雑な作業を遂行する場合には機能低下が明らかになる．買い物や家計の管理あるいはよく知っている場所への旅行など日常行っている作業をするうえでは支障はない．熟練を要する職業や社会的活動から退職してしまうこともあるが，その後の日常生活のなかでは障害は明らかとはならず，臨床的には軽微である．
4. 中等度の認知機能低下	軽度のアルツハイマー型認知症	夕食に客を招く段取りをつけたり，家計を管理したり，買い物をしたりする程度の仕事でも支障をきたす	買い物で必要なものを必要な量だけ買うことができない．だれかがついていないと買い物の勘定を正しく払うことができない．自分で洋服を選んで着たり，入浴したり，行き慣れている所へ行ったりすることには支障はないために日常生活に介助を要しないが，社会生活では支障をきたすことがある．単身でアパート生活している老人の場合，家賃の額で大家とトラブルを起こすようなことがある．
5. やや高度の認知機能低下	中等度のアルツハイマー型認知症	介助なしでは適切な洋服を選んで着ることができない．入浴させるときにもなんとかなだめすかして説得することが必要なこともある．	家庭での日常生活でも自立できない．買い物を一人ですることはできない．季節に合った洋服が選べず，明らかに釣り合いがとれていない組合せで服を着たりするためにきちんと服をそろえるなどの介助が必要となる．毎日の入浴を忘れることもある．なだめすかして入浴させなければならない．自分で体をきちんと洗うことができるし，お湯の調節もできる．自動車を適切かつ安全に運転できなくなり，不適切にスピードを上げたり下げたり，信号を無視したりする．無事故だった人がはじめて事故を起こすこともある．大声をあげたりするような感情障害や多動，睡眠障害によって家庭で不適応を起こし医師による治療的かかわりがしばしば必要になる．
6. 高度の認知機能低下	やや高度のアルツハイマー型認知症	(a)不適切な着衣	寝衣の上に普段着を重ねて着てしまう．靴紐が結べなかったり，ボタンを掛けられなかったり，ネクタイをきちんと結べなかったり，左右間違えずに靴をはけなかったりする．着衣も介助が必要になる．
		(b)入浴に介助を要する．入浴を嫌がる	お湯の温度や量が調節できなくなり，体もうまく洗えなくなる．浴槽への出入りもできにくくなり，風呂から出たあともきちんと体を拭くことができない．このような障害に先行して風呂に入りたがらない，嫌がるという行動がみられることもある．
		(c)トイレの水を流せなくなる	用をすませたあと水を流すのを忘れたり，きちんと拭くのを忘れる，あるいはすませたあと服をきちんと直せなかったりする．
		(d)尿失禁	時に(c)の段階と同時に起こるが，これらの段階の間には数か月間の間隔があることが多い．この時期に起こる尿失禁は尿路感染や体の生殖泌尿器系の障害がなく起こる．この時期の尿失禁は適切な排泄行動を行ううえでの認知機能の低下によって起こる．
		(e)便失禁	この時期の障害は(c)や(d)の段階でみられることもあるが，通常は一時的にしろ時々にみられることが多い．焦燥や明らかな精神病様症状のために医療施設に受診することも多い．攻撃的行為や失禁のために施設入所が考慮されることが多い．
7. 非常に高度の認知機能低下	高度のアルツハイマー型認知症	(a)最大限約6語に限定された言語機能の低下	語彙と言語能力の貧困化はアルツハイマー型認知症の特徴であるが，発語量の減少と話し言葉のとぎれがしばしば認められる．さらに進行すると完全な文章を話す能力はしだいに失われる．失禁がみられるようになると，話し言葉はいくつかの単語あるいは短い文節に限られ，語彙は2，3の単語のみに限られてしまう．
		(b)理解しうる語彙はただ1つの単語となる	最後に残される単語には個人差があり，ある患者では"はい"という言葉が肯定と否定の両方の意志を示すときもあり，逆に"いいえ"という返事が両方の意味をもつこともある．病期が進行するに従ってこのようなただ1つの言葉も失われてしまう．一見，言葉が完全に失われてしまったと思われてから数か月後に突然最後に残されていた単語を一時的に発語することがあるが，理解しうる話し言葉が失われたあとは叫び声や意味不明のぶつぶつ言う声のみとなる．
		(c)歩行能力の喪失	歩行障害が出現する．ゆっくりとした小刻みの歩行となり階段の上り下りに介助を要するようになる．歩行ができなくなる時期は個人差はあるが，しだいに歩行がゆっくりとなる．歩幅が小さくなっていく場合もあり，歩くときに前方あるいは後方や側方に傾いたりする．寝たきりとなって数か月すると拘縮が出現する．
		(d)着座能力の喪失	寝たきり状態であってもはじめのうち介助なしで椅子に座っていることは可能である．しかし，しだいに介助なしで椅子に座っていることもできなくなる．この時期ではまだ笑ったり，噛んだり，握ることはできる．
		(e)笑う能力の喪失	この時期では刺激に対して眼球をゆっくりと動かすことは可能である．多くの患者では把握反射は嚥下運動とともに保たれる．
		(f)昏迷および昏睡	アルツハイマー型認知症の末期ともいえるこの時期は本疾患に付随する代謝機能の低下と関連する．

〔大塚俊男，本間　昭（監）：高齢者のための知的機能検査の手引き．ワールドプランニング，pp60-61，2017〕

表7-7　柄澤式「老人知能の臨床的判定基準」

判　定		日常生活能力	日常会話・意思疎通	具体的な例示
正常	（−）	社会的，家庭的に自立	普　通	活発な知的活動持続（優秀老人）
	（±）	同　上	同　上	通常の社会活動と家庭内活動可能
異常衰退	軽　度（＋1）	・通常の家庭内での行動ほぼ自立 ・日常生活上，助言や介助は必要ないか，あっても軽度	・ほぼ普通	・社会的な出来事への興味や関心が乏しい ・話題が乏しく，限られている ・同じことを繰り返し話す，たずねる ・いままでできた作業（事務，家事，買い物など）にミスまたは能力低下が目立つ
	中等度（＋2）	・知能低下のため，日常生活が1人ではちょっとおぼつかない ・助言や介助が必要	・簡単な日常会話はどうやら可能 ・意思疎通は可能だが不十分，時間がかかる	・なれない状況で場所を間違えたり道に迷う ・同じ物を何回も買い込む ・金銭管理や適正な服薬に他人の援助が必要
	高　度（＋3）	・日常生活が1人ではとても無理 ・日常生活の多くに助言や介助が必要，あるいは失敗行為が多く目が離せない	・簡単な日常会話すらおぼつかない ・意思疎通が乏しく困難	・なれた状況でも場所を間違え道に迷う ・さっき食事したこと，さっき言ったことすら忘れる
	最高度（＋4）	同　上	同　上	・自分の名前や出生地すら忘れる ・身近な家族と他人の区別もつかない

〔大塚俊男，本間　昭（監）：高齢者のための知的機能検査の手引き．ワールドプランニング，p56，2017〕

る．

(5) CDR（Clinical Dementia Rating）

　CDRは，1982年ヒューズHughes CP ら[23]によって作成され，国際的にも広く用いられている観察式の認知症の重症度評価法である．

　CDRは，記憶（M），見当識（O），判断力と問題解決（JPS），地域社会活動（CA），家庭生活および趣味・関心（HH），介護状況（PC）の6項目をそれぞれに5段階で評価し，なし（CDR 0），認知症の疑い（CDR 0.5），軽度認知症（CDR 1），中等度認知症（CDR 2），重度認知症（CDR 3）の5段階で総合的に判定する（表7-8）．それぞれの項目の結果が，同じ程度であればそれがCDRの段階となるが，異なる場合にはどう判定するかについてはルールがある．

　判定の方法はいくつかあるが，Gelb D ら[27]の判定方法を掲載しておく（表7-9）．すなわち，評価した6項目の結果を軽いほうから重いほうに順位づけして，CDRの重症度判定

130　第7章　評　価

表7-8　CDR判定用紙

CDR	0	0.5	1	2	3
	障害				
	なし 0	疑い 0.5	軽度 1	中等度 2	重度 3
記憶 （M）	記憶障害なし 軽度の一貫しない物忘れ	一貫した軽い物忘れ 出来事を部分的に思い出す良性健忘	中程度記憶障害 特に最近の出来事に対するもの 日常生活に支障	重度記憶障害 高度に学習したもののみ保持，新しいものはすぐに忘れる	重度記憶障害 断片的記憶のみ残存する程度
見当識 （O）	見当識障害なし	時間的関連の軽度の困難さ以外は障害なし	時間的関連の障害中程度あり，検査では場所の見当識良好，他の場所で時に地誌的失見当	時間的関連の障害重度，通常時間の失見当，しばしば場所の失見当	人物への見当識のみ
判断力と問題解決 （JPS）	日常の問題を解決 仕事をこなす 金銭管理良好 過去の行動と関連した良好な判断	問題解決，類似性差異の指摘における軽度障害	問題解決，類似性差異の指摘の中程度障害	問題解決，類似性差異の指摘における重度障害	問題解決不能
			社会的判断は通常，保持される	社会的判断は通常，障害される	判断不能
地域社会活動 （CA）	通常の仕事，買物，ボランティア，社会的グループで通常の自立した機能	左記の活動の軽度の障害	左記の活動のいくつかにかかわっていても，自立できない一見正常	家庭外では自立不可能	
				家族のいる家の外に連れ出しても他人の目には一見活動可能に見える	家族のいる家の外に連れ出した場合生活不可能
家庭生活および趣味・関心 （HH）	家での生活，趣味，知的関心が十分保持されている	家での生活，趣味，知的関心が軽度障害されている	軽度しかし確実な家庭生活の障害 複雑な家事の障害，複雑な趣味や関心の喪失	単純な家事手伝いのみ可能 限定された関心	家庭内における意味のある生活活動困難
介護状況 （PC）	セルフケア完全		奨励が必要	着衣，衛生管理などの身の回りのことに介助が必要	日常生活に十分な介護を要する 頻回な失禁

〔目黒謙一：痴呆の臨床—CDR判定用ワークシート解説．医学書院，p104，図30，2004〕

表7-9　CDRの判定方法 （Gelb D, St. Laurent RT, 1993）

6つのカテゴリーのそれぞれの評価に障害の軽いほうから重いほうへ順位付け（×1≦×2≦×3≦×4≦×5≦×6）を行う．なお，カテゴリーの障害度が同じ場合は，カラムの上のカテゴリーから順位を付ける．CDRの重症度の判定は×3または×4のレベルとするが，×3，×4の障害度が異なる場合は，記憶の障害度に近いほうを選択する．
下の例では，CDRは2とする
具体例

カテゴリー ＼ CDR	0	0.5	1	2	3
記憶				○：×4	
見当識			○：×3		
判断力と問題解決					○：×6
社会適応				○：×5	
家庭状況および趣味・関心		○：×2			
パーソナルケア	○：×1				

CDR＝2となる

〔本間　昭：I．総論 §5-B 認知症の検査，評価尺度．日本認知症学会（編）：認知症テキストブック．中外医学社，p125，表5-7，2008〕

は3番目か4番目のレベルとする．3番目と4番目の重症度が異なる場合は記憶の障害度に近いほうにする．

臨床ではいろいろなパターンがみられるので，判断に迷う場合は，目黒[28]の「CDR判定紙ワークシート日本語版とその解説」を見るとよい．CDRの判定の注意書きはあまり注目されていないが，細かく述べてある．

日本語版評価者間信頼性の検討もされている[29]．また，CDRの6項目の合計得点を算出して認知症の経過を数量的に処理することも可能であり調査研究もある[30]．

付け加えれば，近年，軽度認知障害（Mild Cognitive Impairment：MCI）が注目されており，その評価の一つとしてCDRが注目されている．CDR 0.5は「認知症の疑い」としていて，軽度認知障害の概念と同じような段階といえる．年間10〜15％程度，3年間で18％程度が認知症状態に移行するという[31]．この事実に着目する目黒らは，CDRを用いてプロジェクト研究を行っている[32]．

(6) 認知症高齢者の日常生活自立度判定基準

認知症高齢者の日常生活自立度判定基準[24]は，わが国の介護保険制度に用いられている．日常生活自立度と介護の必要度によって判定しており，医学的に認知症の程度を示すものではない．家族や，本人の状態がわかる介護者からの聞き取りによって評価する．ランク付けは，軽いほうからランクⅠ〜ランクⅣまでの4段階と，ランクM（著しい精神症状や問題行動あるいは重篤な身体疾患がみられ，専門医療を必要とする）に分類されている（**表7-10**）．日常生活をどのように過ごしているかをみるものであるが，介護保険では要介護の状態を示す目安として，もう一つの障害高齢者の日常生活自立度判定基準と合わせて用いられている．

7-5-3 　認知機能以外の評価尺度

(1) 身体的評価

一般的に身体障害で用いられる評価を使うが，指示の理解が困難な認知症のある人にとって正確な評価は難しい場合がある．基本的には日常的な動きの中で大枠を捉え，問題がありそうな場合は検査をする．検査不能ばかり羅列しても実態が何もわからないので，基本的にできる範囲で状態を捉える．

例を挙げてみる．

① 見えているか：対象者から1mくらいのところに，指を2本立てて「指は何本，見えますか？」と聞く．

② 聞こえるか：話し始める前に「わたしの声は聞こえていますか？」と聞く．

③ 上肢は上がるか：「一緒に万歳をしてみてください．はい，万歳！」

④ 上肢の力はどのくらいか：「私と握手していただけますか？」（左手，右手，両方確認

132　第7章　評　価

表 7-10　認知症高齢者の日常生活自立度判定基準

ランク	判断基準	みられる症状・行動の例	判断にあたっての留意事項
I	何らかの認知症を有するが，日常生活は家庭内及び社会的にほぼ自立している．		在宅生活が基本であり，一人暮らしも可能である．相談，指導等を実施することにより，症状の改善や進行の阻止を図る．
II	日常生活に支障を来すような症状・行動や意思疎通の困難さが多少見られても，誰かが注意していれば自立できる．		在宅生活が基本であるが，一人暮らしは困難な場合もあるので，日中の居宅サービスを利用することにより，在宅生活の支援と症状の改善及び進行の阻止を図る．
IIa	家庭外で上記IIの状態が見られる．	たびたび道に迷うとか，買物や事務，金銭管理などそれまでできたことにミスが目立つ等	
IIb	家庭内でも上記IIの状態が見られる．	服薬管理ができない，電話の応対や訪問者との対応等一人で留守番ができない等	
III	日常生活に支障を来すような症状・行動や意思疎通の困難さが見られ，介護を必要とする．		日常生活に支障を来すような症状・行動や意思疎通の困難さがランクIIより重度となり，介護が必要となる状態である．「ときどき」とはどのくらいの頻度を指すかについては，症状・行動の種類等により異なるので一概には決められないが，一時も目を離せない状態ではない．在宅生活が基本であるが，一人暮らしは困難であるので，夜間の利用も含めた居宅サービスを利用しこれらのサービスを組み合わせることによる在宅での対応を図る．
IIIa	日中を中心として上記IIIの状態が見られる．	着替え，食事，排便，排尿が上手にできない，時間がかかる．やたらに物を口に入れる，物を拾い集める，徘徊，失禁，大声・奇声を上げる，火の不始末，不潔行為，性的異常行為等	
IIIb	夜間を中心として上記IIIの状態が見られる．	ランクIIIaに同じ	
IV	日常生活に支障を来すような症状・行動や意思疎通の困難さが頻繁に見られ，常に介護を必要とする．	ランクIIIに同じ	常に目を離すことができない状態である．症状・行動はランクIIIと同じであるが，頻度の違いにより区分される．家族の介護力等の在宅基盤の強弱により居宅サービスを利用しながら在宅生活を続けるか，または特別養護老人ホーム・老人保健施設等の施設サービスを利用するかを選択する．施設サービスを選択する場合には，施設の特徴を踏まえた選択を行う．
M	著しい精神症状や周辺症状あるいは重篤な身体疾患が見られ，専門医療を必要とする．	せん妄，妄想，興奮，自傷・他害等の精神症状や精神症状に起因する問題行動が継続する状態等	ランクI～IVと判定されていた高齢者が，精神病院や認知症専門棟を有する老人保健施設等での治療が必要となったり，重篤な身体疾患が見られ老人病院等での治療が必要となった状態である．専門医療機関を受診するよう勧める必要がある．

〔厚生省：「認知症高齢者の日常生活自立度判定基準」の活用について（平成 18 年 4 月 3 日　老健第 0403003 号）．2001〕

する）

⑤ 指の動きはどれくらいか：「いち，に，さん，し，ご，……」と声をかけながら，一緒に指折りをする．

⑤ 下肢筋力は？：必要なら可能な範囲で MMT をする．

⑥ 移動は？：歩行可能な人には 10 m を何秒で歩くかを測定する．車椅子は 10 m を何秒で移動するかを測定する．

⑦ 表在感覚は？：目をつぶってもらい，触ってわかるか（軽く，少し強く）を聞く．

などである．工夫して必要な情報を集める．

　また，身体機能ではないが，「こんにちは」と挨拶しても，目が合わせられない，「きれいな歯ね」など歯ばかり見てこちらを見ないなど，注意の集中が難しい場合なども評価する．

■ （2）ADL 評価

① 機能的自立度評価法（FIM）

　ADL 評価は，一般に使われている機能的自立度評価法（FIM）[33]などを用いる．FIM は，認知症に特化しているものではないが，している ADL を観察する評価法で，作業療法を行うにあたっても有効な ADL 評価であるし，国際的に広く使われている．18 項目（セルフケア 6 項目，排泄コントロール 2 項目，移乗 3 項目，移動 2 項目，コミュニケーション 2 項目，社会的認知 3 項目）を 7 段階で評価し，最高 126 点，最低 18 点となる．段階は大きく自立，部分介助，完全介助の 3 つに分けられ 1 点（全介助）〜7 点（完全自立）まである．段階づけが 7 段階なので介入結果が数値にあらわしやすい．

　ADL 評価は観察の項で述べたが，観察する際に，介入前の状態を FIM の点数で取っておいて，介入後に再評価し，比較できるようにする．FIM だけでは介入は考えられないし，観察結果だけでは客観的な効果を示しにくいので，FIM と観察は連動して考える．

　認知症のある人の ADL は，環境を変えることで成果を上げることが多い．あまり習熟する必要がない場合は，すぐに FIM の点数に反映される場合もある．例えば，食事の際に，食堂全体が見渡せるため人の動きや物音が多い席に座っていると，食事に集中できないために介助や促しが必要な人を，窓際の静かで余分な刺激がない席に替えると，介助や促しが少なくても自力摂取ができるなどである．

② N 式老年者用日常生活動作能力評価尺度（N-ADL）

　日本で開発された N 式老年者用日常生活動作能力評価尺度（N-ADL）[34]は，点数化できる行動評価尺度である．日常生活における基礎的な動作能力を，①歩行・起坐，②生活圏，③着脱衣・入浴，④摂食，⑤排泄 の 5 項目に分け，各項目ごとに 7 段階に分類して，0〜10 点の評価点を与えている．5 項目で合計 50 点満点となる．評価者間で差が生じないように N-ADL の手引きがあるので使用するときは参照する．この評価尺度の特徴は，N-ADL

134　第 7 章　評　価

と同時に作成された<u>N式老年者用精神状態尺度（NMスケール）</u>[34]を併せて使い判定すると，老年者の状態をより総合的に捉えることができることである．

■ (3) 認知症の行動・心理症状（BPSD）の評価尺度

認知症の行動・心理症状（BPSD）は，家族や介護者からの聞き取りや観察することで評価する．ここでは，日本語版がある2つを挙げる．BPSDは，さまざまな要因によって出現するものであり，環境や介護状況にも関連する可能性もあるので，そのことを留意したうえで聞き取りをする必要がある．

また，BPSDはある，と評価することで終わってしまっては，介入に生かすことはできない．何がBPSDであることを確認したら，なぜこのようなことが発生するのかを考えることが重要である．

① NPI（Neuropsychiatric Inventory）

NPI[35]は，妄想，幻覚，興奮，うつ，不安，多幸，無為，脱抑制，易刺激性，異常行動の10項目をそれぞれの頻度と重症度で評価する．介護負担の評価が加わっている<u>NPI-D</u>，施設入所者用の<u>NPI-NH</u>，質問紙を用いる<u>NPI-Q</u>などのバージョンがある．日本語版は，博野ら[36]によって作成されている．

② Behave-AD（Behavioral Pathology in Alzheimer's Disease）[37,38]

Behave-ADは，ライズバーグ Reisberg Bら[37]によって1987年に薬物治療の効果判定のための尺度として作成された．半構造化面接によってその精神症状の程度を評価する．項目は，A：妄想（7項目），B：幻覚（5項目），C：行動異常（3項目），D：攻撃性（3項目），E：日内リズム障害（1項目），F：感情障害（2項目），G：不安および恐怖（4項目）の合計25項目とそれらを総合して全体的に捉えた1項目からなる．各項目を0（なし）～1（あり），2（介護者を困らせる），3（介護者は耐えがたい）の4段階で段階づける．

朝田ら[38]の日本語版では評価者間信頼性があり，原法とも類似した結果になっている．

■ (4) 意欲の評価尺度

作業療法を行う場合には，対象者に意欲があるかどうかを確認する．そして，作業療法がうまくいくと，意欲がみられ，元気になるのもよく経験する．これらのことをエビデンスとしてあらわすことは，作業療法の効果を示すものとなる．評価をしていなかったら効果をいうことはできないので，介入前の状態をよくみておくことは重要なことである．

美和[39]は，意欲は行動の変化を生み出すので，患者がどのような意欲を持っているかは行動を評価することでわかるという．意欲は，面接したり，行動観察をすることで評価は可能であるが，評価尺度も開発されている．

① VQ（Volitional Questionnaire：意志質問紙）

野藤ら[40]によるとVQは，人間作業モデルを理論的根拠として開発されたものだという．評価項目は，1．好奇心を示す，2．行為/課題を始める，3．新しいことをやろうとする，

7-5　検査・測定　135

など16項目で，採点は，自発的（4），参加（3），躊躇（2），受け身的（1）とする．
野藤ら[40)]は，この評価尺度をいくつかの作業や場面に当てはめて検討している．

② 意欲の指標（Vitality Index）

意欲の指標は，日常生活動作に関連した意欲を測定する観察による指標で，鳥羽[41)]により開発された．5項目あり，起床，意思疎通，食事，排泄，リハビリ活動についてそれぞれ3段階（2点，1点，0点）に分け，合計10点で評価する．例えば，起床では，いつも定時に起床している（2点），起こさないと起床しないことがある（1点），自分から起床することがない（0点），である．介護者などが観察して評価するが，5項目なので，日頃関わっている者なら評価は短時間でできる．しかし，天井効果があり，この指標が満点でも社会生活に十分な意欲があるとは言えない．作業療法を行うことで意欲の向上を認める場合もある．

(5) QOL の評価尺度

QOL は本来主観的なものなので，認知症のある人自身が評価できる QOL 尺度が望まれるが，実際には，軽度から中等度の認知症には自己評価，あるいは自己評価と他者評価，中等度から高度の認知症では他者評価が用いられることが多い．

『認知症疾患診療ガイドライン2017』[42)]では，「認知症者の QOL 評価法にはさまざまな観点があり，標準的方法はないが，認知症者の重症度や環境などを考慮して適宜選択して使用することができる」と推奨し，全般的な健康関連 QOL の自己評価法として，SF-36（Medical Outcome Study Short-Form36-Item Health Survey），EQ-5 D（Euro Qol Instrument）などをあげている．

近年，ログスドン Logsdon RG ら[43)]によって開発された QOL-AD の日本語版が仲秋ら[44)]により信頼性と妥当性が検討され，認知症のある人の QOL 評価尺度として使われるようになってきた．日本語版 QOL-AD は，質問紙を用いた面接調査で，その内容は，身体的健康，活力・気力・元気，気分，生活環境，記憶，家族，結婚，友人，自分自身に関して全般，家事をする能力，何か楽しいことをする能力，お金，過去から現在までの生活すべて，の13項目から構成され，それぞれについて「よくない（1点）」「まあまあよい（2点）」「よい（3点）」「非常によい（4点）」の4つから最も当てはまるものを1つ選ぶ．点数は合計し，13点から最高点52点となり，点数が高いほど QOL は高いとされる．

また，認知症のある人の主観的 QOL が，基本的 ADL や IADL と関連していることが示唆されている[45,46)]．

(6) 活動の評価尺度

小川らが開発した活動の質評価法（Assessment of Quality of Activities：A-QOA）は，活動の質を評価するための21項目の観察視点を作り，それぞれの項目を4段階で評価する[47,48)]．これは，活動と対象者の結びつきの強さを数値で表現し，活動の質の可視化につ

ながるという．パーソンセンタード・ケアや認知症ケアマッピングの影響を受けて，本人中心の視点で評価しようとしたものである．

(7) 介護負担の評価尺度

荒井らによる日本語訳の Zarit 介護負担尺度日本語版[49]がある．介護量と介護負担は必ずしも一致しないことを理解して用いる．

(8) 認知症ケアマッピング

認知症ケアマッピング（DCM）は，1992 年キッドウッドらによって，パーソンセンタード・ケアに基づいて開発されたケアの質を評価する観察ツールである．認知症のある人の行動を 6 時間観察し，5 分おきに 24 の行動カテゴリーで記録し，同時によい状態か，よくない状態かを 6 段階で評価する[50]．

DCM 評価者はマッパーと呼ばれ，DCM を使用するには DCM 基礎コースの受講が必要で，この研修は世界 10 か国以上で開催されている．わが国でも研修は可能である．

DCM の特徴は，認知症のある人の視点に立って状況を把握しようとすることである．そして，得られたデータは量的に分析でき，例えばグラフで示すなど客観的，視覚的に捉えやすいことである．このことは，わが国の作業療法においても大きな影響を及ぼし，作業療法の効果や成果を「見える化」する評価法などが開発されている[48]．

7-5-4 軽度認知障害に関連する評価尺度

近年，作業療法士は病院や施設におけるリハビリテーションだけではなく，市町村で行う地域の取り組みにも積極的に関わるようになってきた．そのような活動や取り組みには，評価尺度もあわせて開発されていたり，その時々に適するスクリーニングテストを用いたりする．もし携わることになったら，あらためてマニュアルなどで詳細を確認して臨まれたい．

(1) ファイブ・コグ

ファイブ・コグ[51,52]は，東京都老人総合研究所と筑波大学精神科が共同開発した集団認知機能スクリーニング検査である．記憶，注意，言語，視空間，推論の 5 つの認知機能を 6 つの課題で測るものである．すなわち，

① 運動課題：15 秒間でできる限り数字を○で囲む．
② 文字位置照合課題：「上」「中」「下」の文字と文字の書かれた位置が一致するものに○をつけ，同時に順番に番号を振っていく並行作業で注意分割機能を測る．
③ 手がかり再生課題：手がかりとなるカテゴリーと一緒に 32 単語を記憶し，カテゴリーをヒントに覚えた単語を思い出す．
④ 時計描画課題：時計の文字盤を描き，11 時 10 分を指すように針を書き込む．
⑤ 言語流暢課題：2 分間にできるだけ多くの動物名を書き出す．

⑥ 類似課題：「ルビー」「ダイヤ」という二つの単語から「宝石」という上位の概念を抽
出する抽象的思考能力を測る課題を 3 分間で 16 問回答する.

の 6 課題である. 認知機能検査では，MMSE や HDS-R などがあるが，課題が比較的容易
なために地域の高齢者を対象にすると天井効果があらわれやすく，MCI の検出や介護予防
事業の効果評価には適さないために開発された. 信頼性と妥当性も検討されている[52].

　所要時間は 1 回に約 40 分，最大 100 名程度の集団に実施できる.

(2) MoCA-J（Montreal Cognitive Assessment 日本語版）

　MoCA-J[53]は，カナダで開発された MoCA[54]の日本語版である（**図 7-1**）. 鈴木らによっ
て原開発者の協力を得ながら作成された. 個別面接式の認知機能評価検査で，所要時間は
10 分程度，30 点満点で健常を 26 点以上とする. 内容は，視空間/実行系（5 点），命名（3
点），記憶（配点なし），注意（2 点），言語（復唱 2 点，語想起 1 点），抽象概念（2 点），
遅延再生（5 点），見当識（6 点）となっている[53]. 植村[55]によれば MoCA の特徴は，MCI
状態であるにもかかわらず，MMSE では健常範囲に収まってしまうような患者をスク
リーニングすることを目的に開発された評価尺度であるが，実際に MCI の検出に優れてい
るという. また，MoCA は多数の言語に翻訳されており，フランス語，ドイツ語などヨー
ロッパをはじめ，韓国語，タイ語，ベトナム語などアジア圏の言語にも対応しているとい
う[53]. なお，MoCA-J は，信頼性，妥当性も検討されている. また，詳細なマニュアルが
ついているので，使用するときには目を通して行うとよい.

(3) DASC-21

　DASC-21[56]は，地域包括ケアシステムにおいて，認知症を総合的にアセスメントするこ
とを目的として作成された. 2016 年に標準テキストができ，研修を受けた専門職が使用す
る評価尺度であるという. 認知機能と生活機能を総合的に評価するが，IADL が 6 項目入っ
ているので軽度認知症のある人の生活障害を検出しやすい.

　内容は，導入質問 A，B があって，そのほかに 21 の質問項目がある. 記憶（3 項目），
見当識（3 項目），問題解決・判断力（3 項目），家庭外の IADL（3 項目），家庭内の IADL
（3 項目），身体的 ADL①（3 項目），身体的 ADL②（3 項目）となっており，それぞれの項
目で 1 点（全くない），2 点（時々ある），3 点（頻繁にある），4 点（いつもそうだ）の段
階で評価し，最高度 84 点，31 点以上が「認知症の可能性あり」となる. 本尺度の信頼性，
妥当性も検討してある[56].

Japanese Version of
The MONTREAL COGNITIVE ASSESSMENT (MOCA-J)

氏名：
教育年数：　　　　　　　　生年月日：
性別：　　　　　　　　　　検査実施日：

視空間／実行系		図形模写	時計描画（１１時１０分）（３点）	

⑤　おわり　あ　い　②　①　はじめ　え　④　③　う

[ ]　　　　　　　[ ]　　輪郭[ ]　数字[ ]　針[ ]　　__/5

命 名			

[ ]　　　　　　[ ]　　　　　　[ ]　　__/3

記 憶	単語リストを読み上げ，対象者に復唱するよう求める。２試行実施する。５分後に遅延再生を行う。		顔(かお)	絹(きぬ)	神社(じんじゃ)	百合(ゆり)	赤(あか)	配点なし
		第１試行						
		第２試行						

注 意	数唱課題（数字を１秒につき１つのペースで読み上げる）	順唱[ ] ２１８５４	__/2
		逆唱[ ] ７４２	

ひらがなのリストを読み上げる。対象者には "あ" の時に手もしくは机を叩くよう求める。２回以上間違えた場合には得点なし。
[ ] きいあうしすああくけこいあきあけえおあああくあしせきあい　　__/1

対象者に100から7を順に引くよう求める。[ ] 93　　[ ] 86　　[ ] 79　　[ ] 72　　[ ] 65　　__/3
４問・５問正答：３点，２問・３問正答：２点，１問正答：１点，正答０問：０点

言 語	復唱課題	太郎が今日手伝うことしか知りません。[ ]	__/2
		犬が部屋にいるときは，猫はいつもイスの下にかくれていました。[ ]	
語想起課題	対象者に "か" で始まる言葉を１分間に出来るだけ多く挙げるよう求める。	[ ] ____ 11個以上で得点	__/1

抽象概念	類似課題	例：バナナ・ミカン＝果物 [ ]電車・自転車 [ ]ものさし・時計	__/2

遅延再生	自由再生（手がかりなし）	顔[ ]	絹[ ]	神社[ ]	百合[ ]	赤[ ]	自由再生のみ得点の対象	__/5
参考項目	手がかり（カテゴリ）							
	手がかり（多肢選択）							

見 当 識	[ ]年　[ ]月　[ ]日　[ ]曜日　[ ]市(区・町)　[ ]場所	__/6

© Z.Nasreddine MD　　www.mocatest.org　健常 ≧ 26/30　合計得点 __/30

MoCA-J 作成：鈴木宏幸　監修：藤原佳典
version 2.2　　　　　　　　　　　　　　　　　　教育年数12年以下なら1点追加

検査実施者_____

図 7-1　Montreal Cognitive Assessment 日本語版 （MoCA-J）

〔鈴木宏幸，他：Montreal Cognitive Assessment （MoCA） の日本語版作成とその有効性について．老年精医誌　21：198-202，図1，2010〕

> **7-5-5** 検査の実際—HDS-R を例に

　HDS-R を例に検査の流れ全体を述べる．評価用紙は**表7-11**，実施方法は**表7-12**に示す．

　検査には作成者の意図があり，マニュアルがあるのでそれをよく読み，対象者や評価する目的に合っているかどうかを考える．検査用紙を見ただけでは，何を見ているテストな

表7-11　改訂長谷川式簡易知能評価スケール（HDS-R）

（検査日：　　　年　　月　　日）　　　　　　　　　　　　　　　　　（検査者：　　　　　　　）

氏名：		生年月日：　　年　　月　　日		年齢：　　　　　歳
性別：男/女	教育年数（年数で記入）：　　　年		検査場所	
DIAG：		（備考）		

1	お歳はいくつですか？（2年までの誤差は正解）			0　1
2	今日は何年の何月何日ですか？　何曜日ですか？ （年月日，曜日が正解でそれぞれ1点ずつ）		年 月 日 曜日	0　1 0　1 0　1 0　1
3	私たちがいまいるところはどこですか？（自発的にでれば2点，5秒おいて家ですか？　病院ですか？　施設ですか？　のなかから正しい選択をすれば1点）			0　1　2
4	これから言う3つの言葉を言ってみてください．あとでまた聞きますのでよく覚えておいてください． （以下の系列のいずれか1つで，採用した系列に○印をつけておく） 1：a）桜　b）猫　c）電車　　2：a）梅　b）犬　c）自動車			0　1 0　1 0　1
5	100から7を順番に引いてください．（100－7は？，それからまた7を引くと？　と質問する．最初の答が不正解の場合，打ち切る）		(93) (86)	0　1 0　1
6	私がこれから言う数字を逆から言ってください．（6-8-2, 3-5-2-9を逆に言ってもらう，3桁逆唱に失敗したら打ち切る）		2-8-6 9-2-5-3	0　1 0　1
7	先ほど覚えてもらった言葉をもう一度言ってみてください． （自発的に回答があれば各2点，もし回答がない場合以下のヒントを与え正解であれば1点）a）植物　b）動物　c）乗り物			a：0 1 2 b：0 1 2 c：0 1 2
8	これから5つの品物を見せます．それを隠しますのでなにがあったか言ってください． （時計，鍵，タバコ，ペン，硬貨など必ず相互に無関係なもの）			0　1　2 3　4　5
9	知っている野菜の名前をできるだけ多く言ってください． （答えた野菜の名前を右欄に記入する．途中で詰まり，約10秒間待っても答えない場合にはそこで打ち切る）0～5＝0点，6＝1点，7＝2点，8＝3点，9＝4点，10＝5点			0　1　2 3　4　5
			合計得点：	

〔加藤伸司，他：改訂長谷川式簡易知能評価スケール（HDS-R）の作成．老年精医誌　2：1342，表1，1991〕

表 7-12　HDS-R 実施法

問題 1：「年齢」

満年齢が正確に言えれば 1 点を与え，2 年までの誤差は正答とみなす．

問題 2：「日時の見当識」

「今日は何年の何月何日ですか？」と問う．続けて聞くのではなく，「今日は何月何日ですか？」と聞き，「何曜日でしょう」「今年は何年ですか？」とゆっくり別々に聞いてもよい．年・月・日・曜日それぞれの正答に対して各 1 点を与える．年については，西暦でも正解とする．

問題 3：「場所の見当識」

「私たちがいまいるところはどこですか？」と問う．被検者が自発的に答えられれば 2 点を与える．病院名や施設名，住所などは言えなくてもよく，現在いる場所がどういう場所なのかが本質的に捉えられていればよい．もし正答がでなかった場合には約 5 秒おいてから「ここは病院ですか？　家ですか？　それとも施設ですか？」と問い，正しく選択できれば 1 点を与える．

問題 4：「3 つの言葉の記銘」

「これから言う 3 つの言葉を言ってみてください．あとでまた聞きますのでよく覚えておいてください」と教示する．3 つの言葉はゆっくりと区切って発音し，3 つ言い終わったときに繰り返して言ってもらう．使用する言葉は 2 系列あるため，いずれか 1 つの系列を選択して使用する．1 つの言葉に対して各 1 点を与える．もし正解がでない場合，正答の数を採点したあとに正しい答を教え，覚えてもらう．もし 3 回以上言っても覚えられない場合にはそこで打ち切り，問題 7 の「言葉の遅延再生」の項目から覚えられなかった言葉を除外する．

問題 5：「計算」

100 から順に 7 を引かせる問題．「100 引く 7 はいくつですか？」「それからまた 7 を引くといくつになるでしょう？」と問う．「93 から 7 を引くと？」というように検査者が最初の引き算の答を繰り返して言ってはならない．各正答に対して 1 点を与えるが，最初の引き算の答が誤ったものであった場合にはそこで中止し，次の問題へ進む．

問題 6：「数字の逆唱」

「私がこれから言う数字を逆から言ってください」と教示する．数字は続けて言うのではなくゆっくりと約 1 秒ぐらいの間隔をおいて提示し，言い終わったところで逆から言ってもらう．正解に対して各 1 点を与えるが，3 桁の逆唱に失敗した場合にはそこで中止し，次の問題に進む．

問題 7：「3 つの言葉の遅延再生」

「先ほど覚えてもらった言葉をもう一度言ってみてください」と教示する．3 つの言葉のなかで自発的に答えられたものに対しては各 2 点を与える．もし答えられない言葉があった場合には少し間隔をおいてからヒントを与え，正解が言えれば 1 点を与える．例えば，「桜」と「電車」が想起できなかった場合，「1 つは植物でしたね」というヒントを与え，正答が言えれば 1 点．その後「もう 1 つは乗り物がありましたね」というヒントを与える．ヒントは被検者の反応をみながら 1 つずつ提示するもので，「植物と乗り物がありましたね」というように続けてヒントを出してはならない．

問題 8：「5 つの物品記銘」

あらかじめ用意した 5 つの物品を 1 つずつ名前を言いながら並べて見せ，よく覚えるように教示する．次にそれらを隠して「思い出す順番はどうでもよいですが，いまここになにがありましたか？」とたずねる．物品にとくに指定はないが，「時計」「鍵」「タバコ」「ペン」「硬貨」など必ず相互に無関係なものを用いる．正答に対してそれぞれ 1 点を与える．

問題 9：「野菜の名前：言語の流暢性」

「知っている野菜の名前をできるだけたくさん言ってみてください」と教示する．具体的な野菜の名前を検査用紙の記入欄に記入し，重複したものを採点しないように注意する．この問題は言語の流暢性をみる質問であるため，途中で言葉に詰まり約 10 秒程度待っても次の野菜の名前がでてこない場合にはそこで打ち切る．採点は 5 個までは 0 点であり，以後 6 個＝1 点，7 個＝2 点，8 個＝3 点，9 個＝4 点，10 個＝5 点，となる．

〔加藤伸司，他：改訂長谷川式簡易知能評価スケール（HDS-R）の作成．老年精医誌　2：1341-1343，1991〕

のかわからないことがあるので注意を要する．施行するときは，一つの流れを作って途切れなく淡々と進められることが基本である．

■（1）検査の前に

検査は知的機能を測るので，本人がテストとは知らない間に何となく答えているものを評価するのは本人にとって不利である．一方，「これから簡単な知能テストをします！」と伝えて緊張感や不安を与えてしまうのは，本人の能力はかえって発揮しにくい．導入のマニュアルはなく，人によるし，状況による．私たちができることは，本人が能力を発揮しやすいようにその時々で配慮することである．

筆者は，初回ではなく，対象者と親しくなってから検査をすることにしている．あらかじめ生年を調べておき，開始するときには「これから記憶の検査をしていいですか」「頭の体操をしていいですか」などと確認してから開始する．注意が集中していなかったら「いいですか，始めますよ」など注意を喚起する．静かな場所で周囲に人がいないほうがよい．わからない場合にほかの人に聞いたり，周りにいた人が答えてしまったりということが起こったり，できないときに周りの人に恥ずかしいという思いを持ったりすることもある．検査者の声が聞こえるかどうかを確かめて質問を始める．質問は検査用紙を見なくてもできるように準備するが，答えた言葉やそのときの様子はその場でメモを取る用意をしておく．

■（2）検査の実施

HDS-R の実施法（**表7-12**）に従って実施する．本人の能力が自然に発揮されるように安心できる環境，調子のよい時間を選ぶ．認知症が軽度の人やスクリーニングで行うときには淡々と，重度の人なら，様子を見ながらゆっくりと実施する．

■（3）検査後

検査結果は速やかに点数計算をする．合計点は認知症の重症度をあらわす数値なので重要な情報である．HDS-R はもともとスクリーニングテストであるが，認知症の重症度にも対応していて，重症度別平均得点は先に示したとおりである（p.128 **表7-5** 参照）．

■（4）実施後に作業療法士が検討すべきこと

単に合計点を見るだけでなく，答えられなかった問題が生活にどのように影響する可能性があるかを考えると，認知機能障害と生活障害の関係を理解する手がかりになる．

問題1：年齢は答えられないが，生年はわかる場合は，質問の意味は理解しているが，何歳かはっきりしないと捉える．

問題2：日時の見当識は，今日は何月何日かという記憶のテストではないので，大幅にずれていることが問題になる．私たちは時間という刻々と過ぎてゆく流れの中に生きているが，それが揺らいでいることになる．

問題3：場所は，いろいろな答え方があるが，基本的におおよそのことはわかっている

かどうかを判断する.

問題4：3つの言葉の記銘ができない人は,日常生活の指示を一度にいくつも言われると理解できない可能性がある.

問題5, 問題6：「あなたがやって」「あとでやります」「いま忙しい」などと言って答えない人は,できないとは言わない可能性がある.

問題8：言葉の記銘と比較してどちらが覚えやすいかを考える.物品のほうが覚えやすければ,生活の中で物品のほうがヒントになる可能性がある.

問題9：野菜の名前がなかなか出てこない人は,日常生活でも言葉の操作が難しくなっている可能性がある.仲間と楽しそうに話していても,感情的な共感はできるが訴えや本当に言いたいことは言えない可能性がある.

全体的に：「できません」「わかりません」と否定的な言葉ばかり言う人は,うつ傾向の可能性がある.姿勢,食事の状況などを観察してチームで検討する.

7-6 評価のまとめ

　以上に述べたような手段を用いて評価が行われ,対象者の情報が集まってくる.細かく評価すればするほど多くの情報が集まり,そのようなときには情報の優先順位がよくわからなくなったりする.反対に,短時間しか評価ができなくて概略しかつかめないこともある.このようなときには,不足する情報は関わりの中でさらに評価を進めればよく,情報不足のために評価のまとめができないということはない.

　ここでは,ICFを用いて評価した情報のまとめをし,本人の望んでいることと組み合わせながら,作業療法を考えてみる.

7-6-1　なぜICFでまとめるか

　評価した情報を確認しながら,ICFの図にあらわすと,生活の状況が見えてきて心身機能とのつながりが考察しやすい.生活障害があるなら何がその要因になっているのか.どのような社会参加が可能なのか.それを考察する手がかりがICFの図である.ここでは,評価の最初（p.107参照）のところで「生活行為聞き取りシート」を使って面接をしたKさんを例にICFでまとめてみた（**図7-2**）.面接後,多くの評価をしたことはここでは省略する.全部をICFに載せたわけではないが,この図を見ると,評価結果が共有でき,Kさんの生活状況がイメージできる.それがICFでまとめる意義である.

7-6-2　どのように考察するか

　ICFの図の「活動」に着目して,Kさんが一日をどのように過ごしているかを考える.

Kさん、85歳、女性

〈健康状態〉
アルツハイマー病(中等度)
左大腿骨頚部骨折、人工骨頭置換術をし、回復は順調

〈参加〉
本人は忙しいと言っているが、日中何もしていない。
元気なうちは何か役に立つことをしたいと思っているが、することがない。

〈心身機能・身体構造〉
(要介護2、障害高齢者の日常生活自立度判定基準A2、認知症高齢者の日常生活自立度判定基準Ⅲa)
HDS-R 9点、近時記憶の保持は15分程度。ここは病院と思っている様子。施設内では迷うことなく過ごす。
意欲の指標8点。
視覚、聴覚問題なし。老眼鏡は自己管理。
自分から発語はないが、明るく話すことができる。
骨折後の身体機能は生活では特に問題はみられない。
歩行は自立というも不安定な状態。全身持久力、体力低下。

〈活動〉
ADLはFIM100点。セルフケア:入浴(4点)以外は自立、排泄コントロール:自立、移乗:浴槽(4点)以外は自立、移動:歩行(5点)、階段(5点)、コミュニケーション(5点)、社会的認知:交流(3点)以外は4点
施設内の移動は手すりにつかまって移動するが不安定。入浴は一般浴を手引き歩行し、洗体、洗髪は一部介助。
日中の過ごし方はほとんどベッド上であるが、眠っているわけではない。
話しかければ話し、子どもの頃のことを楽しく語らう。友だちはいない。レクリエーションには誘われて参加。

〈環境因子〉
G県での一人暮らしから息子家族とK県で同居するようになる。玄関前で転倒し骨折、3カ月間入院して、先月、当介護老人保健施設に入所した。キーパーソンは息子の妻(働いている)。
住宅改修は玄関前の階段に手すり設置済み。バリアフリー住宅である。
施設は廊下に手すりあり。段差はない。声かけ、見守りの職員がいる。
食堂の席は決まっている。座っていると全体が見渡せるのがわかる。

〈個人因子〉
夫と農業をしていたが、5年前に夫が亡くなり、その後一人暮らしをしていた。嫁の話では、Kさんは働き者で、若い頃は農協の婦人会活動をしていた。孫が泊まりに行ってよく面倒を見てもらった。聞き取りより、子どもの頃、運動会や大会で優勝、隣町まで自転車通学など活発な思い出がある。性格は明るく、几帳面。
現在は、元気なうちは何か役に立つことをしたいと思っている。洗濯物たたみ、ボランティア、体操・運動、針仕事などが活動として挙げられた。

図7-2 ICFによるまとめ

一方，Kさんは何を考えて何をしたいのか，面接で聞き取り，話し合ったことをどう組み合わせたらKさんの主体的な生活ができるだろうか．ここでは，Kさんの事例を考察する．考察の切り口はいろいろあるので，これがよいということではない．

【全体像】

　Kさんは，85歳の女性である．中等度アルツハイマー病で，3カ月前に自宅玄関で転倒，左大腿骨頸部骨折をして人工骨頭置換術を受けた．回復は順調で現在は介護老人保健施設に入所中．FIM 101点，HDS-R 9点．日中はほとんどベッド上で過ごすが眠っているわけではなく，誘うとレクリエーションにも参加する．Kさんは，本来は明るい性格で，現在は，「動けるうちは役に立ちたい」と言っている．入所予定3カ月，退所後は自宅から通所サービスに通う予定．家族は息子夫婦と同居．

【考　察】

　Kさんは，日中ほとんどをベッド上で過ごし，ICFの「参加」にあたる活動は行っていない．Kさんの「役に立ちたい」という活動は，目標としてはよいが，その活動だけを提供しても生活全体は改善しないと考えられる．Kさんの一日の生活をみると，ADLは比較的自立をしているが，ADL以外の時間をベッド上で過ごすという．この施設の生活に不慣れなのか，何かが終わるたびにベッドに戻るので，次の活動は誘われてはじめて起きて参加する．Kさんは中等度の認知症があるので，次に何があるのか覚えられないし，目の前にヒントがなければ何をする時間なのかわからないと思われ，生活の流れは分断されていると考えられる．日中は食堂の席などにゆっくり座って過ごすことができれば，周囲の状況も見えるし，活動にも参加しやすいのではないか．また，そのように過ごすことで，生活のリズムを作り，体力もつき，入所者同士の関わりの基礎ができると考えられる．このようにして生活を整えて，Kさんの望む活動ができるようにしたい．グループ活動であるふきんを縫う活動は，本来明るい性格のKさんにとって仲間と一緒に時間を過ごすことができ，社会参加の活動なので有効ではないかと考えられる．

　Kさんの骨折後の回復は順調であるが，基本的には手すりや物につかまって歩いている．認知症のために，骨折したことを覚えていない日もあり，歩行は自立というものの安定して歩いているわけではない．理学療法士と連携してKさんの移動手段を確定し，歩行を安定させたい．入浴時の手引き歩行は安全面を考慮してこのまま続ける．また，歩くことに慣れてきたら，周囲を見たり，距離を伸ばしたり，エレベーターに乗ったり，屋外に出たりすることも考えられ，入所中に少しずつ取り組んでいけばよいと考える．

　Kさんの息子夫婦には今後のことを考えて，家族会の勉強会などで認知症について学ぶ機会があれば誘いたい．また，Kさんが自宅に戻ったら，家でも洗濯物たたみなどの役割や簡単な仕事ができるように，家族と連携をしていきたい．

　以上のことから，まずは最初の1カ月の目標とプログラムを考えた．

7-6-3 作業療法計画

【目標とプログラム】

リハビリテーション目標：3カ月後に退所してデイサービスに通い，自宅でも簡単な家事をする．

長期目標（3カ月）：毎日の生活で人の役に立つことをして，明るく元気に過ごす

短期目標（1カ月）：1 役に立つことをする
2 日中は，座って過ごす
3 仲間ができる

【プログラム】

① エプロンたたみ（短期目標1，2，3に対して）

時間：毎夕方4時

場所：食堂のテーブル

担当：食事準備をする介護職

やり方・留意点：介護職が洗濯済みのエプロンをテーブルの上に置いて，エプロンたたみをすることになっている入所者に依頼する．そのときにKさんにも声かけをする．Kさんが食堂にいない場合には居室に呼びに行き，丁寧に誘う．最終的にはKさんが食堂にいて，エプロンが運ばれてきたら，自分からたたみにくることを目指す．職員は開始前には「お願いします」，終了時には「ありがとうございました」と相手に伝わるように言う．退所後の家事活動につながるよう，面会に来た家族に活動の様子を伝える．

② ボランティアの会でふきんを縫う（短期目標1，2，3に対して）

時間：火曜日と木曜日午前10～11時

場所：食堂のテーブル

担当：作業療法士

やり方・留意点：現在行われているボランティアの会に参加してふきんを縫う．最初は作業療法士が作業指導するが，一緒に活動する仲間を紹介して橋渡しをし，Kさんが仲間を意識できるようにする．Kさんが場に慣れてきたら自分で取り組めるようにする．縫いながらみんなが話したりする際に，Kさんが会話に入れるように作業療法士が橋渡しをする．

③ 同じテーブルの人と親しくなるための会話の橋渡し（間接介入，短期目標2，3に対して）

時間：食事時

場所：食堂の席（固定されている）

担当：食事時にいる職員

やり方・留意点：当施設では，日中を食事の席で過ごすことが多いので，食事のテーブルでの友だち関係を作りやすいように援助する．職員がお互いの名前や出身地を紹介したり，好きなことや得意なことを話したりして，お互いに興味が持てるように会話の橋渡しをする．

④ 歩行の練習（短期目標1の手段として）

時間：水曜日午後2時～2時30分

場所：機能訓練室

担当：理学療法士

やり方・留意点：理学療法士に評価・訓練を依頼する．平行棒を使っての歩行訓練．下肢筋力強化，歩く姿勢・歩行バランスの安定などの基本的な訓練をする．3カ月後にデイサービスに通うときに，歩行器やシルバーカーを使って安定して移動できることを目指す．

7-6-4 再評価

再評価では，改善されたところと変わらないところがわかるように表現する．そして次の段階に進むべきか，プログラムはこのままでよいか，修正点はないかなどを考える．

また，認知症のある人に対する作業療法単独の効果を数値であらわすことは難しい．日々の取り組みの中で，関わりの前後で変化する可能性のあるものを見極めることが必要である．MTDLPの自己評価（実行度・満足度）は参考になる．

7-6-5 最終評価

最終的に目標は達成されたか，改善した点はどこかを評価する．初回評価と同じ評価尺度を用いると結果はわかりやすい．

7-7 生活行為向上マネジメント

本章の最初に「生活聞き取りシート」（p.108 表7-1），「興味・関心チェックシート」（p.109 表7-2）とともに，MTDLPが既に使われているが，ここで簡単にまとめておく．

生活行為向上マネジメント（MTDLP）は，2008年から日本作業療法士協会が開発・推進しているマネジメントツールである．利用者が，「やりたい」「したい」と思っている生活行為の向上を目指すもので，その目標の実現に向かって多職種が協働することができるようにマネジメントをする．谷川[57]は，MTDLPを「どんな人でも，どんな状況下でも，主体的に生活することの意味を一緒に考え，家族や地域といった支援環境を生かしながら生活行為向上を図る丁寧な取り組み」であるという．これはMTDLPによる作業療法の

表7-13　生活行為向上マネジメントシート事例

利用者：＿＿＿＿＿Kさん＿＿＿＿＿　担当者：＿＿＿＿OT ○○＿＿＿＿　記入日：××年 2 月 20 日

		本人	人の役に立つことをする		
	生活行為の目標	キーパーソン	（息子）日中もう少し起きて元気に過ごしてほしい （妻）　まだわからない．一緒に元気に暮らしたい		
	アセスメント 項目		心身機能・構造の分析 （精神機能，感覚，神経筋骨格，運動）	活動と参加の分析 （移動能力，セルフケア能力）	環境因子の分析 （用具，環境変化，支援と関係）
生活行為アセスメント	生活行為を妨げて いる要因		HDS-R 9点，近時記憶10〜15分 意欲の指標8点 全身持久力，体力低下 下肢筋力低下	ADLや活動がひと区切りすると自室に戻りベッドに入って過ごす（眠っているわけではない） つかまって歩行はできるが安定していない やりたいことがみつからない 話し相手もいない	骨折のため前病院に3カ月入院 当施設に10日前に入所して，まだ新しい環境に不慣れ 友だちがいない 自室のベッドからは，食堂は見えず，誘われるまで次の活動がわからない
	現状能力 （強み）		施設内で迷うことがない 自分から話さないが話すことができる 視覚・聴覚問題ない．老眼鏡自己管理 身体機能は痛みなく動かせる	FIM 100点とADLはできることが多い 誘いに行くとすぐベッドから起きてきて活動に参加するレクリエーションに参加する．縫い物が得意だった由，役に立つことをしたいと思っている	施設内は段差がなく，手すりなどが設置されている 入所者にあわせてさまざまな活動が組まれている OT（常勤），PT（非常勤）が配置
	予測予後 （いつまでに，どこまで達成できるか）		1カ月後．全身の持久力↑，体力↑ 3カ月後．デイサービスに通う体力がつく 意欲の指標8点→10点	1カ月後．活動の終了ごとに自室に戻らず，食堂で過ごす．プログラムに参加．友だちもできる 3カ月後．歩行が安定し，プログラムも継続できる	1カ月後．食堂の同じテーブルの人と仲良くなる 3カ月後．食堂に座って過ごし，周囲の様子が見える
	合意した目標 （具体的な生活行為）		①入所施設：夕方，エプロンたたみを行う（1カ月） ②入所施設：ボランティアの会に参加し，ふきんを縫う（3カ月） ③自宅退所後：洗濯物たたみ，食器洗いを長男宅で長男の妻と一緒に行う（6カ月）		
	自己評価*	初期	実行度　1/10　満足度　2/10	最終	実行度　/10　満足度　/10

*自己評価では，本人の実行度（頻度などの量的評価）と満足度（質的な評価）を1から10の数字で答えてもらう

		実施・支援内容	基本的プログラム	応用的プログラム	社会適応プログラム
生活行為向上プラン		達成のための プログラム	①朝の集まり，体操，うた，など ②ボランティアの会（火・木）でふきんを縫う ③夕方，エプロンをたたむ ④歩行訓練（水） ⑤散歩（金）	①縫ったふきんを幼稚園に届ける ②ボランティアの会継続 ③歩行訓練 ④散歩	退所後は息子宅からデイサービスに通う予定 ①デイサービスでも縫い物など役に立つことをする ②息子宅で簡単な家事をする
	いつ・どこで・誰が実施	本人	①〜⑤に参加する	①同じ会の仲間とともに幼稚園を訪問する ②会の中で，自分からできることが増えていく ③歩行器でしっかり歩く ④自分で選択したコースを歩く	①用意をしておくと自分で取り組めるような環境で継続して行う ②洗濯物たたみ，食器洗いなど，簡単なものから取り組む
		家族や 支援者	①介護職員 ②OT ③介護職員 ④PT ⑤OT	①介護職員 ②OT ③PT ④OT	①デイサービス職員の見守り ②息子の妻と一緒に行う 退所後，これらのことが可能となるように，入所中にOTとケアマネが中心となり準備する
	実施・支援機関		××年 2 月 20 日 〜 ××年 5 月 20 日（3カ月）		
	達成		□ 達成　□ 変更達成　□ 未達成（理由：　　　　　　　　　　　　　　）　□ 中止		

本シートの著作権（著作人格権，著作財産権）は一般社団法人日本作業療法士協会に帰属しており，本シートの全部又は一部の無断使用，複写・複製，転載，記録媒体への入力，内容の変更等は著作権法上の例外を除いて禁じます．

「見える化」[4]ということができる．MTDLP のツールは以下のようになっている．

① 生活行為聞き取りシート（p.108 **表7-1**）

② 興味・関心チェックシート（p.109 **表7-2**）

　　生活行為の目標がうまく抽出できない場合に用いる．

③ 生活行為向上マネジメントシート（p.148 **表7-13**）

　　K さんの事例を記載した．

④ 生活行為申し送り表

初回面接のところで述べたが（p.116），認知症のある人とひと括りにしても軽度から重度までさまざまな段階の人がいたり，疾患によって症状が異なったりするので，MTPLP の実施が難しいこともある．その場合には，無理に当てはめる必要はなく，本人の主体性を念頭に置いて，従来の評価を積み重ねていけばよい．

　評価のまとめに難渋したら，**7-6** 評価のまとめ（p.143）に戻ろう．これは MTDLP による作業療法の「見える化」[4]ということができる．

文　献

1) Mary Law（編著），宮前珠子，長谷龍太郎（監訳）：クライエント中心の作業療法―カナダ作業療法の展開．協同医書出版社，2000（原著は，Mary Law（ed）：Client-centered Occupational Therapy. Slack Incorporated, 1998）

2) Tom Kitwood（著），高橋誠一（訳）：認知症のパーソンセンタードケア―新しいケアの文化へ．筒井書房，2005

3) 認知症介護研究・研修東京センター，認知症介護研究・研修大府センター，認知症介護研究・研修仙台センター（編）：認知症の人のためのケアマネジメント センター方式の使い方・活かし方．認知症介護研究・研修東京センター，2005

4) 日本作業療法士協会（編著）：事例で学ぶ生活行為向上マネジメント．医歯薬出版，pp2-15，2015

5) 谷川真澄：認知症の人の生活再建に向けた作業介入の3か月―訪問による作業療法の実際．認知症ケア事例ジャーナル　**4**：348-358，2012

6) 竹内さをり，谷川真澄：生活行為向上マネジメント（MTDLP）―その内容と実践事例の報告．OT ジャーナル　**49**：628-636，2015

7) 谷川良博：単身生活の継続を支援する生活行為向上マネジメント―ゴミ屋敷で生活する女性を地域で支える過程．日本作業療法士協会誌　**45**：16-18，2015

8) 松浦篤子：認知症初期集中支援チームにおける生活行為向上マネジメントの活用―畑作業の再開により BPSD と家族関係が改善したアルツハイマー型認知症の男性の事例．日本作業療法士協会誌　**46**：26-28，2016

9) 堀田　牧：認知症専門外来における生活行為向上マネジメント―認知症患者と家族介護者の在宅生活を支援する．日本作業療法士協会誌　**49**：38-40，2016

10) 前掲書4），p222，2015

11) 前掲書4），p223，2015

12) ヘイゼル・メイ，ポール・エドワーズ，ドーン・ブルッカー（著），水野　裕（監訳），中川経子（訳）：認知症とともに生きる人たちのためのパーソン・センタードなケアプランニン

グ．クリエイツかもがわ，p26，2016

13) 香山明美：作業療法士にとっての面接．香山明美，小林正義（編）：作業療法の面接技術―ストーリーの共有を目指して．三輪書店，pp1-8，2009

14) 斎藤清二：初めての医療面接―コミュニケーション技法とその学び方．医学書院，pp23-31，2000

15) 八木正樹，斎藤愛美，上杉佐和子，他：認知症の人と選択能力．第16回WFOT横浜大会，2014

16) 新里和弘，大井　玄：認知能力の衰えた人の「胃ろう」造設に対する反応．*Dementia Japan* **27**：70-80，2013

17) 香山明美：家族面接のコツ：精神障害・認知症．前掲書13），pp111-117，2009

18) 細谷　実：生活能力の評価．日本作業療法士協会（監），生田宗博（編）：作業療法評価学（作業療法学全書改訂第3版，第3巻）．協同医書出版社，pp23-32，2009

19) Folstein MF, Folstein SE, McHugh PR："Mini-Mental State"―a practical method for grading the cognitive state for the clinician. *J Psychiatr Res* **12**：189-198, 1975

20) 加藤伸司，下垣　光，小野寺敦志，他：改訂長谷川式簡易知能評価スケール（HDS-R）の作成．老年精医誌 **2**：1339-1347，1991

21) Reisberg B, Ferris SH, Anand R, et al：Functional staging of dementia of the Alzheimer type. *Ann NY Acad Sci* **435**：481-483, 1984

22) 柄澤昭秀：行動評価による老人知能の臨床的判定基準．老年期痴呆 **3**：81-85，1989

23) Hughes CP, Berg L, Danziger WL, et al：A new clinical scale for the staging of dementia. *Br J Psychiatry* **140**：566-572, 1982

24) 厚生省：「認知症高齢者の日常生活自立度判定基準」の活用について（平成18年4月3日老発第0403003号），2001　https://www.mhlw.go.jp/stf/shingi/2r9852000001hi4o-att/2r9852000001hi8n.pdf（参照2024.10.6）

25) 日本神経学会（監），「認知症疾患診療ガイドライン」作成委員会（編）：認知症疾患診療ガイドライン2017．医学書院，pp25-27，2017

26) 石井徹郎：Functional Assessment Staging（FAST）．大塚俊男，本間　昭（監）：高齢者のための知的機能検査の手引き．ワールドプランニング，pp59-64，1991

27) 本間　昭：CDR．日本認知症学会（編）：認知症テキストブック．中外医学社，pp124-126，2008

28) 目黒謙一：痴呆の臨床―CDR判定用ワークシート解説．医学書院，pp104-141，2004

29) 音山若穂，新名理恵，本間　昭，他：Clinical Dementia Rating（CDR）日本語版の評価者間信頼性の検討．老年精医誌 **11**：521-527，2000

30) Berg L, Miller JP, Storandt M, et al：Mild senile dementia of the Alzheimer type：2. Longitudinal assessment. *Ann Neurol* **23**：477-484, 1988

31) 前掲書28），p16，2004

32) Meguro K, Hashimoto R, Sato M, et al：Neuropsycho-social features of very mild Alzheimer's disease（CDR 0.5）and progression to dementia in the community：The Tajiri Project（1）. *Neurobiol Aging* **25**：S390, 2004

33) 慶応義塾大学医学部リハビリテーション医学教室（訳）：FIM　医学的リハビリテーションのための統一データセット利用の手引き　第3版．慶應義塾大学医学部リハビリテーション医学教室，1991（原著は，State University of New York：Guide for use of the Uniform Data set For Medical Rehabilitation Version 3.0. Research Foundation-State Uiversity of New York, 1990）

34) 小林敏子，播口之朗，西村　健，他：行動観察による痴呆患者の精神状態評価尺度（NMス

ケール）および日常生活動作能力評価尺度（N-ADL）の作成. 臨床精神医学　**17**：1653-1668，1988

35）Cummings JL, Mega M, Gray K, et al：The Neuropsychiatric Inventory：comprehensive assessment of psychopathology in dementia. *Neurology*　**44**：2308-2314, 1994

36）博野信次，森　悦郎，池尻義隆，他：日本版 Neuropsychiatric Inventory—痴呆の精神症状評価法の有用性の検討. 脳と神経　**49**：266-271，1997

37）Reisberg B, Borensteib J, Georgotas A：Behavioral symptoms in Alzheimer's disease：phenomenology and treatment. *J Clin Psychiatry*　**48**：9-15, 1987

38）朝田　隆，本間　昭，木村道宏，他：日本語版 BEHAVE-AD の信頼性について. 老年精医誌　**10**：825-834，1999

39）美和千尋：意欲の評価. 日本作業療法士協会（監），生田宗博（編）：作業療法評価（作業療法学全書改訂第 3 版，第 3 巻）. 協同医書出版社，pp269-275，2009

40）野藤弘幸，京極　真，山田　孝：作業を通して，クライエントの意志を評価する—意志質問紙（Volitional Questionnaire, VQ）の有用性. 作業行動研究　**7**：114-119，2003

41）鳥羽研二：意欲の評価. 鳥羽研二（監），長寿科学総合研究 CGA ガイドライン研究班（著）：高齢者総合的機能評価ガイドライン. 厚生科学研究所，pp103-106，2003

42）前掲書 25），pp31-32，2017

43）Logston RG, Gibbons LE, McCurry SM, et al：Quality of life in Alzheimer's disease-patient and earegiver reports. *J Ment Health Aging*　**5**：21-32, 1999

44）仲秋秀太郎，松井輝夫，村田佳江，他：IB-250 Quality of Life—Alzheimer's disease（QOL-AD）の日本語版の信頼性・妥当性の検討. 老年精医誌　**15**：586，2004

45）中西康祐，板橋直之，浅井弘子，他：施設入所している認知症高齢者に対する日本語版 QOL-AD の有用性. 第 44 回日本作業療法学会抄録集，p856，2010

46）Nakanishi K, Hanihara T, Mutai H, et al：Evaluating the Quality of Life of People with Dementia in Residential Care Facilities. *Dement Geriatr Cogn Disord*　**32**：39-44, 2011

47）小川真寛，白井はる奈，西田征治：活動の質評価法（A-QOA）開発の取り組み. 作業療法ジャーナル **54**（1），88-91，2020

48）小川真寛，白井はる奈，坂本千晶，西田征治（編著）：A-QOA-ビギナーズガイド. クリエイツかもがわ，2022

49）荒井由美子，杉浦ミドリ：家族介護者のストレスとその評価法. 老年精医誌　**11**：1360-1364，2000

50）村田康子：パーソン・センタード・ケアと認知症ケアマッピング. 村田康子，鈴木みずえ，内田達二（編集代表）：認知症ケアマッピングを用いたパーソン・センタード・ケア実践報告集 第 2 集—地域におけるさまざまな取り組み. クオリティケア，pp3-14，2010

51）矢冨直美，朝田　隆：高齢者用集団認知検査—ファイブ・コグ検査の作成. 老年精医誌　**17**：174，2006

52）杉山美香，伊集院睦雄，佐久間尚子，他：高齢者用集団版認知機能検査ファイブ・コグの信頼性と妥当性の検討—軽度認知障害スクリーニング・ツールとしての適用可能性について. 老年精医誌　**26**：183-195，2015

53）鈴木宏幸，藤原佳典：Montreal Cognitive Assessment（MoCA）の日本語版作成とその有効性について. 老年精医誌　**21**：198-202，2010

54）Nasreddine ZS, Phullips NA, Bedirian V, et al：The Montreal Cognitive Assessment, MoCA—A brief screening tool for mild cognitive impairment. *J Am Geriatr Soc*　**53**：695-699, 2005

55）植村健吾：検査. 中島健二，天野直二，下濱　俊，他（編）：認知症ハンドブック. 医学書

院，pp476-478，2013
56) 粟田主一：地域包括ケアシステムにおける認知症総合アセスメント DASC-21 標準テキスト．メディア・ケアプラス，2016
57) 谷川真澄：生活行為向上マネジメントとは．OT ジャーナル　**50**：749-754，2016

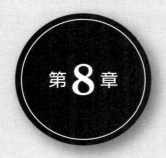

生活行為の工程分析と活用
―作業療法技術を生かす

第8章 生活行為の工程分析と活用—作業療法技術を生かす

作業療法士は，認知症のある人が取り戻したい生活行為を明らかにして，その改善を目指す．支援の結果，認知症のある人は自信を取り戻し，生活に満足感を得ていく．その手段となるのが，作業療法技術のひとつ，工程分析の活用である．第8章では，作業療法士が工程分析を支援の手段として用いる際の視点に解説を加えて紹介する．

8-1 なぜ，生活行為の工程分析が必要か

人の生活は個別性が高く，その人なりのやり方，価値観などが色濃く醸し出される．この生活行為は普段，意識されることなく日々繰り返されている．しかし，認知症によって普段の生活に問題が起き始めると，生活の一部，あるいはすべてを援助者に頼らざるを得ない．認知症のある人にとって，過去に経験したことのない異質な毎日が繰り返される．このような状況下で認知症のある人が戸惑い，あるいは絶望感を抱いていることに思いをはせて欲しい．筆者ならば，「これ（できないこと）がずっと続くはずがない」，「いずれ手伝ってもらわなくてよくなるはず」と考えるだろう．しかし，現実は，改善することはなく，失敗はさらに増え，家族をはじめとした周囲の人々からの期待は薄らいでいく．認知症のある人は，自身に向けられる視線は敏感に受け取る．そして，自信を喪失していく．

このような声なき声を推察すると，作業療法士が提供する支援に何が必要とされるかがおぼろげながらみえてくる．まず目指すのは，認知症のある人が生活行為を遂行する中で，自信を取り戻すプロセスを大切にすることであろう．認知症のある人の生活障害の要因は，認知機能の低下以外に，環境要因，身体機能の要因など多岐にわたる．認知症のある人が取り戻したい生活行為を作業療法士は面接で明らかにして，観察や評価をもとに，それが可能かを予測する．可能か不可能かの予測はとても重要である．この予測のもとになるのが，この章で紹介する工程分析である．

8-2 生活行為と作業療法技術

認知症のある人の生活行為には，できる，できないの間に「できるときもある」「できな

いときもある」といった伸縮する帯が漂っている．なぜ帯と表現したのかは，生活行為が当日の体調や環境要因に影響され，その遂行度も変化するからである．この不安定な遂行状況が安定し，さらに，自信を取り戻すために，作業療法士には今まで培ってきた動作分析を活かして，動作ではなく行為として分析し，生活につなげていく支援が求められている．

工程分析を用いた支援は多職種との連携が必要である．作業療法士にはマネジメントの力量と提案力が必要とされる．さらに，この工程分析は作業療法士の職人技に留めることなく，連携の際には多職種に紹介することで，共感を得て，協業の推進力となり得る．

つまり，作業療法士が提供する支援に必要な事柄は，工程分析を用いて認知症のある人が自信を取り戻す技術力と，工程分析を用いたマネジメント力を発揮することであろう．次節は，生活行為を具体的に示しながら，一連の作業療法技術を紹介する．

8-3 生活行為の連続性

第1章で示したように，日本作業療法士協会は生活行為を人が毎日行っている活動として，「日常の身の回りの生活行為」「家事などの生活を維持するための生活行為」「仕事などの生産的生活行為」「趣味などの余暇的生活行為」「地域活動などの生活行為」の5つに分類している[1]（p.3 図1-1参照）．筆者がこれらの生活行為を日常生活に当てはめて連続性を示したのが図8-1である．

8-3-1 生活行為の固有性と連続性

生活行為の連続性の例を図8-1で紹介する．一軒家に住む，ある高齢夫婦の妻（以下，妻）は早朝5時に起床し，月曜日には自宅周辺を散歩したあと，味噌汁とご飯の朝食を夫と食べ，茶碗を洗い片づける．火曜日には散歩の前にゴミステーションに燃えるゴミを出して散歩をする．水曜日には地域のラジオ体操に参加する．このような生活行為を組み立てながら，固有の生活を送っていた．妻にとって，朝食の調理から片づけなどの一連の家事は長年継続してきた自負があり，遂行できることが心理面の充実につながっていた．

8-3-2 生活行為と認知症の影響

妻は，次第に認知症が進行して，朝食を作る際に失敗が続いた．夫は妻の代わりに朝食を作り，皿洗いや片づけをするようになった．妻は夫を手伝おうとキッチンに行くが，「テレビを見て待っておきなさい」と追い出されるようになった．妻はそのうち，夫から起こされるまで眠り，テレビを見ながら朝食を待ち，食後も手持ち無沙汰でテレビを見ながら過ごすようになった（図8-2）．しばらくすると，妻の気がふさぎがちになり，食欲不振に陥った．

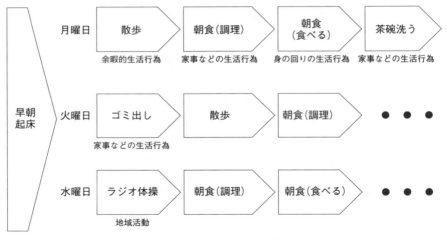

図 8-1　生活行為の連続性の例

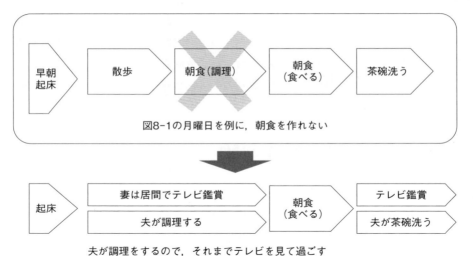

図 8-2　生活の連続性が困難になり生活が滞った例

(1) 生活行為の聞き取りと展開

　作業療法士はこの世帯に訪問リハビリテーションを通して関わることになった．まず，作業療法士は妻と夫に別々に面接をした．妻は「夫から追い出された」と涙を流しながら語った．夫は「失敗ばかりの妻がかわいそうだから」と思いやって役割を代わっていた．作業療法士は面談の結果をもとに，夫婦がキッチンで一緒に調理ができるように援助をした（**図 8-3**-※1）．妻は調理の一部と茶碗・皿洗いを担った（**図 8-3**-※2）．調理を始めて3週間後，妻は自発的に早朝に起床し，夫と共に散歩を再開するまでになった（**図 8-3**-※3）．

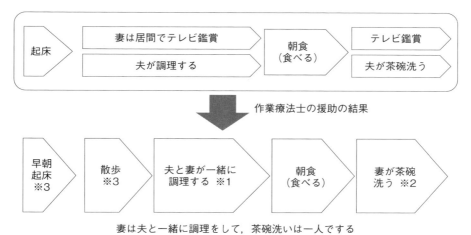

図8-3　作業療法士の援助により生活行為を取り戻せた例

(2) 生活行為と作業療法の関係

　事例で紹介した妻は，認知症という病を抱えつつ生活している．生活者である妻は，長年培ってきた生活の流れと，個別性の高い生活を送っていた．しかし，認知症の進行によって調理というひとつの生活行為に支障をきたすようになる．夫は妻の役割を代わる行動を選択する．夫の思いやりは妻には届かず，妻は役割の喪失感から気がふさぐようになった．ひとつの生活行為のつまずきが，妻と夫の生活全般に影響を及ぼし，これからの人生に危機が訪れていた．そこに作業療法士が介入することによって，妻は「やりたい」「続けたい」生活行為を一部であるが取り戻せた．これが自信につながり，散歩の再開に至った．夫は妻の認知症を理解するきっかけを得て，共に行動をするようになった．作業療法士が介入した結果，夫婦がこれからの生活を再構築するきっかけとなった．妻はできる範囲で生活行為を継続している．

　【作業療法士が生活行為の援助で大切にしたこと】
　・認知症の人であっても一人の生活者として尊重する
　・人間関係，ここでは夫婦関係を再構築する
　・優先する生活行為の援助によって，生活の連続性を取り戻す
　・生活行為の遂行によって自信を取り戻す

8-4　生活行為に活かす作業療法技術

　作業療法士が，認知症のある人の生活行為を援助するうえで大切にしている事柄を事例を通して紹介した．作業療法士は援助に先立ち，認知症のある人や家族と信頼関係を築き，

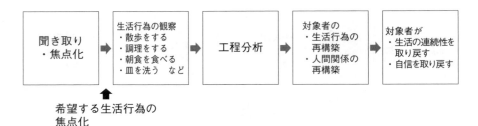

図8-4 援助を組み立てるプロセス

援助する生活行為の焦点化から，実践できることを構成している．これを作業療法の技術として紹介する．

【作業療法士が用いる技術】（図8-4）
・「やりたい」「続けたい」生活行為の**焦点化**
・生活行為を**工程分析**

8-4-1 生活行為の焦点化の第一歩

作業療法士は認知症のある人の生活行為の改善，あるいは維持を目的に援助を行う．生活行為は，その人の個別性や連続性などが内包されているため，ターゲットとするには幅広く奥深い．事例の妻は，作業療法士との面接で，「夫から追い出された」と泣きながら語っていた．作業療法士はその涙の理由について，妻が台所から出されたからではなく，「私が居るべき台所で，調理をする自分を取り戻したいがその術を持たない」苦しみにあると推測した．妻が優先して希望する生活行為は調理であり，そこに助けを求めていると焦点を当てた．このようなプロセスを，作業療法士は技術として，認知症のある人が生活行為で継続したい，あるいは，する必要があるものを，生活行為向上マネジメント（MTDLP）やカナダ作業遂行測定（Canadian Occupational Performance Measure, COPM），作業選択意思決定支援ソフト Aid for Decision-making in Occupation Choice（ADOC）などを用いて焦点化する．

8-4-2 焦点化された生活行為と工程分析

認知症のある人の取り戻したい生活行為を焦点化する際，認知症のある人の生活行為に込められた思いや自負がポイントとなる（図8-4）．妻は「夫から（台所から）追い出された」と述べていた．台所は本来，彼女が居るべき場所であり，これまでの家族との歴史が詰まった場所である．妻が希望する台所での調理は，どの程度できるのかをみる必要が生じる．どの程度できるかについては，調理を工程ごとに詳細にみる工程分析から導き出す．

8-4-3 生活行為の工程分析の視点

　認知症のある人の希望する生活行為が明らかになったところで，作業療法士が発揮する次の技術がある．それが，生活行為の遂行度を明らかにする工程分析である．認知症のある人は認知機能の低下や環境要因の影響などによって，生活行為がうまく実施できない状況にある．作業療法では生活行為を分析する際，細分化を実施する[2]．

　生活行為を細分化し，分析する例として，田平ら[3]が開発した生活行為工程分析表（Process Analysis of Daily Activity for Dementia；PADA-D）では，排泄や入浴，調理などの9つの生活行為を行為の過程に沿って5つの工程，3つの下位項目に分割し，遂行状況を「はい」か「いいえ」を選択して評価を進める．留意したいポイントとして，9つの生活行為をすべて評価するのではなく，認知症のある人が「やりたい・続けたい」生活行為の中から選択して用いるのもよい．角田[4]は調理活動を「準備」「調理」「後始末」の3つの大項目に分け，大項目の「準備」には3項目の工程，「調理」に6項目，「後始末」に2項目を示している（表8-1）．表8-1を参考に，妻の遂行状況を整理したところ，大項目の「準備」は困難であった．しかし，「調理」では食材の洗浄や包丁で野菜の皮むきなどは丁寧であった．さらに，「後始末」の食器洗浄も可能であった．作業療法士は夫に対して，「調理」の野菜の皮むきや切る行為は妻に任せながら一緒に料理を作る提案をした．

　「後始末」では，妻が食器を洗って，一旦水切りカゴに入れる過程を担う．夫には水切りカゴの食器を食器棚に片付ける役割を提案をした．

表8-1　調理活動の工程の例

大項目	工程	
準備	献立つくり	
	食材選び	
	調理場の整理整頓，調理具の準備など	
調理	食材の洗浄や準備	安全の配慮や換気
	包丁の使用（皮むき，切る）	
	火の使用（火加減，加熱具合）	
	味付けなど	
	量や場面に応じた食器の準備	
	適量の配分や見栄えの良い盛りつけ	
後始末 （現状復帰）	余った食材を保存する，または捨てる	
	使用物品の洗浄や収納	

〔角田孝行：生活支援と活動分析．臨床作業療法 NOVA（認知症の人の生活と作業療法）**20**（1）：31-35，2023 より改変引用〕

8-5 工程分析

　作業療法士は工程分析でわかったつまずきを自助具を使ったり，やり方を変えたり，環境を変えたりし，具体的な援助法を考案して実践する．また，認知症のある人の強みを活かして，生活行為の維持・向上を目標とする．調理を例に挙げると，作業療法士は**表8-1**に示すように調理の大まかな工程を理解したうえで，各工程の遂行状況を観察・評価する．

　一方，生活行為には長年培ったその人なりのやり方，進め方がある．生活行為にも個性が反映されることを理解しておくと，認知症のある人が独自の順番で実施したとしても，その方法を尊重できる．工程分析で行う観察の目的は，各工程で「どこまでできて，どこからできないか」を分析することである[5]．これによって工程の「どこに」援助が必要かが明確になる．援助が必要最小限に留められるため，認知症のある人の身体・認知機能はもとより肯定感情に好影響を及ぼす．周囲の人から「できない」と思われていた事柄についても，身体・認知機能的に不可能なのか，環境要因が関係しているのか，工夫すればできるのかを詳しく見ることができる．

　認知症のある人の生活行為の遂行は，その日の体調や環境によって，その遂行内容が左右される．できることがいつもできるとは限らないため，分析や観察は日を分けて数回行う必要がある．

8-6 工程分析を用いた直接援助の技術的側面

　調理の工程分析を用いて家族と協働した援助を紹介する．

8-6-1 Lさんの生活障害

　初期のアルツハイマー病の女性（Lさん・要介護1）は娘夫婦と2世帯住宅に住み，1階で暮らしていた．Lさんは一人分の自炊をしていたが，認知症の進行とともにフライパンを焦がしたり，包丁を冷蔵庫に片付けたりするなど失敗が増えていた．娘から失敗を指摘されると，Lさんはヒステリックに調味料の瓶を投げたり，テーブルを叩いていた．娘はLさんへの対応に苦悩していた．Lさんはケアマネジャーの勧めで通所リハビリテーション（以下，デイケア）を利用するようになった．

8-6-2 本人の希望と現実

　デイケアでLさんの希望を尋ねたところ，「朝食（味噌汁とご飯）をいままで通り作り

続けたい」①と語った．そこで，筆者はLさんにデイケアで味噌汁を何度か作ってもらい，表8-1を参考にして，工程別に強みと難しいことに分けて整理した②．

---

②-1　Lさんの難しいこと

　　ａ．すべての工程（準備から後始末）を一人では完遂できない

　　ｂ．テレビの音や周囲の人の会話に注意が向いてしまい，火の使用の際にフライパンを焦がす

②-2　Lさんの強み

　　ｃ．包丁の使用（皮むき，切る），米を研ぐなどの工程の一部は可能

8-6-3　娘に行った提案

　Lさんは遂行機能障害があり，味噌汁をつくる過程では，次の工程が思い浮かばなかった．しかし，例えば「次は，味噌を入れますよ」と最小限の声かけがあれば，可能だろうと推察した．

　また，娘はLさんの失敗を指摘し，ただそうとするため彼女の自尊心を傷つけていた．これらを踏まえて，筆者は娘に以下の2つの対応方法を提案した．これにより，娘はLさんが認知症によって苦手になったことや怒る理由がわかり，「気が楽になった」と共に調理を続けている．

提案

②-1aに対して

　　環境設定：娘がそばで副菜の調理をする．

　　援　　助：Lさんがひとつの工程を終えてから，「△△をしてね」と，直前に次の
　　　　　　　工程を促す．

②-1bに対して

　　環境設定：調理中は居間のテレビやラジオを消す．

8-6-4　援助の解説

　作業療法士が援助を進めるうえで，認知症の基礎知識を踏まえた思考をもとに解説を加える．

●Lさんに面接で希望を尋ねることで，援助する生活行為を探る（焦点化）

認知症のある人であっても希望を尋ねることは極めて重要である．作業療法士は面談でLさんに日頃の生活で困っていることや，大切にしてきた事柄を尋ねて，改善したい・取り戻したい生活行為について語ってもらった．下線①の発言に込められた思いは，Lさんの「娘に迷惑をかけないために朝食は作り続けたい」との考えである．作業療法士はLさんが食事を作る行為には，彼女のプライドも内在されており，優先的に取り組む生活行為として捉えた．

● 生活行為の工程で強みと難しいことに分けて整理する（分析）

下線②の強みと難しいことの整理は，援助方法の考案につながり，さらに，家族や多職種への提案や解説に役立つ．Lさんにデイケアで味噌汁を作ってもらったところ，調理を続けてきた強み（②-2）として，手続き記憶が活かされ，包丁の使用や米研ぎが可能であった．

一方，難しいことは，遂行機能障害によって，味噌汁を作る工程が思い浮かばないことである．また，注意機能障害によって，デイケアでは人の会話に，自宅ではテレビの音に注意が向いて，調理の手が止まっていた．

関係者との連携―提案・解説

認知症のある人の生活行為の遂行に関して，強みと難しいことをもとに家族や多職種に解説する意義は大きい．これによって，関係者は認知機能面の障害やその影響について理解し，対応を考えるきっかけになる．

②-1a

娘に対して，Lさんには手続き記憶は保存されており，それを活かして生活行為を続ける大切さを説明した．味噌汁を作る過程で次の工程が思い浮かばない理由は，遂行機能障害のためであり，叱責しても改善しないこと，Lさんを苦しめることにつながると解説した．さらに，次の工程を早めに伝えても，近時記憶障害のため忘れてしまうことも伝えた．その一方で，味噌汁をLさんと一緒に作る過程のアドバイスは，彼女の自尊心を傷つけないだろうと伝えた．その後，娘はLさんに次の工程を促す際には，直前にアドバイスをし，声のトーンもやさしくなるように行動が変容した．

②-1b

周囲の人の会話やテレビの音に注意が向いてしまうと，手元の工程が滞ってしまう．娘に調理中は台所のテレビを消すようにアドバイスをした．

8-7 工程分析を用いた間接援助の技術的側面

作業療法士が認知症のある人の生活行為を直接，分析・観察して介入する場面の多くは，医療領域であれば診断後であり，介護保険ではサービス導入後が想定できる．

一方，認知症（MCI含）の診断直後，特に軽度の段階の人は介護保険サービスの対象となりにくいので，地域社会から孤立する傾向がある．この「空白期間」[6]を防止するためにも，生活行為に不安を抱える本人や家族に迅速な援助・助言が必要とされる．

岩切[7]は，もの忘れ外来受診後，MCIと診断された対象者と家族に，それぞれを対象に生活行為の遂行について認知症初期症状11項目質問票[8]を用いて聞き取った結果，本人ができると思っている力と，家族が観察している遂行状況に大きな差違があることに着目した．この差が双方のストレスになっていると考え，ある事例には，自宅での肉じゃがづくりの前に，家族にPADA-D[3]を見せながら，どこの工程が難しいかを解説して調理に取り組んでもらった．家族は難しい工程とその理由を前もって理解していたため，失敗を減らそうと本人とできるだけ話し合って工夫を加えた．結果，調理はうまく運び，本人のイライラ，不安感の軽減とコミュニケーション機会の増加に伴い，家族の負担感の軽減につながったと報告している．

8-8 工程分析の発展性

作業療法士は直接介入を得意としている．一方，岩切の取り組み[7]のように作業療法士が直接，調理の場に立ち会えないが，工程分析を用いることで間接的な援助も可能なことがわかる．認知症のある人やMCIの方々は，地域で生活しており，医療につながるまでに平均9.5カ月[9]を要している．生活行為の分析は，診断前に行われると受診を勧めるきっかけになり得るし，医師の診断や治療にも情報提供して貢献できる．診断後には，介護保険サービスや治療を進めるうえで具体的な支援メニューとして活用可能であり，生活行為の維持・向上を迅速に進めることができる．

8-9 作業療法技術としての工程分析

調理活動では，手続き記憶を活かす支援と遂行機能障害の支援方法について紹介した．その概要を2事例で示す．

> **事例 1**
>
> 第 1 章の「調理をする A さん（p.4）」の料理活動について.
>
> 　包丁を使って野菜を切る役割の A さんの前に，同じ役割の利用者が座るようにした. A さんは対面に座っている利用者の手元を見ながら，その人と同じ形状で人数分を切ることができた.

> **事例 2**
>
> 本章の L さんの娘による援助について.
>
> 　娘がそばで副菜の調理をしながら，L さんがひとつの工程を終えてから，「次は…をしてね」と次の工程を促した.

【事例 1 と事例 2 の支援の違いについて】

　事例 1 の支援は，認知症のある人が野菜を同じ形状に切る作業を繰り返すために必要な環境設定であった. 事例 2 では，認知症のある人が味噌汁を作る一連の工程から完成まで進むために，ひとつの工程が終わると支援者が次の作業内容を言葉で促す方法であった.

　作業療法の実践では，事例 1 のようにプロセスの一部分を担ってもらう支援と，事例 2 のように開始から最後までをやり通すための支援がある.

【認知症の進行とやり通すための支援の工夫】

　事例 2 では，娘が言葉で次の工程を促していた. いわゆる言語指示が可能な場合の支援方法であった. 認知症の進行とともに，支援方法は変容しなければならない. 事例 3 では，認知機能の低下と難聴で言語指示は困難であるが，他者から手を出されるのが嫌いな M さんが広告紙のゴミ入れを完成するまでの支援を紹介する.

> **事例 3　M さんの自信**
>
> 　施設に入居中の M さんは夕方になると，落ち着かなくなった. 筆者と広告紙でゴミ入れ作りを始めるように誘った. 場面設定は，M さんと並行に座った.
>
> 　「ゴミ入れを作る手順は結構難しい. M さんも手順を思い出せない部分が多くあった. 筆者が手伝おうとすると，『こんなもの手伝ってもらわなくても作れる』と作業をやめてしまう. そこで，一緒の作業をしながら**筆者が M さんのちょっと先の手順を進む**ことにした. M さんは思い出せない部分があると，筆者の手元をチラリと見ながら手順を確認しつつ，ゴミ入れを完成できるようになった. 『あんたには教えてもらっていないよ』と，自信満々であった」[10].

【工程分析を本格的に活かす】

支援のポイントは，Mさんのプライドを傷つけないように，二重下線部で示した「ちょっと先の手順」を進み，ヒントをさりげなく見せて，ついてきてもらう方法である．この方法は，筆者が<u>待ってあげている</u>と，Mさんに勘づかれてはならなかった．Mさんは人の手は借りたくない，人からやさしくされるのはもっての外と考えていた．そのため，Mさんがついてこられる程の先を進み，細かな作業が必要で遅延しそうな部分では，盗み見しやすいように筆者の手元を広げて見せるようにした．

これらの一連の工夫は，工程分析によってMさんがどの工程で詰まりやすいのか，つまずきやすいのか，進むスピードはどの程度が適切かを導き出せたからであった．

【Mさんのその後】

Mさんには集中力を伴う作業のため，1日2個の完成が限度であった．この2個のゴミ入れは，各テーブルにおく薬袋のゴミ入れになった．「開口部が広くて使いやすい」と，職員や利用者に好評で感謝のことばをかけられるようになった．Mさんは落ち着きを取り戻し，夕方にはゴミ入れを若い職員と作っている．

文　献

1) 日本作業療法士協会（編著）：事例で学ぶ生活行為向上マネジメント　第2版．医歯薬出版，p31，2021

2) 石橋裕：生活行為の評価と支援の実際．日本老年療法学会誌　**1**：1-5，2022

3) 田平隆行，堀田牧，小川敬之，村田美希，吉浦和宏，丸田道雄，池田由里子，石川智久，池田学：地域在住認知症患者に対する生活行為工程分析表（PADA-D）の開発．老年精神医学雑誌　**30**（8）：923-931，2019

4) 角田孝行：生活支援と活動分析．臨床作業療法NOVA（認知症の人の生活と作業療法）　**20**（1）：31-35，2023

5) 谷川良博：認知症の作業療法の実践と観察力．臨床作業療法NOVA（認知症の作業療法—観察ガイド）　**18**（4）：15-20，2021

6) 公益社団法人　認知症の人と家族の会（編著），片山禎夫（監）：認知症の診断と治療に関するアンケート調査　調査報告書．日本イーライリリー，2014 https://www.alzheimer.or.jp/wp-content/uploads/2021/03/shindantochiryo_tyosahoukoku_2014.pdf（参照 2024-01-30）

7) 岩切良太：病院における支援—認知症本人と家族の認識の差違がBPSDや生活行為に関連することを再確認できた事例．臨床作業療法NOVA（認知症者と家族支援のための作業療法技術）　**21**（1）：128-132，2024

8) 山口晴保研究室：認知症初期症状11項目質問票＜スクリーニング＆病識評価＞手引き Symptoms of Early Dementia-11 Questionnaire（SED-11Q）．山口晴保研究室＋山口智晴研究室ホームページ（資料DL）．https://www.yamaguchi-lab.net/_files/ugd/bc2433_08b235164c224c4c89adc3f5999df49f.pdf（参照 2023-11-1）

9) 認知症介護研究・研修仙台センター，家族支援ガイドライン作成委員会：専門職のための認知症の本人と家族が共に生きることを支える手引き．ワールドプランニング，pp6-21，2018

10) 谷川良博：ケース1　帰宅願望が強いキヨさん：認知症の人のこころを紡ぐケア．三輪書店，

pp4-7, 2008

参考文献

11) 谷川良博：認知症の基礎知識とリハビリテーション7　生活障害に対する分析の視点と支援. *J Clin Rehabil* **33**（1）：85-89, 医師薬出版, 2024
12) 石合純夫：高次脳機能障害学　第3版. 医師薬出版, 2022, pp201-247

介入と援助

第9章 介入と援助

　認知症のある人に対する作業療法は，本人の主体性を支持し，「できることをしてその人らしく生活をする」ことが中心となる．

　作業療法では，大成功は実現できなくてもよい．もし認知症にならなかったら続いているはずの，その人の「いつもの生活」に近づけることが大事なことである．認知症のために認知障害はあっても，そのほかのことは以前と変わらない「その人」なのである．

　一日一日を安全に，楽に，気持ちよく過ごすことが積み重なって人生になる．その人らしく生き抜いた人生になることを目指して，今日一日を，「いま」を大切にしよう．

9-1 作業療法士の関わりのポイント

9-1-1 環境を調整する

　認知症のある人は認知機能障害のために生活障害がある．作業療法では生活行為を行う環境を，認知症のある人が適応しやすいように調整する．

　「環境」とは，ICF（国際生活機能分類）で示されている「人々が生活し，人生を送っている物的な環境や社会的環境，人々の社会的な態度による環境」を構成する「環境因子」[1]を指す．

　一人の認知症のある人が，その人の生活の中である行為ができない背景には，それぞれに異なった「環境」と一人ひとり違ったこれまでの「人生」がある．その人の状態に合わせて環境を調整する．

9-1-2 できることをして生活する

　周囲の人が認知症のある人の能力を過小評価して，過介助・過干渉になったり，何かに取り組む機会をなくしたりすると，認知症のある人は，依存性を高めたり，主体性を失ったり，廃用性の機能低下を起こしたりする．毎日繰り返される日常生活の中でできることをすることは作業療法の基本である．

　シャーマン Sherman B は次のようにいう[2]．

意識の混乱や，記憶喪失，能力の衰退があるために，その人が何ができないか，という欠落相ばかりを私たちは強調しがちとなる．しかし，むしろ残された能力力量こそ評価すべきである．

作業療法も欠落相ばかりに焦点を当てるのではなく，認知症のある人が主体的にやれること，やりたいことを中心に据えて，できることを活用し，そのことを認め，励まし，育み，生活を支えたい．

また，できることをする，ということは，自立をすることではない．認知症が重度になれば，できないことが多くなるのは当然のことである．その場合は，できることをできるところまですることを目指す．その生活行為に対して全面的に受け身になるのではなく，できるところは「主体的に」取り組めるようにする．

例えば，後出のＳさんの食事（**9-5-5** 食事，p.201 参照）は，食べ始める最初の 10 分が大切，という．最初の 2, 3 口であっても自分の手を動かして食物を口に運ぶことができるからである．「自分で食べる」ことと「食べさせてもらう」ことの差を述べている．

9-1-3 手続き記憶を生かす

記憶はその内容から陳述記憶と非陳述記憶に分けられるが，手続き記憶（procedural memory）は非陳述記憶であり，言葉では表現できない動作の記憶である．繰り返しの中で習熟した技能や習慣が，その状況に置かれて喚起される．歯を磨く，セーターを着る，自転車をこぐ，泳ぐ，ピアノを弾く，花を生ける，お茶を点てる，剣道で構えるなどの動作が手続き記憶である．手続き記憶は，その技能を獲得したエピソード記憶とは別に記憶されるところから，エピソード記憶が障害されても保たれていることがある（p.60 参照）．

事例 **タンゴを踊るＮさん**

Ｎさんは，いつものお洒落なブラウスを着て，特別養護老人ホームのリビングルームのソファでテレビを見ていた．

テレビ番組でタンゴの音楽の演奏が始まると，立ち上がって，一人で踊り始めた．通りかかった男性の介護職員がそれを見て，思わず近づいて，手を組んで一緒に踊り始めた．その介護職員はタンゴの踊り方は知らなかったが，Ｎさんは彼を上手にリードして，二人で楽しそうに踊った．曲が終わって，「Ｎさん，お疲れ様．とても素敵でしたね．いつタンゴを習ったのですか？」と聞いたら，Ｎさんは「私？　習ったことはないですよ．いま初めてよ」と明るく笑顔で答えた．

ボウルビー Bowlby C は手続き記憶を喚起するためには，皮質下の反応を促進する手がかりを提示し，意識的な過程を含まないようにする．「セーターを着られますか？」と聞く

9-1　作業療法士の関わりのポイント　169

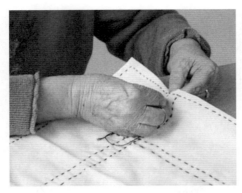
写真 9-1　手続き記憶　縫い物をする
慣れた様子で手元を見ないでも針を運ぶ．

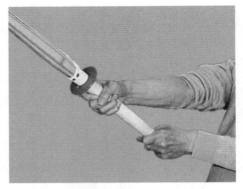
写真 9-2　手続き記憶　剣道 2 段の男性
体験がなければ構えられない．

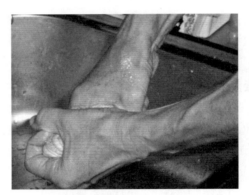
写真 9-3　手続き記憶　ふきんを絞る
しっかりねじって絞る．

のではなく，セーターを手渡すことが重要であるという[3]．

　作業療法はできることをすることを目指しているので，手続き記憶は有効な切り口である．手続き記憶を呼び起こすためには，具体的な手がかりの呈示，環境の設定が重要である．そして，その動作が本人から無意識に出てきたところが作業療法のスタートラインである．それを意識化して一つの作業活動にする．

　例えば，日常生活では，歯磨き場面で歯ブラシを持って口に当てると，磨き始める動作が起きるかもしれない．それが手続き記憶である．そのままにしていたら無意識の 1 つの動作だけで終わってしまう．作業療法士はそれをきっかけにして「歯磨き活動」にすることが必要である．「きれいになったね」「うまく磨けましたね」「気持ちがいいですね」というフィードバックやねぎらいの言葉を交わしながら意識的に歯磨きをするのが「歯磨き活動」である（p.195 参照）．

　また，生活行為の中には，手続き記憶が多くあると考えられる．高齢者は長い人生を生

きてきたが，その中で，ADL は意識的あるいは無意識的に繰り返されてきた．例えば，朝の洗顔について考えると，仮に 5 歳くらいから現在の 85 歳になるまで，365 日×80 年間＝29,200 回繰り返されるし，食事は 1 日 3 回なので 29,200 日×3 回＝87,600 回も行っている．この繰り返しの中で学習し，記憶し，無意識に行っている．長い人生であればあるほど，多くの手続き記憶があると考えられる（**写真 9-1，9-2，9-3**）．

手続き記憶については，作業療法でよく使われるので**9-4 保たれている機能に対するアプローチ**（p.189）で詳しく述べる．

9-1-4　周囲の環境との架け橋になる

認知症のある人は，内的現実と外的現実が異なって生きていることがあることを冨岡*（p.106）に教示されたので第 2 版で加筆・修正した．私たち作業療法士は，認知症のある人と「いま，ここ」で共に過ごして，認知症のある人が安心し，安定することを目指している．私たちが認知症のある人の内的現実を理解することは難しいことであるが，認知症のある人が，どのような状況にあるのかを想像し，配慮しなくてはならない．その関わりが架け橋である．

> **事例　戦時中の O さん**
>
> デイサービスに通う O さんは，いつも施設に来るとソファに座って遠くを見ている．話しかけると「敵の戦隊が……」とか，「弾をよけて命は助かったんです」など戦争の話を始める．「O さん，お昼です」と声をかけても返事もしない．そばに行って「O さん，お昼ご飯が届きました」と大きな声で言うと，今度は「戦争をしている人のことを思うと食べられません」と断られてしまう．おやつ，入浴なども同じようで，デイサービスでは拒否が多い．O さんは脳梗塞の既往があって左上下肢に軽い麻痺があるが，「この手は戦争でやられたんです」「国の補償は……」と言うばかりで補助手として使える手もあまり使っていない．
>
> ある日，作業療法士が O さんの右隣に座っておしぼりをたたみ，「O さん，すみませんが手伝ってくださいませんか」と頼むと，O さんは「たくさんあるね」とたたむのを手伝ってくれた．たたみ終わって，作業療法士が「ありがとうございました」と言うと，「どういたしまして」と返事が返ってきた．
>
> O さんはいつも戦時中にいるわけではなく，O さんの世界がいつも戦時中だと思っているのは私たち援助者の固定概念なのだ．O さんは「いま」という現実にもいることができ，戦時中と「いま」を行ったり来たり（？）している．「いま」にいるときは私たちと普通に過ごしているし，コミュニケーションも普通にとれているではないか，と作業療法士は気づいた．

〈解説〉
＊Oさんは，作業療法士がテーブルにおしぼりを持っていっても関心を示さなかっ
た．作業療法士が隣でおしぼりをたたみ始めても，あいかわらず遠くを見ていて
注意を向けなかった．作業療法士がOさんに声をかけてはじめて，おしぼりに目
を向け，「たくさんあるね」と現実が認識できたようだ．Oさんは作業療法士と一
緒におしぼりをたたんだ．このときは「いま」を共有できていた．
＊それならなぜ，食事やおやつを戦時中であることを理由に断るのだろうか．
＊私たちは，戦時中にいるOさんに唐突に話しかけてはいないだろうか？

●この事例に対して，冨岡は次のように助言する．現実には，内的現実と外的現実
がある．Oさんの内的現実は戦時中であるときが多いようだ．自分なら"戦時中のこ
とを考えているんですね"と，その時のOさんの内的現実を確認し，そのうえで「O
さん，すみません，お忙しいかもしれませんが，手伝っていただけますか？」と依頼
する．もしOさんが，戦時中にいるとしたら，Oさんは，感覚的にも恐怖や切迫感，
不安などがある可能性がある．そうした作業療法士の想像力と感性が，「Oさん，大丈
夫ですよ」という配慮のひと言につながるのではないかと思う．
　筆者はあらためて認知症という病気の深さを少し理解することができた．この事例
と出会ったときには戻れないが，今後は，このことを踏まえて関わりたい．
●何かを「する」という作業活動は，私たちと同じ「いま，ここ」の現実にいる手
段としては有効ではないか．

　認知症の人が何かを「する」か「しない」かは，できるかできないか，という能力の問
題もあるが，それ以上にやろうとするかどうかの問題でもある．小澤は，何かを「する」
というのは，外部からの刺激や人とのつながりがあってはじめて発揮される，と言い，「何
かを表現できるのは，その人の内部にすべて眠っているわけではなくて外部との刺激や交
わりの中で生まれる」と，能力を引き出すのではなく，能力は関係性の中で出てくるもの
だという[4]．
　Oさんの例でいうと，日頃から作業療法士と信頼関係ができていること，隣にいる人が
自分に助けを求めていることがわかること，自分が「いま，ここ」で役に立ったことがわ
かる人だ．そう考えると，Oさんは「できる」ことがいくつもある．
　内的現実が戦時中であるOさんを外的現実である「いま」に誘うためには，どんな流れ
が考えられるだろうか？

(1) Oさんが現実に戻るまでの一連の流れ

① Oさんの視界に入るところにおしぼりを持ってくる.

② Oさんのそばでおしぼりをたたむ.

③ 折を見て, Oさんに声をかける.

「Oさん, 忙しい?」(内的現実が戦時中だと言うなら)「そうなのね. 戦時中なのね. たいへんね」「でも大丈夫よ」「すみませんが手伝っていただけませんか? これをたたみたいのですが」など, ゆっくり会話し,「いま」に誘う.

④ 一緒におしぼりをたたむ.

⑤ 作業が終わったら, Oさんをねぎらい, 感謝する.

(2) 前提となること

① 作業療法士は日頃から知っている人である.

② 依頼されていること, その内容が理解できる.

③ おしぼりをたたむ作業は知っている作業である.

④ 自分が必要とされていることがわかる.

⑤ 役に立ったことがわかる.

一般に, 認知症のある人のケアは寄り添うことが大切だといわれているが, 日常生活においては, 私たちは,「いま」という現実の刺激が入るように, 丁寧に, 唐突でなく寄り添うことが必要なのではないだろうか. その前提として, 日々の関わりの中で対象者とよい関係性を築いていくことが重要である.

作業療法士は, このようにして認知症のある人と「いま」という環境との架け橋の役目をしながら, 日々繰り返される生活行為を支援する.

筆者の経験では, 認知症のある人は精神的, 心理的に安定してくると, ここに述べたような内的現実と外的現実の乖離は少なくなって, 普通に過ごすことができるようになる, と感じている. それを目標にして関わりをすればよい. Oさんのその後は後述(p.182参照)する.

9-1-5 認知症のある人に比較的保たれている機能

ボウルビー Bowlby C はカナダの作業療法士であるが, 認知症のある人に比較的保たれている機能について, 次のようなものを挙げている[3](表9-1).

これらは作業療法を行う上で手がかりになる. 9-4 保たれている機能に対するアプローチ(p.189参照)を参照されたい.

表 9-1　比較的保たれている機能

＊感情と感情の記憶：愛情を与え，受ける能力，暖かい人間関係，楽しみ，恐れ，怒り，悲しみ
＊感覚
＊基本的運動機能：筋力，巧緻性，歩行
＊社会性，社会的動作：挨拶
＊手続き記憶，習慣：動作の記憶，歯磨き，自転車こぎなど習慣的な動作
＊遠隔記憶，昔のエピソード記憶
＊ユーモアのセンス

〔Bowlby C. 竹内孝仁（著），鈴木英二（監訳）：痴呆性老人のユースフルアクティビティ．三輪書店，pp46-50，1999〕

9-2 ● 認知機能障害に対する援助

　認知症という病があっても，それが進行性であっても，重度であっても，その人が「生きる」ための作業療法の支援は変わらない．認知症のために「その人」が見えにくくなっているが，その人は以前と変わらず「その人」である（図9-1）．

9-2-1　近時記憶障害に対する援助

　アルツハイマー病の場合は初期から近時記憶のエピソード記憶障害がある（p.59 参照）．これは一律に失われるわけではないので，その人がいまどの段階にあるかを評価して，援助する．

（1）再認ができない場合─証拠は突きつけない

　援助者は，再認できない人に対しては，証拠を突きつけるような否定的な言葉を使わない．相手のプライドを傷つけない．
　例：薬を飲み忘れていたら？
　　　⇒　「薬を飲みましょう」（忘れていることを言わないで，さりげなく促す）

（2）記憶障害に対する姿勢─忘れてもいいさ

　認知症当事者である太田[5]は，「忘れてもいいじゃない，いいさ」と，もの忘れにこだわらなくなることも大事と言う．なかなかこの境地にたどり着けないで悩むことが多いが，究極の安心はこの境地かもしれない．周囲の温かいサポートで受け入れられてゆく．また，丹野[6]は，自分は覚えていられなくても，周囲が覚えてくれているという関係が安心感を生むという．
　「小山のおうち」[7]（認知症デイケア）のメンバーが日々のグループワークで自分のもの忘れのつらさをつづり，発表している．この取り組みも，忘れたっていいじゃない，という温かく包み込むケアがあってはじめて成り立っている．小澤[8]は，このデイケアの場には彼らの不自由を受け止めるとても温かい雰囲気があって，このように不自由を対象化する試みがなされており，ここでは，認知症を病む不自由をもの忘れに焦点化させることで，

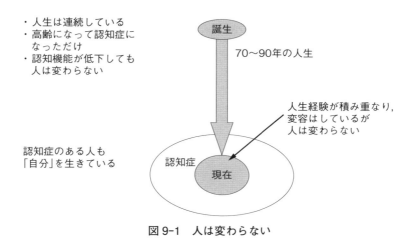

図 9-1 人は変わらない

ほかの課題に対しては包み込むケアになっているのではないか，と指摘している．信頼できる人や環境があれば，忘れてしまうことの不安が増幅しない可能性があることを援助者は信じて，希望を持って援助する．

また，当事者の意見として，「記憶がポッと消えて」[5]しまい，思い出せないという悪循環にはまってしまうとき，周りの人から，「ストップ！」と言って悪循環を断ち切ってほしいという．諦めて気持ちを切り替えることが必要であるが，自分では気持ちを切り替えることが難しいという．信頼関係のない人からそう言われても聞くことはできないが，そのような援助が有効であるということは当事者から学んだことである．

(3) 時間の流れがないことに対する援助—「いま」が大切

前出のブライデン Bryden C の言葉「私たちには時間処理の感覚がないので，過去も未来もなく，『いま』という現実の中に生きている」(p.60 参照)は，援助者をはっとさせる衝撃的なインパクトがある．

認知症のある人に対して，「ちょっと待ってください」「後で話を聞きます」「明日行きましょう」など私たちは無意識に言ってしまうが，筆者は指摘されるまで全く気づかなかった．時間処理の感覚がないことを認知症当事者が言語化することは難しいと思われるが，ブライデンの書いた書籍は多くのことを私たちに教えてくれた[9〜11]．

また，認知症のある人がその人にとって意味のある作業をする場合は，時間の長さではなく，本人の満足感が大切となる．特に認知症のある人が働きたいと思っている場合でも，一日中働くプログラムは不要である．また，疲れすぎないように，休憩は指示をしなければ本人には疲れがわからないので注意を要する．

「いま」しかないという現実を生きるためには，「いま」を大切にしなければならない．

茶の湯に「一期一会」という言葉があるが，悔いのないように「いま」を作ることでは，通じるものがある．うれしいこと，楽しいことは，「いま」体験しなければならない．信頼関係も「いま」を繰り返して築いていく．

認知症の人にとっての「いま」を再認識する必要がある．

■ (4)「いま」がわかる援助

① 視覚的なヒントを作る

　　季節の花を飾る，日めくりカレンダー，時計を置く．

　　さりげない「日常生活」が見える．

② ヒントのある会話をする

　　「おはようございます．朝ですよ」

　　「お昼になりました．お昼ご飯の用意ができました」

③ 一人にしない

　　周囲の環境や人を見ることがヒントになる．

■ (5) 探し物を見つける工夫

物の置き忘れも当事者にとってはたいへんなことだという[12]．近時記憶障害のために，自分の行動がたどれないことが大きな要因となっているが，探そうとしても視空間認知の障害も影響して見つけにくい可能性がある．そう考えると，大切なものには視覚的なヒントがあると見つけやすい．

① 色や大きさを決める

　　・財布は，色鮮やかで大きめのものにする．

　　・鍵は例えば赤の長い紐をつけて何かに紛れ込んでも紐が見えるようにする．

② 大切な物の置き場所を決める

　　・保険証や診察券は，わかりやすいトレイなどに置いておく．

　　・大事なものは机の上に置く．（引き出しに入れるとわからなくなる）

これらの生活障害に対する工夫は，前述で引用している認知症当事者の太田氏が主治医と作業療法士に援助され，試行錯誤をしながら編み出した生活の知恵として，講演や著書で明らかにされている[5,13]．当事者も家族も援助者もこの経験を踏まえて希望を持ち，工夫を重ねたい．また，上村[14]は援助者として作業療法士の視点からも生活障害の工夫を述べている．これらは認知症の進行過程において，同じような段階にある人に希望をもたらすものである．作業療法士も希望を持って寄り添い，工夫したい．

9-2-2　見当識障害に対する援助

第5章で見当識について述べたように，認知症のある人は初期から見当識障害がみられ，そのことが老化によるもの忘れの人と認知症のある人との違いである（p.59 **表5-7**参

表 9-2　認知症の見当識障害

①見当識は，時間，場所，人物の順序で障害される
　　・記憶障害が軽度のときから，時の見当識は障害される.
②見当識は，常に揺れ動き，固定されているとは限らない
　　・私たちは，その人の見当識は固定されていると思いがちであるが，それは私たちの
　　　思い込みかもしれない.
　　・見当識障害は修正すればよいとは限らない.
　　・見当識はその人の内的世界であるが，いまいる環境と無関係ではなく，いま，安定
　　　した環境にいることが重要である.
③認知症のある人はみなそれぞれ見当識を持っている
　　・そこから出発して丁寧に関わると「いま」に戻る可能性がある.
　　・その人の見当識を認め，なぜそうなるのかを考えることが重要である.

照）．見当識障害は，時間，場所，人物の順で障害される.

　最初は時間の見当識障害だけであっても，進行して場所の見当識障害が始まるときには時の見当識障害も重なっているため，認知症のある人は独特の世界を生きているように筆者には思える．ところが，私たちが生きている「いま」という現実にはいないのに，認知症のある人はどこかで現実と折り合いをつけているかのように，すんなりと現実にいることもある．戦時中のOさんもそうである（p.171）．不思議なことである．私たち作業療法士は，そのような世界を生きている認知症のある「人」に関わりたいと思っている．これは容易なことではない．もう少し見当識障害について考えてみたい.

　見当識障害のポイントを表9-2に挙げた.

　次に，時，場所，人物の順で見当識障害について述べる.

（1）時間の見当識障害とその援助

　時間の見当識は，「概日リズム」と関係するといわれている[15〜17]．田ヶ谷ら[15]は，体内時計が視交叉上核（SCN）に存在するが，アルツハイマー患者ではSCN総細胞数は，80〜99歳の群の約半数で低下しているという．睡眠・覚醒障害には薬物療法は限界があるので，さまざまな取り組みが必要といわれているが，まずは，生活リズムを安定させる援助が挙げられる.

① 生活リズム（概日リズム）を安定させる

【一日の過ごし方をみる】

　日中傾眠，昼夜逆転などがあれば改善に取り組む．昼間は起こせばいいというのではなく，睡眠が必要であれば昼寝をし，昼寝から起きたら座っておやつを食べるなど，しっかり起きる．活動の時間は身体を動かすだけでなく，外の空気に触れたり，ボランティアが話し相手になったりして座って何かを「する」ことが生活のリズムを作ることである．他職種との相談・協力が必須である.

表 9-3　生活リズムを作る朝，昼，夜の取り組み例

朝，活動の時間に切り替わらない場合	戸やカーテンを開ける 外を見て朝を確認する パジャマから服に着替える 洗顔，歯磨き，整髪，などの整容をする 排泄をする 必要なら，検温，血圧測定などをする 施設なら朝の集まりに参加する 軽い運動をする
昼間に刺激の乏しい生活をしている場合	ベッドから離れ，起きて座って過ごす 活動に参加する デイケアなどに行く 散歩するなど外気にふれる
夜に眠れない場合	昼間に起きて座位で過ごす 夜，寝る前に風呂に入る 足浴をする 温かい飲み物を飲む いまは夜なのでゆっくり眠ってよいことを話しながら，そばにいる 今日一日を思い出して，よい一日が終わったことを確認し，ゆっくり 　　休んでよいことを伝える

【本人に合った生活リズムに整える】

　施設に合わせたリズムではない．朝はゆっくり起きてくる低血圧気味の人もいるし，5時から起きている人もいる．夜に強い人もいるし，20時には寝る人もいる．一人ひとりの生活リズムを把握し，援助する．

　認知症のある人は時間の流れが感じられないので，自分では生活リズムは作りにくいところが援助のポイントである．

【具体的な方法】

　朝，昼，夜，に分けて取り組み例を整理した（**表9-3**）．

② ヒントのある声かけをする

　援助する場合は，介入する前に必ず対象者に声かけをすることは普通のことである．それを見当識障害があることを配慮してもう少し丁寧に言う．例：「ご飯です」⇒「お昼のご飯です」

③ 目の前にヒントがある環境にする

　目の前に季節の花があっても，お雛様が飾ってあっても，大きな時計があっても，その人が見るとは限らない．だから置かないのではなく，置いてあることが普通の生活である．何もない白い壁の部屋は，生活空間ではない．私たちでも，いろいろ置いてあっても普段は気づかない．そのことを言われてはじめて注意を向ける．

■ (2) 場所の見当識障害とその援助

①「いま」と異なる場にいることについて

環境認知に関して，施設に入所中の認知症のある人に作業療法場面で「ここはどこですか？」と聞いてみた．

A氏：人がたくさんいて，お寺かね．
B氏：公民館です．よく来ていますよ．
C氏：村のもんと出稼ぎに来た．ここで一緒に泊まっとる（ている）．
D氏：学校です．あら，何か書くのね．鉛筆を忘れてしまってごめんなさい．
E氏：ホテルです．いまここに着いたばかりです．旅先なので何もわかりません．
F氏：寮です．ここで働いています．住み込みですから．

このように，環境認知は人それぞれで，作業療法室で作業療法を開始しようと思っている人はいない．そのような見当識を持ちながら，作業療法士が丁寧に誘導すると，皆，目の前の作業にゆっくりと取り組み始め，休憩になったら一緒にお茶を飲むことができる．それでもここが，作業療法室だとは認識しないかもしれない．終了時に「楽しかったですね．また明日来てくださいね」と言うと，「あいよ」と答える人もいる．これを毎日繰り返すと作業療法室は「いいところ」になり，「安心して過ごせるところ」になる．見当識障害があっても作業療法が行え，認知症のある人が安心する場となる例である．

これが「いま」の作業療法である．そのために必要なものは「いま」に誘導する人の援助と「いま」に居続けるための作業である．

これがやりたかったという作業，無理をしないでもできる作業，これならやってもよいという作業…，その作業に取り組めば，「いま，ここ」にいられる．そして，「場」はいつの間にか「いま，ここ」になる．しかし，「いま，ここ」というのは「作業療法室」という場所ではない可能性があり，目の前の作業を中心とする狭い空間を作業療法士と共有しているだけかもしれない．それでもその空間を共有してコミュニケーションができ，「いま」を過ごすことができる．認知症のある人は，健全な部分を持っていると筆者は思う．

また，いまいる「場」を事実と異なる「場」として振る舞う現象について，大井[18]は「誤認や妄想といった認知症症状ではなく，自分の知っている場所と認識することを通じ，その場へ適応しようとする行為である」という．また，田中ら[19]は，事実と異なる場所を語った会話の分析から，「目にみえる事物へ言及してから想起を行う傾向がある」という．いずれも認知症の症状ということで片づけるのではなく，保たれている機能を駆使して生きる「人」を見ている．

このような考え方をさらに進めていくと，認知症のある人は，現実とは異なる「場」に

いるかもしれないが，一方では「いま」を見て考えて（？）いるともいえ，「いま」は，認知症の人にとって大きな影響力を持つ．作業療法士は「いま」を整えておき，認知症のある人が「いま」に戻りやすいようにして誘うことが重要である．

　そのうえで，なぜその人がいまいる「場」と異なる「場」にいるのかを考えたい．そこにその人をもっと理解するためのヒントがあると考えるからである．前述のように，認知症のある人が作業療法室で「ここはどこか」と問われたら，当意即妙にそのとき頭に浮かんだ場所を言うのかもしれない．そうであっても，なぜその人はその光景が浮かぶのか，思い出しているのか，行ったことがあるのか，そこが懐かしいのかなどを考えると，その人にとって何か意味があるに違いない．

　見当識が現実とずれるのは認知症の症状であるが，思い出す「場」は，その「人」の中にある．認知症の症状のためにその「人」はわかりにくくなっているが，症状を取り除くと中心にはその「人」がいると考えたい（**図9-1**参照）．

② 具体的な援助

【人的援助—丁寧な声かけ】

　戦時中のOさんを例にする（p.171参照）．Oさんが，食事をしないのはなぜか．「Oさん，お昼です」では「いま」にいないOさんにとって突然すぎるのかもしれない．Oさんを見て「Oさん」と声をかけ，反応を見てから「Oさん，大丈夫？　お昼のご飯です．一緒に行きませんか？」など，ゆっくりした誘いかけが必要なのではないか．

【環境の整備—見慣れて，わかりやすく】

　認知症のある人にとって，まず，ここがいつもの場であると思えることが大切である．そのための基本は，

　　① 環境を頻繁に変えない
　　② 見慣れたものがある，見慣れたものが見える
　　③ 生活空間である

である．認知症のある人は旅先では混乱することが多いし，ベッドサイドの床頭台などに，見慣れた時計や写真，いつも使う水飲みなどを置いておくだけでも安心できることがある．

　また，視空間認知の障害から病院や施設の中でも迷子になる人もいる．この場合は，個別の評価によって認知症の重症度や症状などを知る必要があるし，ヒントや目印を考える際には，その「人」の性格やこだわり，普段の生活を知らなければ有効な援助にはならない．

【ヒントのある環境作り】

　一般論であるが，ヒントのある環境作りについての考え方の例を挙げる（**表9-4**）．見当識障害にも段階があるので，諦めずに一つひとつヒントを作って，見当がつきやすいような環境を整える．本人が自分で見つけられなくても，誘導されたときに，了解できるよう

表 9-4　ヒントのある環境作り例

援　助	対　　策	
目印を付ける援助	トイレがわからない	・トイレという表示や目印 ・トイレのドアを開けておく ・夜間はトイレに電気をつける ・床にテープを貼って道順を示す
	自室がわからない	・表札をつける ・本人らしい小物や目印になるものを置く
	浴室がわからない	・「ゆ」という暖簾をかける ・入浴の用具を入口に置く
しつらえ―環境整備	・季節感のある花を飾る ・窓から木々や花などの季節の移り変わりが見える ・見えやすいところに時計を置く ・今日の予定や献立などを貼る ・正月，お雛様，こいのぼりなど年中行事の飾り物をする ・季節の風景や果物，花などの写真を置く	
活動を通しての援助	・朝の集まりでみんなで顔を合わせ，一日のスタートをする ・正月，豆まき，花見など年中行事に沿った活動をする ・季節感を取り入れた活動．ヨモギを摘んで団子を作るなどをする ・散歩で，季節の移り変わりを見る	

なヒントも有効である．

【異なる場に生きる人に対する援助】

　見当識障害も一律ではない．近時記憶障害があり，時間や場所がわからなくなってしまうと誰でも不安であるが，その不安を乗り越えたかのような人がいる．

> **事例　まかないの仕事**
>
> 　P さんは，92 歳，女性．施設に入所しているが，朝は起こされなくても起き，パジャマから服に着替えてエプロンをしめる．さっとカーテンを開け，元気に自室から食堂に向かい，行き交う人に「おはようございます」と丁寧に挨拶をする．食堂では自分の席に座っていて，声をかけられるとテーブルを拭く，おしぼりをたたむなど頼まれた仕事をせっせと片づける．職員が「ありがとうございます」と言うと，「どういたしまして．これが仕事ですから」という返事である．仕事がない時間は食堂の自席でいつもの仲間と話して過ごしている．別の日に，P さんは看護師長を訪ね，そっと訴えた．「私はこんなに働いているのに，お給料をいただいていないような気がするんです．ここの会社は大丈夫でしょうか」．P さんの生活歴を見たら，長年，独身寮のまかないの仕事をしていたという．

　このように現実とギャップはあるが，その現実に折り合いをつけながら過去に生きてい

9-2　認知機能障害に対する援助　181

る人は，その世界を生きていくことが幸せであると筆者は考える．Ｐさんにとって大切な
ことは，人から頼りにされている，朝起きたらすることがある，という一日を過ごすこと
である．ここが施設であること，もう92歳であることをＰさんに説明して，何の役に立
つだろう．必要とされるときには，私たちがＰさんに声をかけることで，Ｐさんは何の抵
抗もなく現実の世界に戻り，テーブルを拭いたり，おしぼりをたたんだりしている．これ
は，Ｐさんが現実とうまく折り合いをつけた生活なのではないだろうか．

　受け入れるケア，寄り添うケアは，認知症を理解し，認知症の人を否定せず，さりげな
く援助することが求められている．山口[20]は，「過去の生き生きした時代に暮らしている場
合」には，「無理に現実に連れ戻そうとせず，まず本人の話を傾聴し，どの時代にいるのか
をその言動から推測し，受容する」と述べている．

③ 揺れ動く見当識は安定するか

　戦時中のＯさんも（p.171参照），作業療法室でだんだん作業に取り組み始める人も，ま
かないの仕事をするＰさんも，落ち着いてみると「いま」にいる．

　さらに話を進めたい．Ｏさんの後日談であるが，半年くらい経つと，Ｏさんはデイケア
で落ち着いて過ごせるようになり，Ｏさんの世界も戦時中ではなくなっていった．デイケ
アでは穏やかなＯさんがいて，周囲の利用者の動向をみて，「あの人危ないよ」など職員
に注意を喚起したり，こちらが質問するとひ孫のことを話したりする．これが本来のＯさ
んではないか．戦時中のＯさんだった頃は，一人暮らしから息子に引きとられて大家族と
同居する生活になり，環境も変わり，デイケアに通うことになり，混乱の連続であったの
かもしれない．本来のＯさんの生活を取り戻すと，落ち着いて生活ができるようになって
いた．この「場」に適して生きていけるのである．

　どんな見当識障害があっても，諦めずに，希望を持って関わろう，と思える体験である．

■ （3）人物の見当識障害とその援助

　人物の見当識障害は，他者との関係性の中で自分が何者であるか，という見当識である．
娘がわからないということは，自分がその人の母親であるという認識がない．しかし，関
係性がわからなくても，この人は，知っている人であると思えるらしい．突然，幼稚園の
ときの友だちだと思ったり，農協のお兄さんだと思ったり，既知化をすることで，安心や
信頼を得ようとしていることもある．最終的には，「いま，ここ」で，信頼関係を作ること
ができる．

　このことは，援助やケアにあたる人にとっては，目の前の人に精いっぱいのことをしよ
うと思える根源である．人の見当識は最後に障害されるので，この頃には認知症も重度に
なっているが，目の前の人を信頼し，「ありがとう」とお礼を言える認知症のある人は多
い．生きてきた中で構築された関係性は，「いま」しかない人にとっては「いま」こそ発揮
される．

まさに「人」の部分が健全であることを実感する.

9-3 行動・心理症状（BPSD）に対する援助

第5章に述べたようにBPSDは，認知症のある人が認知機能障害を基盤にして，身体的要因，環境的要因，心理的要因などの影響を受けて出現する（p.63〜参照）．そうであるなら，BPSDにはそれなりの理由があるはずである．日本作業療法士協会が作成した家族向けパンフレット[21]にも，認知症の人の行動には「わけがある」としている．認知症の人の立場に立って，BPSDに対して理解しようとする姿勢が大切である.

BPSDに対する考え方や援助は第5章にも述べたので参照されたい（p.63〜参照）．ここでは，作業療法士がよく取り組む5つのBPSDについてまとめた（表9-5）.

9-3-1 外出（徘徊）への関わり

第5章で述べたように，「徘徊」にかわる新しい用語は決まっていない（p.65）．ここでは，外出（徘徊）とすると内容的に異和感があるので「歩き回る」としてみた．なお，外出（徘徊）については，第5章（p.65）を参照してほしい.

施設に入所した認知症のある人は，施設内を歩き回ることがある．活動にも参加せず，ひたすら歩いていたり，帰宅願望が加わって多訴になったり，エスカレートしたりする．いろいろな理由があり，それぞれ解決方法は異なる.

■ (1) 帰宅願望が強く，出口を探して歩き回る人

帰宅願望が背景にあるので，なぜその人が帰りたいのかを考えてみる．本人に聞いてみるのもよい．話を聞く，一緒に散歩をするなど，いったんドアから離れて気持ちが切り替えられるかどうかをみる．対応できる場合は，散歩に出て，話を聞くなど気持ちが切り替えられるような援助をして，ここに慣れるにはどうしたらよいかを共に考える．以下は歩き回る理由が予測できた場合である.

表9-5　作業療法士から見たBPSD例

BPSD
①外出（徘徊）
②拒　否
③不潔行為
④不　安
⑤妄　想

① ここがつまらない

　本人にとってここが大切な場所であり，することがある，と感じているときは，帰宅願望は出ない．認知症のある人は，何か目の前のことに取り組むと，それをしながらほかのことを考えることは少なく，そのときには帰宅願望は出ない．何か本人にとって楽しいこと，その人にとって意味のある作業を用意する．その作業に取り組んでいるうちに結果的に歩き回ることも少なくなる．

② ここに居場所がない

　新しい場所に慣れるまでの間によく起こる．どこにいて何をしたらよいかわからない不安である．私たちでも日頃出かけた場所で，その場に馴染めず，居心地が悪く，来るべきではなかったなあと思う体験をする．認知症のある人だけがそう感じるのではなく，人は皆同じである．自分の体験から，声をかけてもらったり席を勧められたりすることで少しずつ落ち着くことを思い出しながら対応すればよい．いきなり指名されたり，注目されたりするのは逆効果であることも容易に想像できる．認知症のある人はそれほどエネルギーはなく，単純に安心して過ごしたいという願いを持っているだけかもしれない．その欲求をしっかり満たせば，安心できる居場所になる．

　筆者は，まずは信頼できる人がいることが大事な要件だと思っている．「どうぞここにいてください，ここに座っているだけでいいですよ」と言いながら，少しずつ，何が好きか，何をしたいかと，聞いていけばよい．チームケアで，関わりを持つ全員が口裏を合わせたように対応しても，認知症のある人は納得しない．認知症のある人は，そのようなことをするとみんな信用できない人たちだと感じてしまう．簡単に表面的な言葉だけでかわしていくのではなく，しっかり認知症のある人に向き合って対応する．

　最終的に本人にとって，ここが居場所となったら歩き回らなくなる．

③ 家で待っている人がいる

　その人に聞いてみると，家で待っている人がいる，子どもが泣いている，ご飯の支度をしなくてはなど，いろいろな理由から帰りたいという．自分ができること，やってきたこと，やるべきだと思っていることがその人の頭の中に次々に思い浮かぶ．しかし，ここでの日中の過ごし方を見てみると，本人の生活に充実感がないことが多い．推測ではあるが，人間として役に立ちたい，できることをしたい，と思っている可能性がある．私たちでもいまいる場がおもしろかったり，充実したりしていると，帰宅願望は起きない．むしろ，何かに熱中していると，家のことを忘れてしまう．それならば，「ここ」が充実するような援助をすればよい．ここで何か役割を果たせるような場面を作り，「あなたがいないと困ります」と言える関係性を作る．その人は頼られているのを振り切って帰りたいということは少ないだろう．

(2) 道順障害のために歩き回る人

認知症が中等度になると，視空間認知障害が起こり，行動障害としての道順障害となる．自宅や施設内でよく慣れたところでも，自室がわからない，トイレがわからない，などの方向定位障害となる．

これは，目的を達成できなくて起こっているので，まずは目的が果たせるようにする．トイレがわからない場合を例に挙げる．

① 案内板

・文字が読め，内容が理解できることが必要な条件である．
・トイレ，便所，お手洗い，…どの言葉がヒントになるか，人によって異なる．
・男子トイレ，女子トイレの人形のマークは理解できないかもしれない．
・案内板の色は，地の色と同系色の文字では読みにくい．
　　例：空色の地に青の文字，ピンク色の地に赤い文字などは見えにくい．
・案内板が高すぎると，認知症のある人は，あまり上を見上げないので見つからない．

② 導　線

・どこからトイレに行くのか，導線を考える．
　　例：夜は，ベッドからトイレ，昼は，食堂の席からトイレなど
・床にテープを貼って誘導する．テープだけではわからなかったら，人が誘導するときに，テープに沿って行けばよいことを話しながら誘導する．
・夜間でも誘導できそうなら，蛍光テープにする．テープが無理なら人が誘導する．

③ 便器が見える

・夜間は，電気をつけて開けておく．
・昼間もカーテンや戸を開けておいてトイレが見えるようにする．使うときに閉める．

④ 人の誘導

ヒントで誘導できない段階になったら，人が誘導する．援助者はこれまでのヒントを使いながら，その人が少しでも主体的に行動できるように配慮する．最終的には人の誘導が何よりも有効である．この瞬間にも援助者と認知症のある人の信頼関係があることが前提である．

(3) 落ち着かなくて歩き回る人

不安や焦燥をともなう場合は，薬物療法でコントロールできるかどうかを医師を交えてチームで確認する．そのうえで，一緒に歩くことができれば，休憩を入れたり，座って話したりしながら，歩くことを阻止するのではなく座ることに誘導する．焦燥感があって歩き回るときは周囲に注意を払わないことが多いので，けが・転倒に注意する．

室伏[22]は6種類の徘徊についてまとめているので参考になる（**表5-10**, p.66 参照）．

9-3-2 拒否への関わり

拒否は認知症のある人にとっては大切な意思表示である．前述の戦時中のＯさん（p.171）も最初は拒否が多かった．援助者は，援助する勇気をそがれてしまうが，それでもなぜ拒否されるのか，を考えなければならない．認知症のある人は見当識障害があるので，予告なく唐突に誘われると，現実の流れにのれない可能性もある．私たちが当然と思っていることでも，その人にとっては考えてもいなかったことかもしれない．私たちの援助が，その人にとってはメリットとは考えられないのかもしれない．現実には，援助が必要な人であっても，拒否があって援助が始められないこともある．粘り強く，関われそうなところを見つけて信頼関係を作る．

また，周りの環境や人の動きなどで，普段の生活とは違うと落ち着かず拒否をすることもある．例えば，大勢で入浴する，大きな食堂で食事をするなど，施設生活では日常的なことであっても在宅から施設に入所すると違和感がある人もいる．本人の立場から考えて，可能な限りの個別化を図る．いままでの環境と異なることは，施設職員が考えている以上に，本人にとっては見当がつかなくなって不安になったり，いやになったりする要因である．

本人にとっては，何が起こるかわからない不安もある．レクリエーションに誘っても拒否，入浴に誘っても拒否をする．何が起こるかわからないから，ここにいたほうがいい，という決断は正当な判断であるともいえる．これなら知っている，これは大丈夫，この人は信用できる，ということになれば拒否はなくなる．強引に誘うのではなく，様子をみて，もう一度誘う．アルツハイマー病のある人は，馴染みの仲間が誘うと拒否はあっけなく解消することもある．

【拒否への関わり―地域生活を支援する事例】

谷川[23]は，地域で単身生活をしている82歳の女性Ｑさんが，ゴミを処理できなくなって自宅がゴミ屋敷のようになっているにもかかわらず，訪問介護が家に入ることを拒み，罵声を浴びせて玄関先で断るようになり，ケアマネジャーから通所につなげたいと相談があった事例に対して，次のように経過を報告している．

事例 支援拒否のＱさん

Ｑさん（82歳，女性．アルツハイマー病，MMSE 12点，夫の死後一人暮らし，要介護2，認知症高齢者の日常生活自立度Ⅱb，障害老人の日常生活自立度判定基準 A2）

・5月上旬，初回訪問（ケアマネジャー，民生委員，通所施設の作業療法士）

　自宅に入ることを拒否，玄関先で訪問の目的と自己紹介を行う．Ｑさんは，「私は何も困っていない」と，通所リハは不要であることを繰り返した．

・顔馴染みになることを目指し，翌日から作業療法士が通所の送迎の途中に訪問を2

週間続けたら，Ｑさんの態度が軟化した．
・6月上旬，Ｑさんは作業療法士を居間に入れるようになった．作業療法士は「興味・関心チェックシート」をつけながら，Ｑさんが望む生活を聞き取った．1週間かけた聞き取りで，Ｑさんは，①この家で生活を続けたい，②隣近所の人々と仲良く暮らしたい，と思っていることがわかった．
通所リハには「あんたがいるのなら行ってもいい」と気持ちが変化した．
訪問介護の利用も「あんたの紹介なら仕方がない」と再開することができた．
・6月下旬，Ｑさんは通所リハの利用を週3回から開始した．（以下略）

本事例は，本来は生活行為向上マネジメントの展開を報告する事例であるが，ここでは関わりの作り方，信頼関係の構築を中心に紹介した．

このように地域生活をしていて「拒否」のある人に対して，どのように支援を展開していったか，学ぶことが多い事例なので，もう少し付け加えておきたい．

Ｑさんの聞き取りから導き出された生活行為の目標を，①在宅生活の継続，②人間性の回復，として関わりを整理する．

① 在宅生活の継続
　　・民生委員とともに両隣に見守りを依頼（雨戸の開閉が同じ時間になされているか）
② 人間性の回復
　　・ケアマネジャーとともに買い物先の八百屋とスーパーにＱさんのサポートを依頼
　　・Ｑさんと介護職員で市民センターの図書貸出日に行き，住民と図書を通じて交流

Ｑさんの通所リハが継続し，訪問介護を受け入れた結果，ゴミ屋敷は改善した．両隣の住民は安否確認の見守りを続けており，Ｑさん宅前の清掃をＱさんと一緒にしている．市民センターでも声をかけてもらい，買い物先でも適量の買い物ができるように配慮されている．

地域で生活することを支える事例には，当事者に「困っていない」と言われて，どうしたら支援が開始できるか困惑することが多い．この報告のようにねばり強くＱさんと顔馴染みになり，二者関係を築き，さらに，単に依頼されたことを達成するだけではなく，本当に必要な支援をすることは容易なことではない．

「拒否」もこうして解決し，展開していくことを先輩の事例から学び，このような支援を目指したい．

9-3-3　不潔行為への関わり

不潔行為は，排便後の後始末に失敗することから起きる．認知症のある人は排便のコントロールが難しいために薬物療法で対応することが多いが，薬を飲んだことがわからな

かったり，忘れていたりする．そのため，本人にとっては，唐突に便意をもよおし，対応ができないことが多い．それだけなら単に排便の失敗であるが，本人はあわててその事態を自分で仕末しようとするので不潔行為といわれる事態になる．便を拭き取ろうと思ってさらに汚れを広げてしまったり，汚れたものを隠そうと思ってトイレを詰まらせたりする．部屋のカーテンで拭ったり，タオルで手を拭いたりしているうちに，服も手もカーテンも便だらけになってしまう．これが不潔行為の現状で，涙ぐましい本人の努力の結果である．おそらく便失禁は，本人のプライドを傷つけ，誰にも頼れないのだろう．

解決は，便失禁に至らないことである．日頃からケアチームで連携し，下剤の効き始める時間をチェックし，トイレ誘導の時間の予測を立て，よく観察して本人をトイレに誘導する．本人をよく観察すると何かサインがあることが多い．

9-3-4　不安への関わり

前出の認知症当事者太田氏[24,25]によると，不安は底辺にずっとあるという．これからどうなるのだろうとか，いろいろなことが難しくなるのかな，とか，常に不安がある．その中で，自分でもっとできることはないか，もっとおもしろいことはないか，と気持ちを盛り上げている，と話している[24]．

通所の楽しみはここにある．一人でいても不安は続くが，通所に仲間がいると気分が切りかわる．

また，認知症のある人は，一つの気分や考えから，パッと切り替えるということが難しく，そのようなときには近くにいて声をかけてほしいという[25]．その人は気持ちを切り替えながら，できることをする，という前向きな生き方をしようとしているので，最大限その援助をする．

このように，当事者は底辺にある不安をじっとこらえつつ，明るく生きることを目指している．しかし，見当識障害があって，自分がいま何をしているのか確認もできない日々を送るつらさを，私たち援助者も知るべきである．そのことを共感できるかどうかで，認知症のある人の生きようとする頑張りの感じ方が変わってくると思われる．私たちは認知症のある人より人生経験も短いし，つらい目にはあっていないかもしれない．しかし，認知症のある人が特殊な体験をしているのではなく，人間として，何かをがまんして頑張っていたり，乗り越えようとしていたりする体験は私たちにもないわけではない．もちろん，同質，同等の不安ではないが，認知症のある人に通じるものがあると思えれば，共感できるかもしれない．

9-3-5　妄想の捉え方

もの盗られ妄想は妄想主題の73％を占めるというが，**第5章**で小澤のもの盗られ妄想の

発生機序や考え方を紹介した（p.65 参照）ので，ここでは省略する．妄想の内容は，人生やこれまでの体験や考え方が影響していることは述べたとおりである．しかし，認知症のある人皆が妄想を持つわけではなく，その妄想も当然のことながら，人それぞれである．

パーソンセンタード・ケアの創始者キットウッド Kitwood T[26]はこのような光景を描いている．

- ジャネットはショートステイのために高齢者施設で 2 週間過ごすことになった．彼女はよく窓の外を見て列車の話をしたが，列車は見えなかった．

- ジャネットは，夫婦で遠く離れた息子の家へよく列車で出かけていた．そのことを考慮すると，彼女の不思議な話は意味を持ち始める．いまでも夫のロジャーは，ジャネットがショートステイにいるときは，息子の家に出かける．彼女はこのことに気づいていただろうか．彼女はとても息子に会いたくて，連れて行ってくれることを願っているのだ．

小澤[27]がいう「人生が透けて見える」ような見方が必要だというのは，このようなことをいうのだろうか．「列車は見えない」というのは簡単なことである．でもこのように見えてくる理由を理解して寄り添うことは，簡単ではない．

妄想は，BPSD であると片づけるのは簡単であるが，この人になぜそのようなことが起きるのか，を考えてみたい．その人の人生までは理解できなくても，認知症のある人の妄想は，状態や環境やケアによって治まることすらある．すべてがそう簡単にはいかないが，「いま」が心安らぐ日々であれば，そこで安定して暮らすことができる人がいることを忘れてはならない．

9-4 保たれている機能に対するアプローチ

表 9-1（p.174 参照）のボウルビー Bowlby C[28]による認知症のある人に比較的保たれている機能の中から，①感情と感情の記憶，②基本的運動機能，③社会性・社会的動作，④手続き記憶，⑤遠隔記憶，について臨床場面の例を挙げて紹介する．

9-4-1 感情と感情の記憶

感情と感情の記憶は認知症のある人に比較的保たれているという．感情とは喜怒哀楽である．感情の記憶は，何かの出来事に伴う感情で，エピソード記憶そのものではない．認知症のある人は，近時記憶のエピソード記憶は障害されてもその感情は記憶されていたり，大事な出来事は覚えていたりする．むしろ，認知機能障害があるといっそう鋭くなることもあり，プライドが傷つくこともある．

事例

●例1　にこにこしているgさん

　学生のボランティアが施設を訪問して，言葉が出にくくなったgさんの話をゆっくり聞く時間を持った．長野出身のgさんは，何度も「りんごね，…」と言い，しばらくしてまた，「りんご，○○×…」と繰り返し，とても楽しそうだった．学生は，gさんの言葉を確認しながら，「そうですか．りんごがあるんですね」「りんごがあって，よかったですね」と笑顔で相槌を打っていた．夕方になって学生が帰ってからも，gさんはずっと楽しそうだった．

●例2　運動会の夜の歩き回り

　施設の運動会でhさんは，紅組として，綱引き，玉入れ，などに参加し，頑張って紅組が優勝した．hさんはその夜もいつものように廊下を歩き回ったが，何だか楽しそうに，元気そうに歩いていた．夜勤者が「hさん，楽しそうですね」「今日は何か楽しいことがあったんですか？」と尋ねたが，hさんは，「ないよー」と歌うように答えながら，楽しそうに歩いて行った．

●例3　ひ孫の手の感触

　iさんは，午前中には朝食を食べたことを忘れてしまうほど記憶の保持時間は短いが，昨日の面会で，孫がひ孫を見せに来たことは覚えていた．作業療法士が「小さくて可愛かったですね．」と言うと，「うん．手に触ったけどね，ぷくぷくしてた．可愛いねえ．」とさっきのことのように思い出してニコニコしていた．

●例4　情けない

　幼稚園に行っている孫までが，テレビのコマーシャルに出てくる犬を見て，「おじいちゃん，これ何かわかる？」と聞いてくる．犬に決まっている！　孫にそう言われるのが情けない．悔しい！

以上のことから，その人の記憶障害を評価しつつ，次のような関わりが考えられる．
① 何かをしたときにはその記憶が感情を伴う記憶になるように，よかったことについて正のフィードバックをする．
② そのあとでよかったことの記憶を再生するような質問をして，再度，認め合えるような機会を作る．
このように心がけて関わっていると，日々明るい雰囲気を作りやすいと筆者は考えてい

190　第9章　介入と援助

る．そして，エピソード記憶の保持以上に大切なことは，楽しい気持ちを持ち続けることである．認知症のある人は，近時記憶障害のために体験を積み重ねることができず，手がかりが何もない「いま」があるのだ．その「いま」の中で楽しい気持ち，うれしい感情を生み出していく．このような小さな積み重ねを続けていくことが明日への希望になるのではないか．

また，活動の終わりには，必ずよい感情で終わるように，フィードバックをする．「明日もまた来よう！」という気持ちで帰ることが大切である．表面的な言葉のやりとりではなく，お互いにそう思えるようになるには，そのような感情が自然に湧いてくるような，地に足の着いた関わりが必要であることはいうまでもない．

9-4-2 基本的運動機能

アルツハイマー病のある人が，中等度認知症の段階で何キロメートルも歩くのは，運動機能が保たれているからである．何とかして出て行こうとして上手に木に登る人もいるし，窓によじ登って，外に飛び出そうとする人もある．狭い隙間を何とか工夫して通り抜けたりもする．また，手の器用さも驚くべき巧緻性があり，ボタンを取ったり，縫い目をほどいたり，羽根布団を割いて中から羽根を出して部屋中にまき散らしたり，と枚挙にいとまがない．

これらはケアする側にとっては問題となる行動であるが，見方を変えれば保たれている機能である．そのエネルギーや巧緻性を有効に使えないだろうか．認知症は進行性の病気である．いまあるエネルギーを安全に，少しでも有効に使うためにどうしたらよいか，本人のしたいことは何か，を本人としっかり向き合って保たれている基本的運動機能を考える価値がある．

9-4-3 社会性・社会的動作

ボウルビー Bowlby C は，社会的動作に握手やハグすることを挙げているが，わが国では，おじぎ，挨拶などがそれにあたる．認知症のある人が認知症になる前に長年，社会の中で人々と関わりながら過ごしてきた結果，文化になって自然に身に付いたものといえる．客人の前ではしっかり振る舞ったり，子どもを見ると可愛がろうとすることなどは，対人関係における自然な「態度」である．その関わりを続けるための橋渡しの援助が必要である．その場の流れによって援助方法はいろいろあると思われるが，自然に発生する関係性を少しでもいい体験になるように援助したい．

写真9-4 は，子どもたちとの交流である．作業療法の趣味活動でできたふきんをどう使うか，が，認知症のある人の社会性の活かし方につながる．この写真の場面が実現するまでの経過を紹介する．ふきんがたくさん仕上がるので，施設の事務部門やナースステー

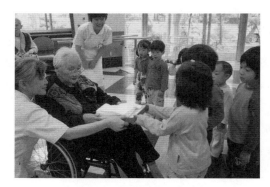

写真9-4　保育園児との交流
縫ったふきんを保育園児にプレゼントする．お礼に誕生会に招待された．

ションでも使っていたが，施設外でも使ってもらえないかと，ケースワーカーを中心に市役所，公民館，図書館，障害者施設，幼稚園，保育園などを訪ねて回った．掃除は業者が入っている，ふきんは自分たちで作っている，など，なかなか受け入れ相手は決まらなかった．そのうち，介護職の人の子どもが通っている保育園で受け入れてもらった．ふきんの大きさも子どもに合わせて小さくし，1枚のタオルで2つのふきんを作った．実際には，園児はふきんをもらってもうれしいとは思わなかったかもしれない．しかし，みんな車椅子に乗っている人をじっと見たり，「これでお掃除をするんだよ」と言われると，「はい！」と元気に答えた．「いい子だねえ」と頭を撫でられるとうれしそうにして，撫でてもらいたい園児の列ができた．保育園は，このお礼にふきんを縫っている人を月の誕生会に招待してくれた．これが保育園との交流の始まりである．

　もう一つ紹介したい事例がある．

> **事例**　Rさんのおもてなし
> Rさん（85歳・女性，中等度アルツハイマー病，デイサービスの利用者）
> 　ある日，突然の電話で見学希望の申し入れがあった．近くにある大学に来日した高齢者建築の専門家が，日本の施設や高齢者の様子を一目見たいという．ドイツ人である．職員にドイツ語が話せる人はいなかったので，玄関では握手もそこそこにそのドイツ人女性と紹介者の大学教員をデイサービスの利用者が過ごすラウンジに案内した．ぞろぞろと入った私たちに気づいたRさんは，来客だと思ったのだろう．こちらに近づいてきた．作業療法士がRさんに言った．「Rさん，こんにちは．お客様なのですが，ドイツから来られて，日本の施設が見たいそうです．お邪魔します．ちょっとひと回りしていいですか？」Rさんは，それを聞いて，「まあドイツから来られたの

ですか．ようこそいらっしゃいました！」と日本語で堂々と挨拶をされ，丁寧にお辞儀をされた．ドイツ人はにっこり笑ってお辞儀を返された．Ｒさんは，「ここが私の席です．」壁際にあるピアノのところで「ここが歌うところです．」「こちらがトイレです．」と周り，「ここは楽しいところですよ」とにこやかに案内を終えた．そのドイツ人がとても喜ばれたのは言うまでもない．日本語がわからなくても周りを見れば推測できるし，Ｒさんの表情を見ればもてなされていることは十分理解できる．私たちがドイツ語が話せないことに気後れし，突然の訪問なんて誰が案内するの？とオロオロしたことが恥ずかしく，これでいいのだ，と，Ｒさんに教えられた．

この事例は，意図して実現したことではなく，私たちがその場で実感して考えさせられたことである．認知症のある人の能力は，残存しているのを引き出すのではなく，周囲との関係性の中で発揮されるという[29]．認知症のある人が社会性を発揮するためには，そのような状況を作るために私たちも社会性をもたなければならない，と実感した．

日常的にも行事の時の客の出迎えや挨拶，バザーなどで作品を売る係，など認知症があっても関係なく活躍する場は考えられる．社会性があってもその場に出ることを好まない人もいるので，私たちの思い込みで押し付けてはならないが．

自宅にこもったり，施設内で生活が完結したりするのではなく，社会の中で生活することが生活の基本である．認知症のある人の家族から，地域の人と会うのが怖くて，夜散歩をすると聞いたことがあるが．地域住民全体で認知症のある人を見守ることが本来の地域の姿である．小学校の子どもたちの下校時間に散歩をして，「お帰り！頑張ってきたか？」「うん」と声をかけ合うことは，楽しい交流である．

長年の間に培ってきた社会性を生かして，人と交流する機会をできるだけ作り，認知症のある人が引きこもらず，社会で生きていけるように援助したい．

9-4-4 手続き記憶

本書の中でも何度も出てくる（p.60，p.169 参照）が，手続き記憶は繰り返しの中で習熟した技能や習慣がその状況に置かれると喚起され，無意識に出る動作の記憶である．認知症のある人に比較的保たれているところから，作業療法ではよく用いられている[30]．

手続き記憶は表 9-6 のように多岐にわたる．

対象者にどのような手続き記憶があるかは，これまでの人生，生活歴や職業歴，趣味などから推し量る．昔できたことがいまできるとは限らないので，作業療法に直結するわけではない．

また，手続き記憶は保たれている記憶が無意識に出てくるものであり，しかもその状況にならないと発揮されないものである．つまり，意図的に手続き記憶を使う場合は，環境

表9-6 手続き記憶の例

生　活	歯ブラシを持って歯に当てると磨き出す くしを持って頭に当てるととかす 自転車に乗る ふきんをしぼる
仕　事	元大工は釘を打つのがうまい 元印刷業者は紙をすばやく数える 主婦は大根の千切りが上手である
趣味・余暇活動	泳ぎがうまい ダンスができる 生け花が上手 お茶を点てられる 編み物ができる 縫い物ができる

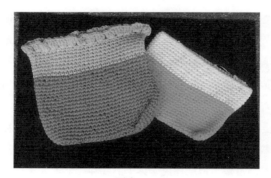

写真9-5
残り毛糸を渡すと可愛らしいポシェットを作る（機嫌がよい日はフリルつきになる）．

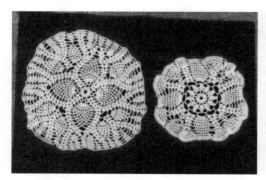

写真9-6
テキストを見ないでレース編みをして完成させた花びん敷き．

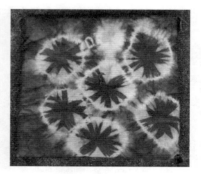

写真9-7
職員が誰も知らなかった座布団の仕上げができる（四方の角を，中の綿が片寄らないように赤糸で止めて，座布団の中心も赤糸で押さえてある）．

設定をして手続き記憶が再生されるように，さらには，できていることを意識化する必要がある．

室伏[31]は作業療法や日常生活の介護では手続き記憶がよい刺激や方法となることを述べたうえで次のように言う．

> それらを通して，対人関係や交流をよくして（なじみの人間関係を広め），感情や意欲を活発化して（楽しみややる気を増し），安住感や生きがいを与えて（安心し生きられる頼りの拠りどころを得て），日常生活の暮らし方を持つ（生き方を得る）などが目指される．これは認知症を改善するというより，認知症を持ちながらのよい生き方を築くことである．

(1) ADL

ADLにおける手続き記憶は，前述の歯みがき行動（p.170）がよい例である．手続きの記憶から歯みがき活動に位置づける作業療法が述べられている．こうして，磨いたあとは，「歯はきれいになりましたか？」などを確認をする．そして磨けてよかったことを共有する．こうして，意識的に歯を磨き，磨いたことをよかったと思える終わり方をすると，その瞬間においては歯を磨いたという一つのことを終えた手応えがある．すぐに忘れてしまうといっても日に三度，食事のたびに繰り返すことで手続き記憶になる動作である．作業療法士は自動的な手続き記憶を受けて意識的な一つの行為にし，小さな手応えや自信を生活の中で積み上げていくことを目指してよいのではないか．白井ら[32]は認知症の人の歯磨き活動の分析に取り組んでいる．

(2) 手続き記憶を用いる場合の注意点

①いまやりたいと思っているか．

　　例：「もう十分やったからやりたくない」「あんたがやればいいね」と拒否をする人もいる．

②ほかのことはできないか．

　　簡単なことなら新しいことを学習することも可能かもしれない．

　　これがいちばん適切な作業かどうかを考える．

③いまの機能を評価して適切な作業かどうかを決める．

　　例：構成障害があれば，絵を描くのは難しい

　　例：編み棒が認識できなければ編み物は難しい

④その状況になってはじめて手続き記憶が自動的に出るので，状況の再現が大切である．

　　例：○○はできますか？　という質問では手続き記憶は確認できない．

最後に付け加えるが，認知症軽度の時期から手続き記憶に頼りすぎて，ほかの可能性を探らないのは認知症のある人の能力を過小評価していることになる．例えば，軽度の認知症の女性に，手続き記憶があると考えてふきんを縫うことしか提供しないのは，ほかのこ

とや新しいことに取り組む可能性をなくすことになる.

9-4-5 遠隔記憶

遠隔記憶は認知症のある人にも比較的保たれている. 近時記憶が障害されても, 子どもの頃に遊んだこと, 若い頃の仕事の話など懐かしそうに語ることができる. 記憶障害が進むにしたがってエピソードの内容は短くなるが, 思い出すエピソードは昨日のことのように鮮明に再生されることが多い. また, 認知症のある人がいつも同じ話をするのは, そのことが本人にとって思い出深い, 大切なエピソードなのである. 会話をするときには, 聞き手はそのことを理解し, 受け入れて聞けば, 楽しい時間になる.

> ●例5　jさんの話
>
> 　jさんの話は, いつも女学校の頃に自転車通学をしていた, というものである. あぜ道を通って, 峠を越えて大変な道のりだった.「私は男勝りなの」「男兄弟6人で, 最後に生まれた一番下の女の子だったの」と昨日のことのように楽しそうに話す. 子どもの頃のことを聞くと, いつもこの同じ話であるが, この時はとても楽しそうである. jさんがみんなから可愛がられて楽しく過ごしていたことが推測され, 聞く人も楽しくなる雰囲気である.

また, 何かのきっかけやヒントで思い出す場合もある. 視覚的に見る, 質問される, 考えるヒントをもらう, エピソードがある場所に行ってみる, などで再生される記憶である. 例えば, 記憶はすぐには再生されず, 時間をおいて再生されたりすることもある.

> ●例6　ここで泳いだ!
>
> 　介護者が, 遠隔記憶を呼び起こす意図で, 認知症のあるkさんを子どもの頃に暮らしていた家のそばの川に連れて行った. いろいろ話しかけてもkさんは何も反応がなかった. 帰宅する途中で, 先ほど見た川が,「子どもの頃に毎日泳いだ川だ」と, 急に思い出した. 介護者とkさんは, もう一度よく見ようと川に引き返すことにした.

回想する

認知症になっても比較的保たれているこの遠隔記憶を生かして, 回想法が盛んに行われている[33]. 昔頑張ったこと, 楽しかったこと, つらかったこと, 何十年前のことを生き生きと語る人, いろいろな人がいる. その人と共に過ごすことは, お互いにとって貴重な時間となる. (p.70 参照)

196　第9章　介入と援助

> **●例7 祝言の話**
>
> 　みんなで結婚式の祝言の話をしていた．女性のIさんは家で祝言を挙げたという．Iさんは背が高く，すらっとしているので，みんなが「きれいな花嫁さんだっただろうね」とほめると，Iさんは，「それがね，座敷に入るときに，文金高島田の髷がね，鴨居にガキッと引っかかってしまってね，あわてたねえ」「かがんだつもりだったけどね．落ちたらいかんから手で押さえたよ．はずれんでよかった」と懐かしそうに笑った．みんなも「背が高いのも考えもんだな」「よかった，よかった」と笑った．

　注意しなければならないことは，遠隔記憶は，ひとかたまりの記憶ではあるが，思い出されて次々と広がりを増すということはあまりみられない．Iさんの話はこれで終わりであり，祝言には何人集まったとか，夫はどんな格好をしていたとか，という話には広げられなかった．その限界を知って作業療法に使わなければならない．

　また，遠隔記憶を語るのは，誰かに質問されたときである．自分一人で思い出して笑うことなどあまりない．そう考えると，誰かの質問や何かを見ることが思い出すヒントになる．その話を聞く聞き手が必要となる．

　グループ回想法は，同世代の人の共感が得られたり，同じ体験でも別の視点があったり，ねぎらわれたりして話は膨らむ．グループの複数の人との話のやりとりが難しい場合には，個人回想法もできる．回想法については**第5章**の回想法に詳しい（p.70〜71）．

　認知症の進行によっては，言葉が出てこなくなったり，遠隔記憶も障害されたりし，昔のことを語ることもできなくなる可能性がある．できるときに，自分の人生を振り返って確認すること，多くの言葉を使い，人と話し，楽しい時間を持つこと，は重要である．

9-5 基本的生活に対する援助

9-5-1 安全な生活から普段の生活へ

　高齢者は老化による身体機能の低下の途上にあり，身体機能に対する援助が必要なことは多い．また，生活障害があることではじめて認知症と診断されることから，認知症のある人はなんらかの生活障害を抱えている．生活は，安全に，楽に行われるべきであり，そのうえで保たれている機能や能力を使い，認知症のある人の主体性を発揮して生活する．

　また，ADLは世界中の人が共通に毎日繰り返している基本的な生活行為である．私たちの日々の生活には，その基盤の上に固有の自分らしい生活がある．例えば，ADLの「食事」は，「配膳されたものを食べる」ことであるが，私たちの食事は，好きなものを好きなところで，好きな時間に，好きな人と食べている．そのような視点からみれば，ADLがで

きたとしても基本的な生活行為ができているのであって,「普段の生活」をしているわけではない．本来の目標は，もし認知症にならなければ続いているはずの，その人固有の「普段の生活」にできるだけ近づけることである．

9-5-2 基本動作に対する援助

基本動作に対する援助の基本は，手順に従って一つひとつの動作をゆっくりやることである．さっと全介助してしまうと認知症のある人はどんどん主体性を失ってしまう．主体的に身体を動かすことを援助する．それが主体的な生活を守ることである．

(1) 起き上がり

起き上がり動作の一部でも自分で行うことができれば，寝返り，両足をベッドの端のほうに寄せてベッド柵をつかみ，肘を付き，起き上がるように援助する．それが本人の主体性のある起き上がりである．これが正しいというわけではなく，次の動作をしやすくする．このような考え方を基本にして個別に考える．

(2) 立ち上がり

起き上がり動作と同じ考え方であるが，臨床では歩行が困難であるのに立ち上がってしまう「危険な立ち上がり」に，どう対応するかが問題になることが多い．認知症のある人が立ち上がるときには必ず目的がある．何かを取りたい，トイレに行きたい，ほかのところに移動したい，座り心地が悪い，などである．

介助者が手を引っぱっても立ち上がらない人もいる．それは，立ち上がれない人ではなく，立ち上がろうとしない人である．無理にレクリエーションに誘ったり，入浴に誘ったりするときに援助者が経験することである．本人が主体的に立ち上がろうと思うことが大事なことで，馴染みの仲間が誘うと，いつの間にか立ち上がっていたりする．

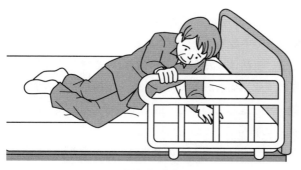

起き上がり

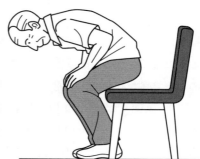

立ち上がり

(3) 移 乗

移乗も手順を追って一動作ずつ行うことが基本である．認知症のある人は，注意力の低下があるので，安全確認などが不十分なことが多い．車椅子への移乗の場合には，

① ブレーキをかけてあるか，

② フットレストは上がっているか，

③ 位置は適切か，

などを対象者と一緒に確認する．ブレーキをかけ忘れてしまう場合には，ブレーキにシュシュやリボンなどの目印をつける．車椅子の位置が離れすぎていたり，偏っていたりする場合には，床にテープを貼っていつも同じところに車椅子をつけられるようにする．注意を喚起して，繰り返し練習することが基本である．

9-5-3 座 位

認知症のある人は自立歩行が困難になると，日中は椅子や車椅子で過ごす時間が多くなる．骨盤が後傾して仙骨座りとなり，ずり落ちそうになる人，左右のどちらかに傾斜してしまう人，など基本的な座位姿勢が保てない人は多い．認知症のある人は自分からは訴えることが少ないので，日中快適に過ごせているかどうかを観察する．

一般に，座位がとれなければ上肢を使うことも難しく，作業もできない．座位と臥位では重力に対する姿勢が異なるので，臥位では全身状態も廃用症候群をきたす．林[34]はベッド上の半臥位がとれる人は，

① 体幹の筋力があり，かつ左右で大きく違っていない

② 股関節の屈曲がある程度良好

③ 起立性低血圧がない

という条件を満たす必要があるという．

座位保持の要因は**表9-7**にまとめた．

座位評価をして車椅子が本人に合っていない場合は車椅子を変える．それだけで座位保持ができるようになったり，食事がスムーズになったりする人は多い．その人に合った車椅子を導入する最初の取り組みは，周囲の理解を得るために多くのエネルギーを費やすが，一つ成果を挙げると，それを見た人は環境設定の重要さがわかるので，作業療法士の孤軍奮闘は少なくなり2事例目は導入しやすい．2, 3年すると車椅子の選択は当然のこと

表9-7 座位保持の要因

・骨盤の状態，筋緊張，麻痺の有無，筋力，感覚障害
・覚醒水準，意欲，見当識
・骨折の既往の有無，股関節の可動域制限

となる.

　車椅子はモジュール型車椅子（パーツを組み合わせて本人に適合させることができる）もあり，機能も値段も選択肢は広がっており，介護保険にも選択肢がある．車椅子クッションの選択にも知識が必要である．近年は介護用品店に福祉用具プランナーがいて，連携ができるようになった．座位保持に関する取り組みについては，関連する成書を参考にされたい．

9-5-4　歩　行

(1) 危険な要因

　認知症のある人の歩行に関しての最大の問題は，歩行困難になったことを忘れ，転倒の危険があっても自覚なく歩いてしまうことである．近時記憶のエピソード記憶障害ばかりでなく，自己に関する認識，視空間認知，注意力など全体的にも認知機能が低下しており，物の認識も悪く，支えとしてすだれやカーテンなどにつかまったりする．危険なことを挙げたらきりがない．アルツハイマー病は中期までは運動機能が比較的保たれ，BPSD として歩き回る人がいる．

(2) 歩行に対する考え方

　歩行が難しくなったら，基本的には歩くときに杖や歩行器を使いながら，介助歩行をする．杖はすぐ置き忘れてしまうが，杖歩行で自立することは大事なので，介助者は一緒に歩きながら注意を喚起する.

　本人にとっては，少しでも歩けることは重要なことである．実用歩行を目指すことができなくても一日一回は平行棒で歩いてみる．平行棒を囲んで座る仲間に見守られながら，立ったり，中央まで歩いたり，片手を離して「やあ」と挨拶をしたり，一人ずつ主役を演じることのできるグループ訓練は人気がある.

　認知症のある人にとっても，介助者にとっても移乗時に立位がとれたり，足が一歩出せたりすることは重要で，維持したい機能である．全介助で依存的に暮らす生活と，自分で立ち上がろうとして頑張ったり，一歩足を出したりして移乗する生活は，本人にとっては意識や意欲が全く異なる生活である．重要なことは，本人が訓練したことや手順を覚えているかどうかではなく，一つひとつの体験をいかに毎日積み上げて明日につなぐかである．不慣れな場所でもだんだん慣れてくるように，認知症のある人なりに学習していることは多くある．習慣化するくらい繰り返すとそれが手続き記憶になる.

(3) 環境整備

　歩行に関する環境整備の介入は**表 9-8** に示した.

200　第 9 章　介入と援助

表9-8 歩行における環境整備の介入例

項 目		具体的な例
物理的環境	① 家 具	・キャスター付きの家具，鉢植えの植物，カーテンなど，つかまると危険なので，動かないように配慮する ・すぐに座れる椅子をあちこちに多めに用意する
	② 床 面	・水で濡れたらすぐに拭き取る ・電気コードなどつまずきそうなものを排除する ・濃淡のある市松模様などの模様は高低差に見えるので気をつける
	③ 段 差	・基本的に解消する ・解消できないときにはテープなどで注意を喚起する
	④ 照 明	・足元の照明を明るくする
	⑤ 手すり	・常につかまれるようにきれいにしておく ・手すりの前には物を置かない
本人	① 履 物	・歩きやすい履物を両足に履く ・スリッパは脱げやすいので好ましくない ・すっぽり履ける室内履きがよい
援助者	① 声かけ	・後ろから声をかけない．ふり向くとバランスをくずして転倒しやすい
	② 介 助	・必要な介助はその場の判断も必要である ・必要最小限の介助をする ・その人のペースで，安全に歩く
	③ 会 話	・歩きながらの会話は難しい ・休憩をとって座って話す
	④ 観 察	・疲れ，痛み，つらそう，楽しそうなどを観察する
	⑤ 終わり方	・「うまく歩けましたね」などフィードバックする ・時間や距離など，どのくらい歩いたかを数値で記録する ・カードなどに記録して本人が忘れてもたどれるようにする

9-5-5 食 事

(1) 自分で食べる

　食事は認知症が重度になっても比較的保たれている行為である．上肢を使い，一日3度，何十年にわたって食べる動作を繰り返し，箸を使うのは手続き記憶になっている．食欲に裏打ちされて意欲もある．そう考えると，認知症のある人の多くが主体性が発揮できる大切な場面である．主体的に食べることは重要なことで，たとえ最初の2, 3口であっても，自分の手を動かして食物を口に運ぶことができる人はそうするべきである（**9-1-2　できることをして生活する**　p.168 参照）．

> **事例　Sさんの食事**
>
> 　小柄なSさんは，車椅子上で仙骨座りになって眠っていることが多かった．食事時間もそのまま食堂に来て，介護者がSさんの前からスプーンで食事を差し出し，唇を刺激するとSさんは口を開いて食べていた．
>
> 　作業療法士が車椅子を変えてSさんが座位保持できるようにし，車椅子テーブルを

置いて，食事が見えるようにした．介護者は，Ｓさんの横に座って，今日のおかずが煮魚であること，緑の野菜は茹でたほうれん草であることなど，一つずつ説明しながら，ゆっくり食べることを促した．

Ｓさんは目で見て食事を確認し，手を伸ばし，小さく刻んだほうれん草をスプーンで上手にすくって食べた．Ｓさんは10分くらいで集中力をなくし，疲れてしまうので，残りは介護者が介助した．

それでも「自分で食べる」ことと「食べさせてもらう」ことには大きな差があるので，作業療法士は最初の10分でも自分で食べることは大切だと考えた．

　一般に食事は30分以上かかる行為なので，集中力や体力がなく途中で遊んでしまったり，眠ってしまったりすることはよくある．筆者は，食事は最初の10分にどう食べるかがポイントだと思っている．また，認知症の進行とともに嚥下障害を伴ったり，飲み込むことを忘れてしまったりすることがあるので気をつける．末期には食べる意欲も失ったりする．

　なお，アルツハイマー病，血管性認知症，レビー小体型認知症，前頭側頭型認知症の4大疾患の生活行為「食事」については，**第6章**のそれぞれの疾患のところに書いたので参照してほしい．食事における配慮の例は**表9-9**にまとめた．

(2) 楽しく食べる

　認知症のある人にとっては最後まで楽しめるのが食事なので，基本的な食事を整えるだけでなく，おいしく，楽しく，食べられる工夫をする．

　施設では，選択食やバイキング，行事食，寿司の日などを設けて，いろいろな食事を提供する取り組みがある．例えば，うなぎと寿司のどちらかを選ぶ選択食では，ほとんどの人がどちらか選択することができる．外食ができる人は外食すれば，普段と違った楽しみがある．在宅では，晩酌を楽しむなどゆっくり食事をすることができる．しかし，このように楽しめることはあっても，例えば，おかゆ食の人はその恩恵にあずかれないことが多い．**写真9-8**は，おかゆをすし飯のような味つけにして，刻んだ寿司ネタをのせた．おかゆ食の人にもお寿司を楽しんでほしいと思った栄養士や調理師の人たちの工夫の賜物である．おかゆ食の本人は，大喜びでお寿司を味わい，おいしい，おいしい，と残らず食べた．私たちは，楽しんで食べる，とはこういうことだ，と実感した．特別食の人は食べることはできていても，楽しく食べるかどうかまでは配慮がなかなか行き届かないことにも気づいた．

(3) 食べられなくなる

　認知症が重度になると，だんだん食べられなくなる．近年，重度の認知症のために食事ができなくなった人に対して胃ろうの造設の是非が問われている．徐々に食べられなくな

表 9-9 食事における配慮の例

	項目	具体的な配慮の例
物理的環境	① 椅子とテーブル	・本人に合ったテーブル，足が床に着くか ・食事が見えるか ・車椅子が合っているか
	② 食器・用具	・白い食器に白米は見えにくい ・食器の模様は食べ物と紛らわしい ・何皿も副食があると見えているか ・麻痺がある場合は自助具が適切か ・すべり止めマットの適応はあるか ・スプーンは正しく使っているか ・箸とスプーンは使い分けているか
	③ 周囲の環境	・食事に集中できるか ・テーブルの向きを有効に使っているか ・食事を自室でとる必要はあるか
食べ方	① 食べこぼし	・どのようなときにこぼすか ・口に運ぶ一回の量は適切か
	② 時間	・食事時間はどのくらいかかるか ・どの部分に援助が必要か ・どこまで自力摂取できるか
	③ 嚥下	・食べる速度は安全か ・水分は飲めるか ・水分の摂取量は十分か
	④ 見る	・起きているか ・食べ物を見ているか ・食事に関心があるか
	⑤ 食事量	・食事量は適切か
雰囲気	① 楽しむ	・食事を楽しんでいるか ・疲れて眠ってしまわないか ・会話に反応しているか

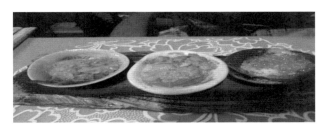

写真 9-8 おかゆのにぎり寿司
おかゆを小皿に入れてその上に，刻んだ寿司ネタをのせた．
いくら，ウニ，アジ．

ることは，終末期における自然な症状でもあるが，そのような状態になった場合の対応について，意思表示をあらかじめ本人，家族に確認しておく必要がある．

9-5-6 排 泄

排泄はトイレの場所がわからない，やり方がわからないなどさまざまなつまずきがある．施設入所者でトイレの場所がわからない人に対する援助は前出（p.185 参照）で述べた．

また洋式便器は介助しやすいが，認知症のある人にとっては，馴染みがない形態でどのように使うのか見当がつかない人もいる．何度も使ってやっと慣れても，立ち位置のテープを床に貼っただけで状況が変わり，それに気をとられてしまって，また使えなくなってしまうこともある．なお，トイレ動作を終えて向きを変えたとたん，手水鉢であるかのように便器で手を洗ったり，口をすすいだりする人もいるので最後まで見守る必要もある．

このようにさまざまなヒントを施した環境であっても，できなくなったときには最終的には人が援助する．トイレ誘導を拒否する人もいるが，場面を変えてまた声をかける．認知症が重度になると尿意がなくなる場合が多く，おむつ対応になる．排便は，自然排便が難しくなると下剤などの薬で対応することになるが，先に述べたように，認知症のある人は薬を飲んだこともその効用も知らなかったり忘れていたりするために，突然の便意で対応ができなくなるようである．そのために BPSD の不潔行為につながる便失禁に至る（p.187 参照）．解決の筋道は，ケアチームにおいて排便のサイクル，薬の効果などを丁寧に観察，情報収集し，介護者が排便のタイミングを予測できるようになることである．

9-5-7 入 浴

入浴は，以下のような特徴により ADL の中でも危険を伴う活動であり，十分な注意を払う必要がある（表9-10）．

表9-11 に入浴における配慮の例を挙げる．

基本的に安全な入浴が確立されたら，「気持ちのよいお風呂」を目指す．気持ちがよくなるとお風呂で歌を歌ったり，詩吟をうなったりすることもある．好きなときにゆっくり入ったり，さっぱりしたいときに行水したり，いろいろな入浴がある．温泉が好きな人も多く，一泊旅行を企画したり，近くの日帰り温泉に出かけたりすることもある．

表9-10　入浴活動の特徴

- ・濡れた洗い場や湯ぶねの中で立位，座位など肢位が変わったり，向きを変えたり，片足立ちになったりする動きがある．
- ・衣類を着ていないので，体温の変動や転倒の際のけがなどから身体を守るものがない．
- ・お湯に浸かるので，血圧の変動，吹き出し口からの湯によるやけどなどのリスクがある．
- ・本人が危険を予知ができないので，危険予防のための行動がとれない．
- ・湯ぶねで気持ちがよくなり眠ってしまう．
- ・入浴中にどのくらい時間が経ったかわからず，出るタイミングを失う可能性がある．

表9-11　入浴における配慮の例

	配慮の例
物理的環境	① 浴室は濡れて滑りやすいので，手すりをつける ② 肢位の変化を少なくするため，洗い場の椅子は高めにする ③ 滑り止めマットなどを有効に使う ④ 湯栓や湯の吹き出し口で高温になっていないか確認する ⑤ 冬場は浴室の温度が適温か確認する ⑥ 脱衣室には椅子を置く
本人	① 浴室では介助者や手すりにつかまって注意深く移動する ② 浴槽に入るときは慎重に入る ③ 浴槽で気持ちがよくなり眠らないようにする ④ 洗体はできるところは自分で洗う
援助者	① 広い浴室は手引きする ② 浴槽にはいつも同じ入り方をして習慣づける ③ 浴槽に入る前は十分なかけ湯をする ④ 脱衣・着衣は混乱のないように準備しておく ⑤ 入浴拒否をする人は，いったん拒否を認めあらためて誘う ⑥ 洗体は可能なところは自分で洗うように促す ⑦ 本人が浴槽に入っているときは，安全かどうか見守る

9-5-8　更　衣

　一般に，衣服はその人の性格や趣味をあらわすものであり，認知症のある人においても同じである．そう考えると，安全な衣類を保証することだけでは不十分で，最終的には「その人らしく」装うことまでを到達目標としなければならない．着る・装うことの障害についての具体的な解決法などについては『着る・装うことの障害とアプローチ』[35]を参照されたい．

■（1）着ることの障害

　認知症のある人の「着る」ことの障害には次のようなものがある．

①季節がわからなくなると，季節に合った服が選べない．

②外界に無頓着になるので，気温や室温に合わせて着脱するのが難しい．

③衣服のしまってある場所がわからなくなる．

④自分の持っている衣類がわからなくなる．

⑤自分のものと他人のものが区別できない．

⑥着る順番がわからなくなる．

⑦適切に着ることができなくなる．

⑧汚れや衛生面を気にしなくなる．

　このような状況であっても，少しでも自分で服を選択し着ることができるように衣類を整理したり，着替えの準備をするべきである．

(2) 着衣ができない

認知症のある人の中には，シャツの両袖に下肢を通している人などを見かけるが，この人には着る意欲があり，なんとかして着ようとした結果，このようになってしまったので，その意欲や努力を評価し，着方を考える．

解決策としては，高次脳機能障害の訓練の基本を踏まえて目印をつけ，誤りがない手順を繰り返し行って声かけをしながら援助する．例えば，一人で着ると混乱するので，着るときには，間違えやすいところを声かけしながら正しい着方を誘導し，混乱のないように着ることを援助する．しかし，最終的には人的援助で行うことになる．

(3) 着脱の障害

着脱の障害はどの段階でつまずいているかを観察によって把握し，解決法を考える．

①言語の理解が悪く，何を行うのかわからない場合

　身振り手振りで言葉を補い，本人が協力できるようにする．介護者がオーバーを持って「はい，着ます」．

②着方がわからない場合

　・着る順番に並べておく．

　・着る順番に1枚ずつ渡す．

　・着始める最初の段階を援助する．

　・袖を通すところまでを援助する．

③目の前に見えることでしか理解できない場合

　・着ている途中で援助をやめると，着ているのか脱いでいるのかわからなくなるので，最後まで声かけや見守りを行う．

　・いま，なぜ脱衣をするのかなどの理由が，目の前の状況を見たらわかる場で脱衣を行う．例えば浴槽が見えるところで脱衣するなど．

(4) 汚れた衣服

病院や施設では，ケアが行き届いているかどうかの判断の一つに，朝晩の更衣を行っているか，汚れたものを着ていないかなどが挙げられる．家族は目に見えるもので，よいケアがされているかどうかの判断をする．食事の食べこぼしのあとがある上衣を着せられていたら，施設ケアの水準は低いと感じる．汚れたら着替えるのは当然のことである．また清潔にすることは対象者にとっても心地よいことであり，そのことのフィードバックも大事な声かけの一つである．例えば「気持ちよくなりましたね」などのひと言である．

(5) 似合う衣服

安全に衣服を着ることができたら，次の段階として，その衣服は「その人らしい」かどうかを考えたい．認知症になる前はおしゃれな人だった，若い頃，映画が大好きでよく洋画を見ていたなどの生活歴がある人は，ブラウス1枚でも好みを反映できる．そのような

衣服を選ぶと「その人らしく」元気だった若い頃を想像できる．そのことをフィードバックし，どのような若い頃を過ごしたかなどを思い出す時間を作る．

スタッフのエプロンや服装に関心を持っている人は，衣服に関心がある可能性が高い人である．「花柄でいいね」「素敵なブラウスね」などとスタッフの服装を観察している人には，本人の好みや希望を聞くと楽しい会話になる．自分の着ているものに無頓着でも，服装に関心があるということがわかる．そして，その人の好みがわかると，その人が着る衣服に反映させることもできる．

(6) 人に会う

私たちは，誰かに会うときには服装を考えるが，日曜日にはラフな格好をしたり，あり合わせのものを着て過ごす．おそらくそれが普段の生活である．施設入所中の認知症のある人は，対人を意識しなくなるとスタッフや入所者が大勢いても気に留めなくなり，人に会うための装いは考えにくくなる．「その人らしい」装いとは，人と会う社会性のある生活をしなければ成り立たないといえる．散歩をする，出かける，誰かが訪れるなどいつもと違った人との出会い，「いいブラウスね」「よく似合っていますね」とほめてくれる人が必要である．衣服を整えるのは，人に会う準備でもある．整容の取り組みについても同じである．

9-5-9 整 容

歯磨き，洗顔，整髪，ひげ剃りなどは身なりを整える一連の行為である．生命維持に直接関わるものではないが，長年，習慣的に行っていることである．自分のためでもあるが，人に会う準備でもある．

歯磨きは，ケアにおいては口腔ケアとして毎食後，重点的に取り組まれ，歯科衛生士や言語療法士，看護師などとともにチームを組んで成果を上げているところもある．経口摂取をしない人の場合でも，口腔ケアをすることで口腔内が清潔になり，その結果，肺炎の発生を予防できることが知られている．

洗顔の後は，普段の生活では鏡を見ながらクリームをつけたり，化粧をしたりするが，その行為は施設や病棟ではなかなか行われていないことが多い．顔を洗って髪をとかす，ひげを剃る，クリームをつけるなど，日常生活の中で長年行われてきた動作は，認知症のある人の中に比較的保たれていることが多いので，積極的に活用し，一日のスタートとして行いたい活動である．

顔を洗う，タオルで拭く，鏡で自分を見る，クリームをつけるなど，一つひとつの動作を考えてみると，自分を認識し，刺激し，確認するよい機会である．長年，毎朝そのようにしていた人は多いだろう．認知症になっても，同じように朝の整容を行うことは大事なことである．

整容動作にはもう一つ重要なポイントがある．それは整容は人に会うための準備であ

9-5 基本的生活に対する援助 207

る．私たちが毎朝，整容動作をする背景には，仕事をするために社会に出，人に会うからこそ行っている．人に会う用事がなければ，日曜日は髪をとかさないかもしれないし，ひげを剃らずに過ごすかもしれない．そのように考えると，整容動作はただ行えばよいというものではなく，整容が必要な環境を作ることが重要である．これは更衣にも通じるものがある．

> **事例** **髪をとかす**
> ある朝，作業療法士が施設入所中のTさんに声かけをした．「Tさん，おはようございます．櫛があるのですが，髪をとかしませんか」 Tさんは真顔で言った．「どうして私がいま，髪をとかさなければならないの？ 今日はどなたにも会う予定はありません」

今日は時間があるからとTさんの髪をとかそうと勝手に思っていた作業療法士は，愕然とした．一つの流れを用意しなければ，まったく説得力がない押しつけがましい活動であった．整容動作はこのような位置づけの行為であり，生活全体を支えなければ意味がないものである．作業療法士だけで取り組むのではなく，施設全体で明日に向かってよりよい，充実した一日を作っていかなくてはならない．

9-6 IADL に対する援助

認知症になると，まず最初に難しくなるのがIADL関連の家事動作である．ADLがなんとかできたとしても，生活をするための家事がうまく回らなくなり，ヘルパーの家事援助が必要となることが一般的である．しかし，家事は特に女性の認知症のある人にとっては，長年行ってきたことなので，一連の家事動作ができなくなっても，一つひとつの行為は馴染みのあるものである．大根の千切りなどは手続き記憶になっていることもある．

家事は人生においては本来的に役割活動でもあり，家事を行うことは家族に対する責任でもあり，義務でもあっただろう．「台所は私の城」という女性もいる．長年主婦として料理をつくってきたのだろう．そのような背景が，一部であっても家事を担う気持ちを生み，本人にとっては充実感を得やすい活動となっている．在宅やグループホームなどの小規模なところでは，家事の実現は可能である．認知症専門棟などにおいては，生活的な場面は作りにくい状況はあるが，少しずつ工夫を重ねたい．

認知症のある人は，家事を行ってもそのこと自体を忘れてしまっている可能性もある．認知症が軽度の場合なら，カードを作って家事をしたことを書いておくなど，毎日していることを本人が確認できるようなものを作っておく．取り組んだことに対する感謝のフィードバックは多いほどよいので，みんなで感謝を伝えたい．

認知症のグループホームなどでは，家事動作を分担して取り組んでいる．ADL以外の時間に，昼寝をしたり，お茶を飲んで話したりという余暇活動の時間もあるが，多くの時間は家事をしているという．これは認知症にならなかったら続いていた「普段の生活」に近い暮らし方なのかもしれない．

9-6-1 食事の準備，食事作り，後片づけ

その人にどんな作業ができるかは，個別の評価に基づいて考える．そもそも一人暮らしが困難になった理由は，火の消し忘れだったり，台所や冷蔵庫の管理が困難になったということが多い．食事作りができるといっても，毎日の3度の食事を必要な分量だけ作ることは高度な作業活動である．しかし，下記のように作業活動として工程や手順が多い分だけ，いくつかの工程に分ける，工程の一部を担うなど工夫できることは多い（**表9-12**）．

唐突に食事が始まるより，食事の準備に関わって食事をするほうが，一つの流れの中で生活をすることができる．また，できることを少しでもすること，感謝されることが精神的な安定につながる．しかし，これらの作業にはリスクもあることを忘れてはならない．例えば火を使用する場合，やけどの心配がある．火のそばでは特に袖口に注意し，熱湯を使うときにも配慮を要する．何かを取ろうとして手前にあるものを倒してしまうこともある．包丁によるけがにも注意したい．包丁の使い方は上手でも，包丁を使っていないときに注意が行き届かず，対象者が包丁を落としてしまったり，不用意に置いてけがをしたりすることもある．これらは，認知症の注意障害や視空間の認知障害などを背景にしているので，本人は予測できないことである．援助者がリスク管理をしなければ事故につながる．

9-6-2 洗　濯

認知症のある人は，自分の下着や靴下だけでも自分で洗う意欲が維持されていたりする場合がある．施設でも自分で干し場を考えて，ストーブにのせたり，手すりにかけたりする場合があるので，そのつど，相談にのるようにする．多くの洗濯物を干すことは，視空間の障害があると難しい場合があるが，干す前に洗濯物を広げる作業を手伝うなどはできる．洗濯物を取り込むタイミングは，時間の経過がわからないので声かけが必要である．

表9-12　食事作りの工程

①材料の準備：買い物に行く，畑からキュウリやトマトを取ってくる，ほうれん草を洗う，サヤインゲンのスジを取る，ぬか漬けを漬けるなど．
②食事の準備：食事をするテーブルを拭く，お茶を入れる，配る，何人分かの盛りつけをする，配膳をするなど．
③食事作り：援助をすれば部分的にはできることは多い．じゃがいもの皮むき，野菜を切る，季節の食材を煮つけるなど．
④後片づけ：下膳，食器を洗う，拭くなど．

取り込んだものをたたむ作業では，シーツなどの大きいものの扱いは難しい場合がある．また，たたみながら種類分けするなどの同時に2つの作業は難しいことがある．

9-6-3　買い物

認知症がある人の場合，買い物では必要なものを適量買うことは難しく援助が必要となる．佐藤[36]は，行き慣れたスーパーでも売り場が覚えられないので，毎回新しいスーパーのように感じて冒険していること，同じものを買ってしまうので「買わないものリスト」なども作っていること，など，いろいろ工夫をしているという．しかし店に行き，品物を見ることはよい刺激になり，思わぬ知識が発揮されることもある．荷物を持つ係として同行してもよい．買い物は社会参加である．

9-6-4　掃　除

認知症のある人の中に掃く，拭く，洗う，流し台を磨くなど，黙々と実行する人がいる．以前から習慣なのだろうか．これは本人の主体性に基づいた本人ができる活動である．配慮すべき点は，認知症のある人のなすがままに任せておくと休憩を取らなかったり，夜に掃除を始めたり，適切な道具が見つからないまま作業したりすることがある．一緒に取り組むとか，誰かが見ているところで行うなど工夫し，一日の流れの中で，いつどのくらい，その作業に取り組むのがよいかを考えたい．

9-6-5　片づけ，整理

> **事例　師長さんの整理箱**
>
> 　Uさんは元看護師長さんである．いつも廊下を回ってきて，にっこり笑って作業療法をしているところに入ってこられ，作業箱を点検される．糸巻き，毛糸，テープ，のり，物差し，はぎれなど同じ形のものをきちんと並べ，満足そうにされる．ある時，洗って干してある包帯を目にしたUさんは，膝の上で手際よく包帯を巻き取り，作業箱に収められた．

元師長であるUさんは，この点検のためだけに回ってこられる．おそらく，看護師長時代もこのように病棟を回っておられたのだろう．Uさんにとってこれは徘徊ではなく，仕事なのであろう．スタッフもUさんにねぎらわれているような気がして，よい気持ちになっている．

しかしこのような事例がある一方，片づける，しまう，という作業はとても難しいとも言える．種類に分ける，分類するなどは混乱を招く．料理をしたあとの片づけも，しまう

ことができないのでちらかしているように見える．前出の谷川の事例（p.186 参照）の地域で暮らす Q さんも，部屋の片づけには援助を要していたようだ．

9-6-6 ごみ出し

(1) 施設におけるごみ出しの役割

施設においては，ごみ出しは大事な役割活動である．ある程度の重さのあるものを持ち運ぶので，二人で持ち運ぶなど，それを手伝うことで働いている実感が持ちやすい．ごみ出しを終えたら労をねぎらったり，手を洗ったりすることで，一つの作業をやり終えたことを本人が確認することもできる．ごみ出しは短時間でできる定期的な役割活動といえる．

(2) 地域に住む人のごみ出し

しかし，在宅で地域に住んでいる認知症のある人のごみ出しは大変である．曜日も，場所も，ごみの種類も，ごみを出す時間も，すべてを決められてごみを出さなければならない．しかも，ごみ収集場所には今日は何のごみ，などは書いてない．それは各戸でわかっていることが前提だからである．間違えて出すと近所の人から指摘を受ける．地域包括支援センターに持ち込まれる検討事例には，このような一人暮らしの認知症のある人をどう援助するかという相談が多いという．実際には，ごみを出すことができないばかりでなく，家の中ではごみの処理がうまくいっていない，などいろいろな問題を抱えて暮らしていることが，ごみ出しを通して見えてくるのである．

事例 Q さん（p.186 参照）がそうである．このようなケースは，その地域で，近所の人と協力し，助け合って暮らすことが最終的な目標である．家の掃除は訪問介護の人が援助し，隣の人が，さりげなく「今日は何の日ですよ」と声をかけるなど，地域ぐるみで解決が図れるのが住みやすい地域である．そのために私たちは，何が支援できるだろうか．自分が住んでいる地域や働いている市町村のネットワークなどに関心を持ち，日頃から，周囲の人々と共に暮らすことが必要かもしれない．

9-7 その人にとって意味のある生活行為

人はそれぞれ，自分にとって意味のある生活行為がある．その生活行為は，ADL でも IADL でもなくても生活に欠かすことができない重要なものである．

事例 **仏壇にご飯を供える V さん**

V さん（82 歳・女性，血管性認知症，独居，要介護度 2）

●生活概要

夫は 20 年前に亡くなり，V さんはホームヘルパーから買い物や調理等の援助を受

けながらアパートで暮らしていた. 朝食と夕食は作り置きされた料理を温め直した
り, 味噌汁をつくる程度の簡単な調理をしていた. Ｖさんは週３回のデイケア利用を
楽しみにしていた. デイケアでは自宅の調理が継続できるよう, 毎週行われる調理活
動に参加していた.

●アクシデントとその後の状況

　庭で転倒して安静が数日間続いた. これが契機となって, 活気がなくなった. ホー
ムヘルパーが作った料理のほとんどを残し, 朝食抜きでデイケアに通うようになった.

●生活上の課題

　デイケアでは友人との会話が減り, 暗い表情で過ごすようになった. デイケアの昼
食は半量ほどで残していた. 食後, 少量のご飯をティッシュに包み, そっとポケット
に入れる姿がみられるようになった.

●作業療法士の行動

　ティッシュに包んだご飯を自宅で食べているのだろうか. 作業療法士はＶさんの行
動理由を探ろうと考えた. そこで, 帰宅後のＶさんの行動を観察するために, デイケ
アの送迎車に同乗するようにした.

●自宅での状況

　数回の送迎の結果, Ｖさんは帰宅後すぐにティッシュに包んだご飯を仏壇に供える
行動がみられた.

●作業療法士のみたて

　Ｖさんは帰宅後, 仏壇に直行していた. 作業療法士はこの行動背景に彼女の活気が
低下した理由があると推察した. 朝の炊飯が再開できれば, 生活の改善が見込めると
考えた.

　Ｖさんが朝, 炊飯器でご飯を炊けるようにいくつかの方法を試行した. Ｖさんに最
も功を奏したのは, 炊飯器のスイッチ横に「△△さん（夫の名前）に, ご飯を供える.
ここを押す」と貼り紙をした方法であった.

　米を研いだり, 水の加減などの炊飯準備はホームヘルパーが行い, Ｖさんがスイッ
チを押すのみとしていた.

●Ｖさんの変化

　ご飯が炊き上がるまでは, 台所でお茶を飲みながら過ごす. 炊き上がると, 仏壇に
ご飯を供え, それから自身の朝食準備に取り掛かった（ホームヘルパーの報告）. 朝食
を食べてデイケアに通うようになった. デイケアでは次第に朗らかさが戻り, 調理活
動にも参加するようになった.

〈解説〉

　Ｖさんの活気が低下した理由について，デイケア職員は当初，転倒によるショックによると考えていた．事実，そのショックと転倒部位の痛みで活動量は低下していた．

　一方，作業療法士はご飯をティッシュに包む行動に着目した．転倒後の安静が契機になり，生活の流れが変わってしまった．仏壇にご飯を供えて，その後に自身の食事に取り掛かる生活の流れが滞ってしまった．Ｖさんは亡き夫への申し訳なさと生活の流れを取り戻せない不全感が重なり，気がふさいでいた．

　炊飯から始まるその人にとっての意味をもつ作業を取り戻すことができた．

　炊飯ジャーのスイッチを押す作業が，Ｖさんのいつもの生活を取り戻すスイッチとなり，仏壇にご飯を供える大切な作業ができるようになった．ほんとうによかったと思える事例である．

　このほかにもその人にとって意味がある生活行為の例を考えてみると，**表 9-13** のような行為が挙げられる．誰かのためにすること，近所に役立ちそうなこと，楽しいと思うこと，本当に好きなこと，いろいろ見つかる可能性がある．

9-8 ● 役割活動の援助

　人間が生きていくうえで，なんらかの役割を持つことは基本的な欲求といえる．人の役に立つことは生きがいでもあり，自分の存在を支える柱にもなる．役割の大きさではなく，たとえ小さなことでもそのことで他人から感謝され，他人の役に立っていると実感することで，安心して生きていくことができる．

　役割活動は，本人にとっては仕事的な活動として認識しやすいものであり，職歴や生活歴の中で馴染みがあることの延長線上で行われることが多い．遊ぶことよりも働くことのほうが，安心して取り組める人もいる．

　また，グループワークにおいても点検する役割などを設定することができる．行動のあとには必ず感謝の言葉かけをするなど，フィードバックに心がける．感謝がない役割活動

表 9-13　その人にとって意味のある生活行為の例

・毎朝，仏壇で読経する	・道の祠の掃除をする
・畑で野菜を作る	・家の前の道を掃く
・飼っている鯉にエサをやる	・アイロンをかける
・犬の散歩をする	・絵手紙の教室に行く
・盆栽を育てる	・公園を散歩する
・植木の世話をする	・読書をする
・詩吟を吟じる	・書道をする

表9-14 役割活動の例

犬の散歩，読経，戸締まり，花の水やり，カレンダーめくり，お茶入れ，お客様のもてなし，ふきんを縫う，小物の種類分けや整理・点検，包帯の巻き取り，葉書や手紙の整理，新聞記事の整理

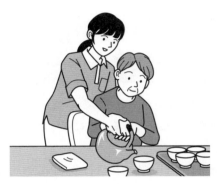

役割活動の例

は，本人にとっては「ただ働き」のような損をした気持ちになる．**表9-14**は役割活動の例である．「ありがとう」と言って対象者をねぎらうことのできる活動であれば，何でもよい．作業療法的な取り組みにするなら，その活動を本人の生活の中に位置づけて繰り返し行えるようにする．

イラストは，役割活動としてお茶の時間にお茶を入れるのを手伝ってもらった例である．やかんが重いので，スタッフが手を添えながら，みんなのお茶を入れてもらった．これを見た家族は「お母さん，こんなことができるの！」と，びっくり．もう何もできなくなったと思いこんでいたので，母親のお茶入れの姿を見てうれしくなって，次の面会日には素敵なブラウスを買ってきた．

9-9 対人関係を構築する援助

小澤[37]は，認知症のある人は埋もれている残存能力が引き出されるという考え方を否定し，周囲との関係性の中で能力が発揮されると述べている．対人関係を構築する援助は，まずは認知症のある人としっかり向き合うことが基本である．言葉で難しかったら，活動を介して，あるいは物の受け渡しなどを介して一つひとつ段階を経て，こちらの意図を伝えるための関わりをする．対象者は「いま」にいるか，こちらを認識しているか，相手にとって唐突な関わり方になっていないかなど，さまざまなことに配慮しなければならないが，何もしなかったら何も始まらない．

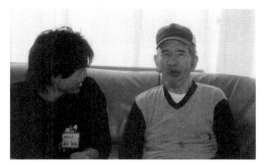

写真9-9　学生の声かけによる刺激
「することがない」と，いつもソファに寝そべっていた人だったが，生活歴から若い頃，酪農家だったことがわかった．学生の声かけでむっくり起き上がり，乳牛の話に，「白に黒のぶちがあるやつが乳を出す」「乳を絞って島中に配達した」と話し出した．

　認知症のある人は，一人でいると「いま，ここ」にいない可能性もある．事例のOさん（p.171参照）のように戦時中にいることもあるし，家に帰りたいと考えている人もいる．「麦踏みに出なければこの寒さではやられてしまう」と，会う人ごとに訴えている人は，麦踏みのことで頭がいっぱいに違いない．また，血管性認知症の人は遂行機能障害が出やすく，無気力，無関心で引きこもりやすいともいわれている．これらは認知症の認知機能障害である記憶障害，見当識障害，遂行機能障害を背景に発生している．対人関係を構築する援助は，このような認知症の症状を持つ人に対して関わろうとするのだから容易なことではなく，それなりの覚悟と戦略が必要である．本書では，認知症のある人に対して，どのように段階的に「いま，ここ」に誘うかを，戦時中のOさんを例に述べている（p.171参照）．

　「いま，ここ」にいる作業療法士が一つの刺激となり，寝ている人が起き上がることは何よりもうれしいことである（**写真9-9**）．何もしないと思われていた人が，自然に手を伸ばして何かを取る，話さなかった人が返事をするようになる．私たち作業療法士は，何かできることはないかと常に手がかりを求めて関わっているはずである．それに対しての相手の反応は小さなものかもしれないので，見逃さないようによく観察しなければならない．川口[38]は，作業療法士としてほんの小さな反応も見逃さず，高齢者を見守る日々をエピソードとして記録しているので参考にされたい．

　しかし，認知症のある人が皆，対人関係が苦手なわけではない．アルツハイマー病のある人を見ていると，言葉がうまく通じ合わなくても偽会話のように認知症のある人同士が楽しく交流できることもある．また，臨床では，この人は頼りになる人だと感じたら，夫婦のように寄り添って生きる人もみかける．彼らは人に対する親和性が高く，私たち作業療法士が，この親和性を現実の世界で有効に使えていない可能性もある．

9-10 余暇活動に対する援助

　本書では，休息をする時間，ADL のために費やされる時間，仕事的な活動をする時間以外の時間を余暇時間と考え，その時間に行う活動を余暇活動とした．ADL を遂行することだけでは，その人らしさは十分には表現されない．むしろ，人は余暇活動にこそ意欲を燃やし，エネルギーを注いでいる．ADL における障害が解決するだけでは毎日の人生を，何のために生き，何を楽しみとするかは解決されていないのである．その意味では，余暇活動こそ重要であるといえる．

　私たちには生活するだけで一日を終える日もあるが，時に日常生活を離れてゆっくりする時間は必須である．認知症のある人も同じであり，ADL 以外の時間に何をしているかによって，「その人らしさ」が見えてくる．余暇活動は，本人にとって楽しいものでなければならず，強制されたり，与えられたりするものではない．一人ひとりが余暇活動の中でリフレッシュされ，生き生きと過ごせるように，個別性に基づいていることが基本である．

　ここでは活動性が高い余暇活動を中心にまとめたが，余暇時間は，静かに過ごす，何もしないでぼーっとする，庭を見て過ごす，外の景色や雲を見る，好きな音楽を一人で聴くなどの選択肢もあり得る．生きるためには生活支援が要ではあるが，そこを整えたら余暇時間にこそ，本来の個別の生き方があるともいえる．作業療法士は ICF でいう，日々の「活動」から「参加」という，人生や社会に向かうための道筋を余暇時間で創り出すことができる．（**第 11 章**参照）

9-10-1　レクリエーション

　一般的に認知症のある人は，日常生活で思うようにいかないことが多く，ストレスを感じることが多いにもかかわらず，自分から気分を変えたり，緊張をほぐしたりすることが難しい．そのような中で，ともかく楽しむ，発散するという活動を提供することは，そのこと自体に意味があり，大事な活動である．認知症当事者[39]の話に「デイケアは私の宝」という言葉があるし，またデイケアではよく笑い，リラックスし，活性化するという．認知症のある人は，つらさはもちろんあるが，そのつらさや悔しさを持ちながらも明るく生きたいと思っている，という．

■ 運動機能の維持—軽体操・ゲーム

　軽体操・ゲームは，毎日の病棟活動や通所サービスで展開されることが多い．作業療法士ではなく，他職種が担当している場合もある．毎朝決まった時間に全身をストレッチしたり，音楽に合わせて身体を動かしたりすることで，概日リズムを作ることができる．自発的な動きが減少するタイプの認知症のある人にとっては，身体運動は大切なアクティビティである．特に身体障害を伴いやすい血管性認知症は，自発的な動きが少なくなると廃

216　第 9 章　介入と援助

表 9-15　軽体操・ゲームの実施にあたっての配慮点

① 動作の模倣ができなくなると体操は十分にはできないので，物を使ったわかりやすい動きを取り入れる．例：タオル，棒（新聞紙で作成）
② 体操はゆっくり声かけしながら進める．
③ うまくやっている人に注目し，ほめる．
④ 風船やボール，タオルなどで動きを引き出し（**表 9-16**），興味を引くものを用いる．
⑤ 簡単なルール，簡単な動作にする．
⑥ 同時に 2 つの課題は行わない（例：歌を歌いながら隣の人にボールを回すなど）．
⑦ 何種類ものゲームをすると混乱するので避ける．
⑧ ゲームや体操は，目新しいものでなくてもよい．むしろ，同じものを繰り返すとだんだん上手になったり，馴染んできたりする．p.218 の**イラスト左**は風船つきの例である．
⑨ 体操とゲームを組み合わせて，対象者がどれかに参加できるように配慮する．
⑩ 運動会のような行事は別として，あまり大きな集団にすると指示が伝わらなくなるので集団の大きさには配慮する．
⑪ 適宜，休憩を入れる．本人は疲れを訴えない可能性があるので，疲れていないか参加メンバーを一人ずつ観察する．

表 9-16　動きを引き出すために使う道具例

道　具	内　　容	動　き
風船	一般的な風船	つく
ボール	大きさ，材質など用途に応じて選択する．	ころがす，わたす，投げる，ける，打つ，受け取る，隣に回す
タオル	一般的なタオル	広げる，たたむ，伸ばす
輪	ゴムなど伸縮するもので作製する．	くぐる
棒	新聞紙を丸めてビニールテープで補強する．	伸ばす，持ち替える，挙げる，下ろす
リボン	新体操で用いるリボン（リボンが絡まないのできれいな動きになる）	回す

用による筋力低下・可動域制限・巧緻性の低下などを招くおそれがあり，日常生活の中で身体運動をして機能維持を図る必要がある．

　これらの実施にあたっては，**表 9-15** のようなことに配慮する．

　参加者の身体機能によって，一人ひとりに適切な用具が異なってくる．例えば風船とビーチボールを比較すると，風船はゆっくり上に動くので上肢の挙上をうながすことができ，わずかな力で突き返すことが可能である．ビーチボールは投げ返すのは難しく，ころがす，受け渡すなどとなる．個別の評価に従って用具も選択する．

　体操のやり方の例を挙げる（**表 9-17**）．実施にあたってのポイントは表 9-18 にまとめた．

　体操やゲームは個別アプローチも可能である．ビーチボールをテーブル上で転がすキャッチボールなどは，目の前の人を見て，その人に向かって転がす動作をするので，対人関係の基礎にもなるし，前傾姿勢を引き出す動きにもなる（**イラスト右**）．

表 9-17　体操のやり方の例

①いつも同じ場所・時間帯に行う．
②椅子座位で行う．
③全身運動になるようにメニューを作る．
④円陣になってお互いが見えるようにする．
⑤基本となる体操のメニューを変えない．
⑥一つひとつの動きをゆっくり行う．
⑦うまくできていたらそのつどほめる．
⑧声かけを日常的な言葉で行い，動きを誘導する．
　　例：「舟を漕ぐように」「幽霊のように，手の力を抜いて」「お相撲さんがシコを踏むように力強く」

表 9-18　実施にあたってのポイント

①認知症のある高齢者にとって安全で安心できる場であること．
②集中力を維持できる時間内（20〜30分）でできること．
③様子が変だと思ったら中止すること．
④うまくいかなかったら，気分転換を図ること．
⑤内容の選択も実施中の態度も大人として接すること．
⑥疲れさせ過ぎないこと．

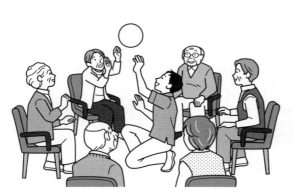

風船をつく
輪になって風船を床に落とさずに100までつく．スタッフが輪の中に入り，向かいの人に届かない風船は仲介する．

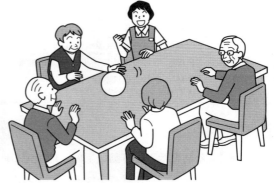

ボールを転がす
対面する人に向けて，ビーチボールを机の上で転がす．

9-10-2　趣味活動

(1) グループワーク

　グループによる作業の場合は，1人ではできない作業工程を分業して，参加者の機能に応じて振り分けることが可能である（**表9-19**）．また，単に作品を完成させるだけでなく，グループ内で役割を作る，作品について話し合うなどの展開ができる．

　机上の作業では，ちぎり絵や貼り絵などでカレンダーを作る，もう少し動きがある作業

表 9-19　グループワークの例

活　動	作　品
①机上作業 　ちぎり絵，貼り絵 　モザイク，ロールピクチャー	（大作品）カレンダー，壁絵 （小作品）カード，袋，ハガキ
②動きがある作業 　染色 　園芸	のれん，壁掛け，ハンカチ 野菜作り，花作り
④生活関連の作業 　料理	よもぎ団子，お好み焼き，ほうとう

であれば染色をする，生活に関連する作業なら料理，掃除など，あるいは生活歴からの情報で可能な場合は，お茶会をひらく，お客様をもてなすなど，さまざまな作業活動への取り組みが可能である（**写真 9-10～12，イラスト**）.

グループ活動で取り組むものは，

① 見てわかりやすいもの

② すぐに結果が得られるもの

③ 工程に分けやすいもの

④ 達成感が得られやすいもの

⑤ 周囲からの評価を得やすいもの

⑥ 自己評価が上がりやすいもの

などがやりやすい．活動を選択する際には，グループワークの目的によって，何を目指すかを決める．材料や用具は，参加メンバー全員にとって安全であることが基本である．料理に使う包丁は，使っているときは安全であっても，使っていないときは危険な場合が多く，すぐにしまうなど管理に細心の注意を払う．グループワークの内容は，毎回変える必要はなく，そのグループメンバーに合っている場合には，3 カ月，その季節の間，あるいは半年など続けるのもよい.

事例　染め物屋さん

　W さんは 80 歳の女性．明るい性格で働き者である．デイケアで夏の間，藍染めを行っていた．初めての作業のようで，最初は一つずつスタッフがやってみせてまねをしてもらっていたが，何回か過ぎたときに，「これは学校で習ったことがあるわ」と慣れた手つきで染めたハンカチをほどくことができるようになった．藍染めの日には，バケツや藍を見て準備を手伝うようになり，物干しにするロープを張る際には持ってくれるなどするようになった．秋になって，文化祭で染めたハンカチを販売することになった．W さんは作業をしながら，「私，染め物屋さんからお嫁にほしいと言われ

9-10　余暇活動に対する援助　219

たらどうしようかなあ」と楽しそうに笑った.「そうだね.どうしようかね」とみんなで笑った.

(2) 手工芸

認知症のある高齢者に対する作業療法種目として,多く用いられているのが手工芸といえよう.カンプ Camp CJ ら[40]のアプローチは作業療法士とは異なるが,アクティビティをすくう,注ぐ,握るなどに分けている.

このように作業分析を行うことで,認知障害の程度に合わせた作業を提供することが重要なポイントである.例えば,貼る作業自体は簡単であるが,紙の表裏の認識ができなけ

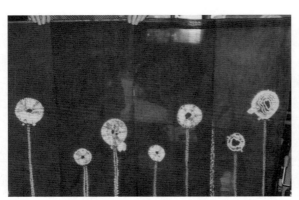

写真 9-10　藍染め
共同制作でのれんを作る.

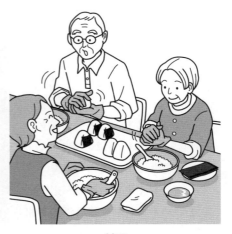

料理
昼食はみんなで作ったおにぎりを食べる.

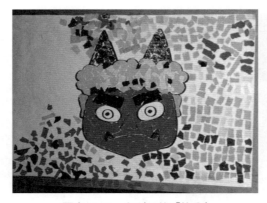

写真 9-11　ちぎり絵「節分」

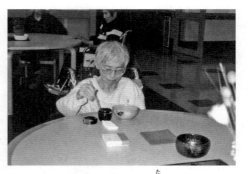

写真 9-12　お茶を点てる
左上肢は弛緩麻痺であるが,右上肢だけで流れるような所作でお茶を点てる.

れば作業としては成り立たない．また線上を誤りなくハサミで切る作業が難しい場合でも，紙ふぶきを作るなど自由に切る作業は楽しめることがある．毛糸を編むのが難しい場合でも指に巻き取る作業は可能なことがある．

さらに手続き記憶は認知症のある高齢者でも比較的保たれているので，馴染みのある作業を取り入れて取り組みやすく，楽しめるものを提供するようにする．いわゆる「昔とった杵柄」といわれているもので，取り組んでみると上手に行えることもある．（p.169参照）．また，作業自体が未経験であっても，道具や素材に馴染みがあったり，作業工程が簡単であれば，新規課題に対する学習も可能な場合がある．これらの作業は，毎回新しい課題に取り組むのではなく，同じものに一定期間取り組むほうが安定する．

認知症が比較的重度の場合は色や形の選別，包帯などを巻き取る作業，タオルなどをたたむ作業などが可能なこともある．何が可能であるかは，作業面接のように少しずつ試してみなければわからないので，選択肢としていくつか用意しておく．テーブルの上に置いてあるものに自分から進んで取り組むこともある．

このように認知症のある人が取り組める作業を注意深く選択する必要があるが，大切なのは本人が楽しめることである．無理な押しつけはストレスになるので避けなければならない．本来ならば，作業療法は治療的な関わりであるべきだが，その視点のみに捉われていると，本人が意図を理解していない場合には，効果はなかなか見えてこない．作業療法士は，認知症のある人のケアという大きな枠組みの中で，本人の毎日の生活の質を高めること，主体的に生活することに貢献でき，そのことを周囲のスタッフに認識してもらうことが大切である．

■ (3) 趣味活動で出来上がる作品

最後に，これらの趣味活動で出来上がる作品について考えてみたい．作業療法は活動すること，その過程がリハビリテーションなので，作品作りが目的ではない．それが大前提である．しかし毎日の活動は，作品を生み出している．

この作品をどう使うか．作業療法士の考え方が問われるところである．**第7章**の事例Kさんは，何かできることがあったら手伝いますよ，と言ってその施設で取り組んでいる「ボランティアの会」に参加し，ふきんを縫うことになった（p.112参照）．「難しいことは嫌だが，簡単なことで役に立つならやってもいいよ」という人がいたので，この会ができた．「おふきんを縫って保育園に寄付します」とカードに書いて活動中はテーブルにおいた．認知症のある人は自分が何を作っているのか忘れてしまう．これは好評で，「仏壇用のふきん」「娘が面会に来た時のおみやげ」「ひ孫の写真を入れる額」などそれぞれの使いみちがわかるようにした．製作中の一つの配慮である．

縫いあがったふきんは，アイロンをかけ，袋に入れてラベルをつけると，商品だ．バザーに出したり，作品展で紹介したりする．このような行事は，地域の人にとっては，認知症

のある人が普段何をしているのか，見たり聞いたりするチャンスである．「手伝ってもいい
よ」というふきんの製作者には売り子も頼む．施設に入所中の人は普段は外に出る機会は
少ないが，作品を通して，近所の人と出会い，交流ができる．もちろん，縫い物だけでな
く，ちぎり絵，紙細工，陶芸小物，絵，書道などいろいろな作品がある．次の年には，こ
の作品展を目指して企画，相談する．

　また，**写真 9-4** 保育園児との交流（p.192）には，その広がりの様子が書かれている．作
業療法には，作品の展開のしかたで，さらに広がりを増し，人との交流ができるというと
特徴がある．

9-11 ● 環境調整

　認知症のために生活障害に直面している人にとって，生活環境は重要である．認知症の
ある人は近時記憶障害のために，「いま」しか実感できない状態になると，おかれている
「いま」という環境の中で暮らすことになるし，自分では環境を変えられない．

　ここでは，まず，認知症のある人にとっての「普段の生活」を考えたのち，大きな枠組
みである建築環境としての指針と看護から見たケアの指南書である「看護覚え書」を紹介
する．最後にリハビリテーションの領域で活動する私たち作業療法士が関わる環境調整に
ついて大枠を述べる．

9-11-1 　普段の生活

　私たちは，どんな生活空間で暮らしているだろう．住み慣れた家の居間のソファに座り，
ゆっくり周りを見回す．新聞や雑誌が置いてあったり，テレビがあったり，季節の花が
飾ってあったり，電話がかかってきたり，食事の準備らしい匂いがしたり，猫がいたりす
る．これが普段の生活である．何も特別なしつらえはないが，長年暮らした，落ち着ける，
安心できる場所である．

　病院や施設では，このような環境にどうしたら近づけるだろうか．前述したが，小澤[37]
は埋もれている能力を引き出すのではなく，環境との関係性で能力は発揮されるという．
そのように考えると，例えば認知症専門病棟は安全であっても，認知症のある人にとって
は生活空間としては何の刺激もないところである．その状況になって初めて発揮されると
いう手続き記憶などは，発揮されようもない．つまり安全なだけでは暮らしようがない．
生活者として何十年も生きてきた人は，たとえ認知機能が悪くなったとしても生活力は保
たれているのに，それも失われてしまう可能性がある．

　収容型施設に勤める作業療法士が今日直面する課題である．

222　第9章　介入と援助

9-11-2 建築環境の指針

建築環境としては，コーエン Cohen U ら[41]が，建築環境は，認知症のある人とその家族に重要な影響力を持ち，治療環境として衰退する能力の減退を遅れさせることができると述べている．そして「家庭的な」「自分の家のような」「非収容的な」環境設定が最も重要な要素であるとしている．このように考えて作成されたのが，ワイズマン Weisman J ら[42]の「Professional Environmental Assessment Protocol」（PEAP）である．児玉ら[43]は，この PEAP を日本版にして「認知症高齢者への環境支援のための開発—PEAP 日本版 3」をまとめている．認知症のある人の環境として施設環境がどうあるべきか，全体を知るためには参考になろう．

9-11-3 看護覚え書

ナイチンゲール Nightingale F[44]の『看護覚え書』は初版が 1860 年であるが，生活も考え方も異なっている現代においても十分に生きているケアの指南書で，換気と暖房，物音，陽光，ベッドと寝具，その他詳細にわたって記述されている．150 年前の本書がヒントになるのは，病者の闘病する環境は変わらないことを示唆しているといえよう．そして，認知症のある人の環境も依然として十分には整えられておらず，援助者も仕方がないと考えがちで，改善の努力が不足していると筆者はわが身を振り返って考える．

多くの認知症のある人が在宅で暮らしていることを考えると，認知症という病を知ると同時に，「ケアをするとはどういう環境で援助することか」を私たちはもっと学ばなければならない．

9-11-4 作業療法と環境調整

（1）環境を調整する

作業療法は，生活行為の遂行を支援する．その過程には，本人が望む生活行為を目指して訓練したり練習したりして目標を達成する場合と，本人の努力というよりも環境を変えることで目標を達成することができる場合がある．

施設環境における食事時に，周囲のざわつきで集中力が食事に向かわず，なかなか食べられなかった人が，静かな窓際の席に変更したら，その日から落ち着いて食べられるようになった例（p.82 参照）もその一つである．認知症のある人の訓練は取り組むのが難しいことがあるが，本人に努力を強いることなくして目標を達成できることもある．もう一つ例を挙げておく．

事例 Xさんの車椅子

施設に入所中の　Xさん（85 歳・女性，血管性認知症，HDSR8 点）．左側に軽い

麻痺があり，体型は小柄だが移動は標準型車椅子を使用している．Xさんにとって車椅子は大きすぎて，右側のハンドリムにも手が届きにくく，右足でこごうとしても足が床にうまくつかなかった．Xさんには収集癖があり，車椅子上の左右にはXさんの集めた大切なものがたくさん積まれており，誰にも触らせなかった．Xさんの気分がよい時に車椅子座位の状態を評価した．その結果，小型の車椅子に変更すれば座位もしっかりするし，右上下肢と廊下の手すりを使えば，施設内は自走できそうなことがわかった．Xさんは，車椅子に触ることも変えることも拒否した．

　ある日，作業療法士はまだベッド上にいるXさんに「新しい車椅子が来たので見てください．Xさんによさそうだと思っていちばんに持ってきました」と言って，小型の車椅子を見せた．Xさんはその日はあまり抵抗なく，新しい車椅子に乗った．作業療法士はXさんの大切にしているもの（半分くらい）も古い車椅子から移した．車椅子はXさんにぴったりだった．

　Xさんは廊下に出たら，しばらく右手右足で車椅子を自走していたが，そのうち右手で手すりをつかみ，勢いよく自走して行った．

　午後になって，作業療法士はXさんに感想を聞きに行った．「朝，変えた車椅子の乗り心地はいかがですか？」という問いに，Xさんは「えーっ，車椅子がどうした？これは私のものだから，ほら触らないで！　変えた？　これは私の車椅子．前から変わってないよ．いらんことを言わんで頂戴！」と言って，作業療法士を追い返した．その日から，Xさんのケア評価表は車椅子自走となり，元気に過ごしている．

　認知症のある人は，近時記憶が障害されているので，車椅子が漕ぎにくかったことも車椅子を変えたことも覚えていないらしい．こういうことはよくある．大切なことは，本人が覚えているかどうかではなく，介入したことで実際に行動変容があったかどうかである．目標を達成したことで，生活行為の遂行が可能になって，本人にとってもよかったかどうかの確認である．

■ (2) 安全な住環境

　地域で暮らす認知症のある人は，普段の暮らしが安全な住環境かどうかが重要である（9-5-1 安全な生活から普段の生活へ，p.197 参照）．認知症であることのほかに，高齢者で老化の途上にあり，老化による障害を抱えてもいて（3-4 老化，p.26 を参照），自覚できるもの，自覚できないまま進んでいるものなどさまざまである．このような中で，これまで生きてきて培われた生活力を生かして暮らしているのである．危険だからやめる，というのではない．これらのリスクにいかに備えるか，が大切である．

　よくあげられるリスクの例である．

　① 転倒のリスク：段差　⇒　基本的に解消する，縦手すりをつける，無理なら注意喚起

のテープを貼る

② 火の消し忘れ　⇒　消し忘れ防止機能付きレンジ

③ 冷蔵庫　⇒　開閉時に，閉まっていない時にブザーが鳴る機能付き

④ 浴室など濡れるところ　⇒　すべり止めマット，手すりの設置

などである．

　前述したように，環境整備は建築士など専門家によって，古くから世界中で認知症のある人の建築環境に関連する研究や実践が行われており，多くの知見がある[45,46]．

（3）個別の住環境整備

　また，環境整備は対象者に合わせて個別に評価し，本人や家族と相談しながら行われる．本書では，それぞれの場面での環境調整が紹介されている（表9-20）．

　このように環境整備は，作業療法士が専門とするところであり，日常的な作業療法支援の中に組み込まれている．具体的な支援の一端を示した．

　環境整備の提案をするには，作業療法の知識や技術だけでなく，最新の福祉用具の知識が必須である．近年は，介護保険サービスで福祉用具も手に入るようになったし，介護ショップには福祉用具プランナーがいるので協働できる．いずれにしても豊かな知識があれば，支援の枠組みも広がると考えて成書による研鑽を積んでほしい．

　環境整備は成功例を発表することが多いが，実施したことが全部成功しているわけではない．在宅の人の環境整備でフォローアップのために後日訪問すると，使われていなかったり，家族の反対で取り外されたりすることもあり，うまくいかないことも経験する（表9-21）．失敗経験はチームで共有し，何が問題だったか，どうすればよかったか，検討する．日々，試行錯誤しながら，少しずつ進んでいる．

（4）軽度認知障害の人の援助

　軽度認知障害の人や軽度の認知症のある人は，地域で，在宅で暮らしている．これまで述べてきたことをもとにして，個別の評価を進めれば，何を支援するべきかが見えてくる．それを本人や家族と検討しながら進めていけばよい．

表9-20　作業療法で行う環境整備例

	整備するもの	内　　　容	ページ
1	ヒントのある環境	目印をつける（トイレ，自室，浴室など） しつらえ（季節感がある花，飾り物，時計）	p.181
2	車椅子への移乗	床にテープを貼る，シュシュをつける	p.199
3	座位	車椅子の選択	p.199
4	歩行	家具，床面，段差，照明，手すり	p.200
5	食事	椅子とテーブル，食器，用具，周囲の環境	p.201
6	入浴	手すり，椅子，滑り止めマット，温度	p.204

表 9-21 環境整備の援助がうまくいかなかった例

・本人が導線を見るがトイレへの導線だと思わない.
・昼はトイレが見つかるが,夜はわからない.
・カーテンの向こうにトイレがあるとは思わない.
・男性トイレ・女性トイレの絵表示はわかるが,「男」「女」と音読してトイレとはわからない.
・表示が目に入らない.
・洋式便器がトイレだとわからない.

ここで注目したいのは,記憶障害を補完するスマホやパソコン,IT の活用である.認知症当事者として自らの生活の困りごとの工夫を伝え続けている佐藤によると,「パソコンが,私の外付けの記憶装置の働きをしてくれます」と,パソコンのスケジュール管理ソフトを使ってスケジュールを管理する.毎朝,起きるとまずそれを見て,その日に行うことを確認する.日付や曜日がわからなくなっても,画面に今日の日付が表示されるので,書いてある予定が今日なのかどうかわかる.約束の日が近づいてくるとポップが立ち上がるように設定してある.このような工夫で不安がずいぶん和らいだという[47].

また,近年は,町の薬局も服薬管理に関する活動を積極的に行っていて,相談体制もある.

テクノエイド協会の福祉用具シリーズには,さまざまな役立つ道具が紹介されている[48].かつては服薬カレンダーで,薬をカレンダーのポケットに入れていたが,服薬カレンダーにアラームがついていて服薬時になるとアラーム等で知らせてくれる.さらに進化している服薬支援機器もある.日進月歩のこれらの記憶障害を補完する IT を使いこなすことができれば,生活はしやすくなるだろう.

このように環境整備には,進化する福祉用具や便利な道具は欠かせない.私たち作業療法士も,科学の進歩で,可能になる生活をもっと知るべきだと思う.

文 献

1) 障害者福祉研究会(編):ICF 国際生活機能分類—国際障害分類改定版,中央法規出版,pp169-200,2002
2) Sherman B(著),江藤文夫(監訳):痴呆性老人のふれあい介護マニュアル—尊厳ある痴呆.医歯薬出版,p14,1993
3) Bowlby C,竹内孝仁(著),鈴木英二(監訳):痴呆性老人のユースフルアクティビティ.三輪書店,pp46-50,1999
4) 小澤 勲,守口恭子:インタビュー・痴呆をどう考え,どう支えるか.OT ジャーナル **39**:95-104,2005
5) 太田正博,菅崎弘之,上村真紀,他:「私,バリバリの認知症です」.クリエイツかもがわ,pp49-54,pp106-111,2006
6) 丹野智文:笑顔で生きる.文芸春秋,2017
7) エスポワール出雲クリニック:素晴らしいね生きるって—心で描いた10年の轍.エスポワール出雲クリニック,pp43-51,2002

8) 小澤　勲：認知症とは何か．岩波書店，pp77-81，2005

9) Bryden C（著），馬籠久美子，桧垣陽子（訳）：私は私になっていく―認知症とダンスを　改訂新版．クリエイツかもがわ，2012

10) Boden C（著），桧垣陽子（訳）：私は誰になっていくの？―アルツハイマー病者からみた世界．クリエイツかもがわ，2003

11) Bryden C（著），馬籠久美子（訳）：クリスティーンの現在．永田久美子（監），NPO法人認知症当事者の会（編）：扉を開く人―クリスティーン・ブライデン．クリエイツかもがわ，pp45-71，2012

12) 前掲書5），p51，2006

13) 太田正博，菅崎弘之，上村真紀：マイウェイ―認知症と明るく生きる「私の方法」．小学館，2007

14) 上村真紀：生活障害を作業療法はどう支えるか．地域リハ　**2**：1002-1005，2007

15) 田ヶ谷浩邦，内山　真：睡眠・生体リズムと老化．老年精医誌　**12**：251-258，2001

16) 一瀬邦弘，土井永史，中村　満，他：行動障害の日内変動―日没症候群と概日リズム障害．老年精医誌　**9**：1044-1051，1998

17) 佐々木宣子，斉藤弘子，平沢浩一，他：痴呆老年者の睡眠覚醒リズム障害の評価とその治療の試み．病院・地域精神医学　**38**：525-526，1996

18) 大井　玄：痴呆の哲学―ぼけるのが怖い人のために．弘文堂，2004

19) 田中元基，大橋靖史：認知症高齢者による場所の見当識障害にかかわる現象の捉え直し―場所についての語りのディスコース分析．老年社会科学　**38**：84-93，2016

20) 山口晴保（編著）：認知症の正しい理解と包括的医療・ケアのポイント　第2版．協同医書出版社，pp77-85，2010

21) 日本作業療法士協会：認知症の高齢者を抱える家族向けテキスト．日本作業療法士協会発行．http://www.jaot.or.jp/wp-content/uploads/logosware/1/FL20150501025128/index.html

22) 室伏君士：認知症高齢者のメンタルヘルスケア．ワールドプランニング，pp251-278，2008

23) 谷川良博：単身生活の継続を支援する生活行為向上マネジメント―ゴミ屋敷で生活する女性を地域で支える過程．日本作業療法士協会誌　**45**：16-18，2015

24) 前掲書5），p62，2006

25) 前掲書5），p96，2006

26) Kitwood T（著），高橋誠一（訳）：認知症のパーソンセンタードケア―新しいケアの文化へ．筒井書房，pp131-132，2005

27) 小澤　勲：痴呆を生きるということ．岩波新書，pp72-124，2003

28) Bowlby C，竹内孝仁（著），鈴木英二（監訳）：痴呆性老人のユースフルアクティビティ．三輪書店，pp46-50，1999（原著は，Bowlby C：Therapeutic Activities with Persons Disabled by Alzheimer's Disease and Related Disorders. Aspen Publishers, Maryland, 1993）

29) 前掲書4）

30) 守口恭子：生活歴を踏まえたプログラムの計画・立案．OTジャーナル　**34**：459-463，2000

31) 室伏君士：痴呆性老人との交流を通して―作業療法的接近の基本について．OTジャーナル　**34**：395-399，2000

32) 白井壮一，檜皮明奈，白井はる奈，他：認知症の人の歯磨き活動の分析．第44回作業療法学会抄録集（仙台），2010

33) 野村豊子：回想法とライフレヴュー―その理論と技法．中央法規出版，pp212-291，1998

34) 林　泰史：日常生活指導のためのリハビリ・テクニック　第2版．文光堂，p32，2000

35) 菊池恵美子，岩波君代，守口恭子：着る・装うことの障害へのアプローチ．山根　寛，菊池

恵美子，岩波君代（編）：着る・装うことの障害とアプローチ．三輪書店，pp84-104，2006

36) 佐藤雅彦：認知症の私からあなたへ—20のメッセージ．大日書店，2016

37) 小澤　勲，守口恭子：インタビュー・痴呆をどう考え，どう支えるか．OTジャーナル　**39**：95-104，2005

38) 川口淳一：リハビリテーションの不思議—聴こえてくる，高齢者の（こえ）．青海社，2006

39) 前掲書5)，pp117-119，2006

40) Cameron J Camp（編），Myers Research Institute（著），綿森淑子（監訳）：痴呆性老人の機能改善のための援助—モンテッソーリ法と間隔伸張法を用いた．三輪書店，2002

41) Cohen U, Weisman G（著），岡田威海（監訳），浜崎裕子（訳）：老人性痴呆症のための環境デザイン—症状緩和と介護をたすける生活空間づくりの指針と手法．彰国社，1995（原著は，Cohen U, Weisman G：Holding on to Home：Designing Environments for People with Dementia. The Johns Hopkinns University Press, Baltimore, 1991）

42) Weisman J, Lawton MP, Sloane PS, et al：The Professional environmental assessment protocol. School of Architecture, University of Wisconsin, Milwaukee, 1996

43) 児玉桂子，足立　啓，下垣　光，他（編）：痴呆性高齢者が安心できるケア環境づくり—実践に役立つ環境評価と整備手法．彰国社，pp70-78，2009

44) フロレンス・ナイチンゲール（著），湯槇ます，薄井坦子，小玉香津子，他（訳）：看護覚え書—看護であること看護でないこと　改訂第7版．現代社，2011

45) 大原一興，オーヴェ・オールンド：痴呆性高齢者の住まいのかたち—南スウェーデンのグループリビング．ワールドプランニング，2000

46) エリザベス・ブローリィ（著），浜崎裕子（訳）：痴呆性高齢者のためのインテリアデザイン—自立を支援するケア環境づくりの指針．彰国社，2002

47) 佐藤雅彦：認知症になった私が伝えたいこと．大月書店，pp67-71，2014

48) テクノエイド協会：認知症高齢者の生活に役立つ道具たち—認知症ケアに携わる人へ．テクノエイド協会，福祉用具シリーズVol.22，2018

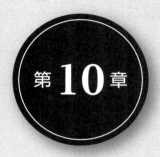

作業療法は参加に向かって

第10章 作業療法は参加に向かって

作業療法は，どこに向かって歩み続けているのだろうか．

この章では，ICF（International Classification of Functioning, Disability and Health：国際生活機能分類）を使って考えてみた．

10-1 ICF と活動・参加

作業療法士が認知症のある人の支援内容を考案・立案する際に，生活行為の支援はもとより，人とつながる，社会と関わる「参加」を考慮することは極めて重要である．ICF の定義では参加（participation）は，「生活・人生場面（life situation）への関わり」[1]である．

・参加とは，生活・人生場面への関わりのこと

・活動とは，課題や行為の個人による遂行のこと

ICF では，活動・参加の領域を9項目（表10-1・左欄）で示している．さらに，活動と参加を区別する場合には参加を4項目（表10-1・中欄の**参加**），部分的に重複する場合には7項目（表10-1・右欄の○）を示している[2]（表10-1）．

表 10-1　ICF の活動と参加

活動・参加の領域	活動と参加とを区別する場合の活動と参加	活動と参加が部分的に重複する項目
学習と知識の応用	活動	
一般的な課題と要求	活動	
コミュニケーション	活動	○
運動・移動	活動	○
セルフケア	**参加**	○
家庭生活	**参加**	○
対人関係	**参加**	○
主要な生活領域	**参加**	○
コミュニティライフ・社会生活・市民生活		○

〔障害者福祉研究会（編）：国際生活機能分類（ICF）―国際障害分類改訂版―．中央法規出版，pp4-21，2008 をもとに筆者作成〕

230　第 10 章　作業療法は参加に向かって

10-1-1　生活行為と参加の関係

認知症のある人の生活行為と参加の関係を，**第8章**で紹介した事例（p.155〜）と**表 10-1**を参照して概説する．

事例　居場所を取り戻した妻Yさん

　Yさんは認知症の進行により調理の失敗が増え，その役割が夫に取って代わられた．その後，Yさんは作業療法士の支援によって，調理を夫と共に取り組めるようになった．その成功体験から，Yさんは夫と共に散歩を再開した．散歩中に出会う近隣住民とのコミュニケーションが進み，彼女のコミュニティに居場所を再獲得できた．

〈解説〉

　Yさんが調理に取り組む過程は，ICFの活動・参加では家庭生活に該当する．共に行う調理を介して，夫への被害的な感情は薄らぎ（対人関係），夫婦で認知症という病を背負い，これからの生活を共に再構築するに至りつつある．これは参加の人生場面への関わりに該当する．

　また，散歩の再開によって，Yさんがコミュニティのなかに以前の居場所を見出すことができたのは，コミュニティライフ・社会生活・市民生活に該当する．

　Yさんにとって，調理行為の一部を再獲得できたことで台所が居場所となった．昔からの仲間との交流機会が増え，コミュニティでの居場所を取り戻した．作業療法士の支援は，Yさんのように調理（IADL）といった生活行為の改善を目的に支援が開始される場合が多い．その改善の先にあるものが，場所および人のなかに居場所を再獲得する，あるいは，新たな居場所の発見につながっている．認知症のある人が参加に至るには，Yさんにとっての，夫の存在，散歩途中に出会う近隣住民の存在のように，共に歩む人の存在が大きい．これを前田[3]は「認知症のある人が，いま，なにをしたいかという想いと，それを考え共に参加してくれる人の存在，そしていっしょに想いをカタチにしていく，ここが重要なのではないか」と述べている．作業療法士の支援は，認知症のある人の希望を共に考え伴走する役割も担っている．

10-1-2　つながりを見出す

　参加は，認知症のある人にとって，生活・人生場面やコミュニティーの居場所つくりが目標のひとつでもある．そこには人とのつながりが内包されている．このつながりについて解説を加える．

> **事例** つながりを見出した M さん（第 8 章 p.164 参照）
>
> 　M さんは夕方，落ち着かなくなるため，筆者と広告紙でゴミ入れ作りを始めた．M さんには集中力を伴う作業のため，制作は 1 日 2 個が限度であった．この 2 個のゴミ入れは，各テーブルにおく薬袋のゴミ入れになった．「開口部が広くて使いやすい」と，職員や利用者に好評で，感謝のことばをかけられるようになった．M さんは落ち着きを取り戻し，その後も夕方にはゴミ入れを若い職員と作っている．
>
> 〈解説〉
>
> 　M さんが作る広告紙のゴミ入れは，他者の役に立つものになった．作り手の M さんは人々から感謝の言葉をかけられるようになったことから，施設のなかのコミュニティーに自然と落ち着けるきっかけになった．小さなゴミ入れであるが，他者とのつながりを感じられるものになっていた．この事例では，M さんはゴミ入れを作っている．この作品が参加のきっかけとなり，意味あるものにしたのは，作業療法士のアイディアであることがわかる．

10-2　コロナ禍を経験後の参加

　新型コロナウイルス感染症の世界的な大流行によって，日本では感染防止を目的に数カ月間，外出や介護保険の通所介護サービス利用を控える高齢者が相次いだ．これはいままで，市民センターや集会所で行われていた体操や趣味サークル等にも影響した．高齢者にとって外出や交流機会が極端に減る時期が数カ月に及んだ．

> **事例** コロナ禍後の茶話会
>
> ●出前作業療法の再開
>
> 　コロナ禍以前から，筆者と作業療法士の有志数名は山間部のある集会所で高齢者を対象に認知症予防を目的とした出前作業療法を展開していた．外出制限が緩和されると，筆者らは活動をすぐに再開した．活動内容は作品を作る「もの作り」（イラスト左）と，個々人が思い出の写真を持参してそのエピソードを語ったり，地域の歴史を伝える「茶話会」（イラスト右）で，この二つを交互に実施した．毎回，活動後にはアンケートをとっていた．
>
> ●対人交流の楽しさ
>
> 　コロナ禍前は「もの作り」と「茶話会」では，「もの作り」の人気が上回っていた．

コロナ禍後は「茶話会」の人気が高くなった．アンケートの自由記載欄には，茶話会について「人と話せるのが楽しい」，「久しぶりに笑った」などが寄せられた．

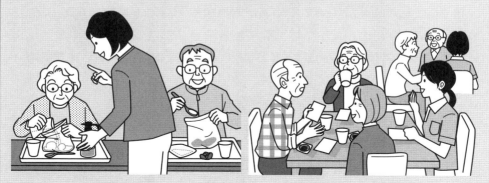

もの作りの様子　　　　　　　　　茶話会の様子

〈解説〉
　人気の逆転は，わずかな差であった．この差は，コロナ禍で外出や他者との交流が極端に減った経験をした高齢者にとって，茶話会に参加することで「人とつながる楽しさ」や作業療法士に個人や地域の歴史を伝える役割を感じる機会となっていたと考えられた．

10-3　人とのつながりから参加へ

　筆者は社会福祉協議会（以下，社協）の依頼で，A地区の認知症予防教室を月2回，担当していた．A地区は山を造成したかつてのニュータウンで，急峻な坂道が多く，高齢者世帯が増えて転倒事故が頻発していた．そのため，特に高齢者女性が家に閉じこもる傾向があり，防犯・防災対策を含めてその対応が課題であった．筆者は社協から前述の相談を受け，認知症予防教室の他に，閉じこもり高齢者を対象としたハーバリウム教室を坂の途中の公民館で，月2回の頻度で1年間実施した[4]．

事例　ハーバリウム教室での交流の広がり

　ハーバリウム教室（以下，教室）は，閉じこもり傾向にある高齢者を対象として開始した．広報と集客は社協職員が，地域で気になる高齢者に呼びかけた．定員15名と設定したが，当初は7名の参加であった．この教室は3つのプログラム（①制作方法のレクチャー，②制作，③完成後の鑑賞会）を2グループに分けて進めた．グループには作業療法学科の学生（以下，学生）を各2名配置した．②の制作場面では，学

生が細かな作業を手伝うようにした．③の鑑賞会では，学生による司会で参加者間の交流を図った．学生との交流とハーバリウムの出来栄えの良さもあり，1カ月が経過する頃には，初回メンバーの7名が，近所で閉じこもり傾向にある高齢者を誘って来るようになった．

　年間を通じて参加者の入れ替わりはあり，元閉じこもり高齢者が，近所の現閉じこもり高齢者を誘う方法が自然に行われた．

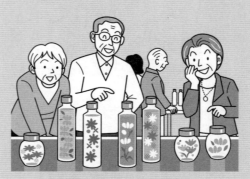

鑑賞会の様子

〈解説〉
　この教室では，地域で閉じこもり傾向にある高齢者に，ハーバリウム制作といった作業を介して参加を促した．初期メンバーが，他の高齢者の自宅を訪問して誘う姿はコミュニティでの人とのつながりを象徴するものであり，誘われる側も人とのつながりを実感できたことだろう．これは，活動と参加が重複する例（表10-1・右欄）であり，彼らがコミュニティライフを取り戻すきっかけとなった．

　また，教室が活発に運営できた要因に，場所の選定が大きかった．高齢者が住み慣れた地域の通い慣れた公民館での開催であったため，新たなメンバーの勧誘には「あそこなら，知っとろう」が効果的であったと初期メンバーが話してくれた．

10-4 地域の交流の場つくり

　作業療法士が認知症のある人の参加を考えるうえで，人とのつながりがもてる方法，そして，居場所つくりの大切さを述べてきた．さらに，この居場所は物理的な「場所」の場合もあり，また，人との関係性で認知症のある人が心のなかに感じる「場所」でもある．
　一方，認知症を発症して，居場所の無さから心にダメージを負った認知症のある人の支

援を筆者は数多く経験してきた．このダメージは，**第8章**で紹介した認知症の診断後に地域社会から孤立しやすい「空白期間」[5]が大きく影響しており，認知症のある人にとって居場所が速やかに提供される意義は大きい．

10-4-1 認知症にやさしい図書館

筆者は認知症のある人が通い慣れた公立図書館が空白期間を防止する場所となるよう，さらに認知症のある人を含めた地域住民の交流の場となることを目標に図書館で認知症カフェを実践しているので紹介する[6,7]．

K市のいくつかの公立図書館では，筆者と「認知症にやさしい図書館」と称して世界アルツハイマーデー期間に合わせて認知症関連の図書展示活動を続けている．図書展示に関しては，ボランティアの高校生・大学生が認知症のある人や家族，市民に勧めたい認知症関連の本にポップ（紹介文）をつけて紹介している．

さらに，公立図書館が認知症のある人にとって居心地のよい場所となることを目指して認知症カフェ（筆者らはブックカフェと呼んでいる）を定期開催している．ブックカフェは図書館の一角で，認知症のある人，家族，市民，大学生・高校生などが集って，絵本を音読で紹介したり，茶話会などの交流を行っている．特に，茶話会では認知症のある人が大学生を励ましたり，地域の歴史を教えたりする光景が多く見られている．

事例 **ブックカフェでの笑顔**

筆者にとって印象的な挿話を紹介する．認知症のある人（Zさん）はブックカフェに夫同伴で参加した．Zさんは，自宅ではほとんど会話をせず，目を閉じて過ごしていた．茶話会でのZさんは言葉を発するまでに時間を要したが，次第に大学生と笑顔でぽつりぽつりと会話をするようになった．夫がその様子を眺めながら筆者に，「こんな良い笑顔が出るのなら，もう少し介護を続けようという気持ちになれた」と語った．

〈解説〉

作業療法士と図書館とのつながりは，2017年より図書館情報学研究者，図書館員，作業療法士，臨床心理士などによる「超高齢社会と図書館研究会」[8]の立ち上げから，その後の活動展開へと広がりをみせている．

2023年3月には『認知症バリアフリー社会実現のための手引き』[9]が発行され，認知症のある人と共に図書館が地域共生社会をつくることが明記された．これにより，前述した公立図書館は「認知症にやさしい図書館」や「認知症カフェ」の企画・開催の参考とされている．ブックカフェでは，認知症のある人・介護家族が高校生や大学生に地域の歴史を伝えたり，相談にのるなど，共生社会のあるべき姿がみられている．

これらの取り組みでは，認知症のある人の参加を特別なものとせず，彼らが多世代交流を促進する人材としての存在であることがわかる．

10-5 認知症のある人の有償ボランティア

認知症のある人の参加の例には，デイサービス利用中の有償ボランティアに関する報告[3,10]がある．有償ボランティアは，認知症のある人ができる作業を行い，役割を果たして報酬を得る．有償ボランティアには企業とのタイアップ例として自動車販売店の展示車を洗車，保険代理店のノベルティグッズの袋詰め[3]，コミュニティからの依頼例として草刈りや障子貼り，家具移動[10]がある．特に，高齢世帯や障がい者世帯からの依頼は，地域住民の生活に貢献できている実感からやりがいにつながっている．

認知症のある人にとって，有償ボランティアはやりがいや心身の健康につながる面がある．一方で，高橋[10]は，「日によって混乱が多い日がある．昨日できていた作業が翌日はできない．その中でも症状は変化していく」と，日々の症状の変化と疾患進行により有償ボランティア継続の困難さを指摘している．

10-6 楽しみがつくりだす仲間

ある地域活動を紹介する．「これでいいのだバンド」は，S県作業療法士協会の地域実践が実を結んだものだという．2018年，若年性認知症の当事者とその家族，車椅子ミュージシャン，小学生，レクワーカー，S県若年性認知症支援コーディネーター，認知症の人と家族の会S県支部世話人，作業療法士などが集まってバンドを作り，音楽を通して「一緒に楽しむ」活動を始めた．

オカリナの上手な人がメロディーを吹き，それにギター伴奏，打楽器，ある時は，電子ピアノ，フルート，バイオリンなどが入る．ボーカルもいて，舞台背面に歌詞が出れば，会場の人も歌う．バンドのメンバーは，認知症のありなしにはあまりこだわっておらず，音楽は，認知症になってもあまり影響されない「その人」で成り立っていることを実感できる．

バンドは，音楽好きで集まった人ができることをする．オカリナ奏者は認知症になってからオカリナを独学で始めたというが，楽譜なしで60曲くらい持ち歌があるという．打楽器奏者は，実に的確にリズムを刻んでいる．エアギターといわれている人は，弾けるところのみを弾いている．バンド全体をまとめるのはギター奏者で，中心となるオカリナ奏者の方を向き，時々目を合わせて弾いている．メンバーは，各自の持ち分を無理なく演奏し

ている.

バンドの一番の楽しみは,「一緒に演奏できること」という. 目と目が合った時, タイミングがそろって, うまくいったと思う時, 一瞬の笑顔で演奏しながら楽しさを分かち合えるという. 演奏が終わると, やったという達成感がある.

作業療法士も, 段取りや準備・後片付け, 曲目の選択などそれぞれの得意分野で協力し, バンドを支えているが, 認知症のある人の支援者というよりは, 仲間として自分も音楽が好きなひとりとしてバンドを支えているようだ. みんなで音楽ができることを無上の楽しみとしているところが大きな特徴である.

コロナ禍がヤマを越して久しぶりに演奏を再開してみると, 高次脳機能障害の当事者と家族が加わっている. 社会資源を創出することは難しいかもしれないが, 音楽が好きであれば, いまあるものにつなぐことができる.

これはひとつの地域活動, 社会参加のあり方なのかもしれない. さらには, 音楽活動の楽しみ方なのかもしれない. 6年目のバンドはしっかりつながっている.

近年, 認知症の地域活動は活発になって, 先進的な地域は, いろいろなことをやっている. 作業療法士というより, ひとりの市民として, 身近なところに声をかけ, 仲間を増やし, 協働したり……. 少しだけ外に向かって, 未来に向かって, できることはないか.

文　献

1) 障害者福祉研究会 (編):国際生活機能分類 (ICF) ―国際障害分類改訂版―. 中央法規出版, pp4-21, 2008
2) 前掲書1), pp225-228, 2008
3) 前田隆行:そろそろ「認知症」のこと語るのを止めませんか〜いっしょに活動しているからこそ感じるもの〜. 認知症ケア事例ジャーナル10 (4), 374-380, 2018
4) 谷川良博, 角田孝行, 宮原崇, 中村望実:地域のなじみの公共施設を活用した自助・公助の新たな概念の構築. 作業療法ジャーナル54 (12), 1283-1288, 2020
5) 公益社団法人　認知症の人と家族の会 (編著), 片山禎夫 (監):認知症の診断と治療に関するアンケート調査　調査報告書. 日本イーライリリー, 2014 https://www.alzheimer.or.jp/wp-content/uploads/2021/03/shindantochiryo_tyosahoukoku_2014.pdf (参照 2024-7-28)
6) 谷川良博, 角田孝行, 他:認知症にやさしい図書館に取り組むプロセスが思いやりの気持ちを醸成. 認知症ケア事例ジャーナル14 (2):183-187, 2021
7) 谷川良博:公立図書館との「認知症にやさしい図書館」協働における学生の多世代交流の利点, リハビリテーション教育研究28:117-118, 2022
8) 田村俊作:認知症と図書館の現在. 図書館雑誌116 (8), 419-421, 2022
9) 日本認知症官民協議会　認知症バリアフリーワーキンググループ (編):認知症バリアフリー社会実現のための手引き (図書館編). 2023-03. https://ninchisho-kanmin.or.jp/dcms_media/other/guide_library.pdf (参照 2023-12-01)
10) 高橋由紀子, 栗原雄大:地域の有償ボランティアの活動. 臨床作業療法 NOVA (認知症の人の生活と作業療法) 20 (1), 152-155, 2023.

第11章

家族に対する支援

第**11**章　家族に対する支援

　ここでは，認知症のある人の家族について述べる．

国際生活機能分類（ICF）によると，家族は，背景因子（個人の人生と生活に関する背景全体）のなかの環境因子に位置付けられ（**図1-3**，p.12参照），個人やその人の健康状況に影響を及ぼすとされている[1]（**図7-2**，p.144参照）．さらに見ていくと，家族は，環境因子の中でも個人的環境因子（個人にとって身近な環境）に整理される．その環境因子の中の「支援と関係」の分類には，家族は日常場面で，身体的，あるいは心情的に支援を提供したり，養育，保護，介助をする，とある．また，「態度」の分類においても家族の態度は冒頭にあげられ，個人の行動や社会生活に影響を及ぼすとしている．態度は，肯定的で敬意を示すふるまい，あるいは否定的で差別的なふるまいを動機づけうる，とする[2]．

　このように考えると，家族を支援することの重要性が見えてくる．認知症のある人の家族は，認知症になる前からともに暮らしてきた．時には身体的心情的に支援するし，介助も介護もするが，支援の必要がない時には普通の家族である．しかし，日常的な家族の態度は，否定的，差別的なふるまいの動機にもなり得るというのである．作業療法士が日頃の家族の理解や認識を促し，行動を支援することは大きな意味がある．

　認知症のある人を取り巻く環境は広範囲であるが，まず，最小の社会的環境である家庭を確かな居場所にする取り組みは，作業療法でも取り組んでいる（**第8章8-3** p.155〜，**8-6** p.160〜参照）．このように，作業療法士が認知症のある人を支援することは，家族が支援をすることを助け，家族自身の支援にもなっている．双方に安定と安心をもたらし，家族の関係を再構築できるのである．

　このような家族の支援をもっと広く，もっと豊かに，どう展開させてゆくかが，本章のテーマである．

11-1 家族支援と日本の動向

　急速な高齢化の進展に伴い，介護者支援は，平成24年に発表された「認知症施策推進5か年計画（オレンジプラン）」，そして，平成27年に発表された「認知症施策推進総合戦略（新オレンジプラン）」に重要項目と掲げられていた．令和元年6月に認知症施策推進関係

表 11-1　認知症基本法の 7 つの理念

7 つの基本理念
① 全ての認知症の人が，基本的人権を享有する個人として，自らの意思によって日常生活及び社会生活を営むことができる
② 国民が，共生社会の実現を推進するために必要な認知症に関する正しい知識及び認知症の人に関する正しい理解を深めることができる
③ 認知症の人にとって日常生活又は社会生活を営む上で障壁となるものを除去することにより，全ての認知症の人が，社会の対等な構成員として，地域において安全にかつ安心して自立した日常生活を営むことができるとともに，自己に直接関係する事項に関して意見を表明する機会及び社会のあらゆる分野における活動に参画する機会の確保を通じてその個性と能力を十分に発揮することができる
④ 認知症の人の意向を十分に尊重しつつ，良質かつ適切な保健医療サービス及び福祉サービスが切れ目なく提供される
⑤ 認知症の人のみならず家族等に対する支援により，認知症の人及び家族等が地域において安心して日常生活を営むことができる
⑥ 共生社会の実現に資する研究等を推進するとともに，認知症及び軽度の認知機能の障害に係る予防，診断及び治療並びにリハビリテーション及び介護方法，認知症の人が尊厳を保持しつつ希望を持って暮らすための社会参加の在り方及び認知症の人が他の人々と支え合いながら共生することができる社会環境の整備その他の事項に関する科学的知見に基づく研究等の成果を広く国民が享受できる環境を整備する
⑦ 教育，地域づくり，雇用，保健，医療，福祉その他の各関連分野における総合的な取組として行われる

〔厚生労働省：共生社会の実現を推進するための認知症基本法について〕

閣僚会議で「認知症施策推進大綱」[3]により，政府が認知症になっても住み慣れた地域で自分らしく暮らし続けられる共生を目指す 5 つの柱として，①普及啓発・本人発信支援，②予防，③医療・ケア・介護サービス・介護者への支援，④認知症バリアフリーの推進・若年性認知症の人への支援・社会参加支援，⑤研究開発・産業促進・国際展開　が挙げられ，③の介護者への支援が柱のひとつと明示された．令和 5 年（2023 年）6 月には「共生社会の実現を推進するための認知症基本法」（以下，認知症基本法）[4]が公布された．認知症基本法の概要[4]は，7 つの基本理念（**表 11-1**）のもと，本人・家族等への支援が示された．また，国・地方公共団体等の認知症施策推進基本計画の策定には認知症のある人と家族等から意見を聴取することも法律に明記された．

11-2　家族のおかれている状況

　高齢者世帯の増加には高齢単身世帯の増加，高齢夫婦のみ世帯の増加が含まれており，中でも高齢者が高齢者を介護する（老・老介護）世帯や認知症のある人が認知症のある人を介護する（認・認介護）世帯が増加している．高齢の夫が妻を介護する男性介護者も増加している．

　また，介護者の多様化が進み，特にヤングケアラーが社会課題となっている．認知症は

早期発見によって，その治療や対応が可能な場合がある．しかし，前述した介護家族がおかれている現状では，早期発見や早期受診が困難な事例が多くなっている．ここでは，家族の現状を紹介し，その支援を解説する．

11-2-1 介護者の多様化と孤立化

日本では超高齢社会や核家族化が進み，介護を担う人の状況は中高年の大人に限らず，低年齢層にも移行し多様化している．介護者の低年齢化は，ヤングケアラー（本来，大人が担うと想定されている家事や家族の世話を日常的に行なっている児童)[5]と呼ばれ，年齢や成長の度合いに見合わない重い負担があることで本人の成長や教育への影響が課題となっている[6]．ヤングケアラーの支援について，厚生労働省は2022年に全国の小中高生を対象にヤングケアラーの実態調査を発表し，ヤングケアラーのケア対象が祖父母の場合，6〜8割が高齢であり，認知症の場合も一定数あると推察されている[7]．核家族化はヤングケアラーや高齢者単身世帯の増加につながり，さらに，孤立化によって周囲からの支援を受け入れにくい状況が進んでいる．

介護離職も深刻な課題で，介護や看護のため離職した人は約9.5万人（男性が約2.4万人，女性が約7.1万人），55〜59歳が約2.6万人で年代別では最多となっている[8]．少子高齢化によって介護離職は今後も増加すると推測されている．仕事を辞めた結果，介護のみの生活では経済的に苦しくなる．介護離職後の再就職率は正職員49.8%，パート・アルバイト10.2%，仕事をしていない人が24.5%となっている．しかし，すぐに再就職できたわけでなく80%以上が1年以上の日数を費やしている[9]．介護離職中や再就職活動期間中における介護者の孤立も課題であり，「介護に直面しても仕事を続ける」支援が重要となっている．

11-2-2 高齢者のみ世帯の増加

令和4年版高齢社会白書[10]によると，超高齢社会を反映して65歳以上の者がいる世帯数は約2,558万世帯であり，全世帯数（約5,178万世帯）の49.4%を占めている．さらに，65歳以上の世帯数では，高齢夫婦のみの世帯及び単独世帯がそれぞれ約3割を占める（図11-1）．中でも，65歳以上の一人暮らしの割合は令和2年には女性22.1%，男性15.0%であったのが，令和17年には女性24.3%，男性19.7%と増加傾向になると推計されている（図11-2）．

かつて介護者といえば，妻や嫁などの女性が担うイメージがあり，性別役割が固定化された偏見があった．現在は男性が約30%を占め，男性介護者が増加している[11]．男性介護者は，慣れない家事への戸惑い，周囲に悩みを相談しにくいなどの傾向があり，孤立化しやすい．2009年には男性介護者の悩みや課題に耳を傾ける男性介護者の全国ネットワーク

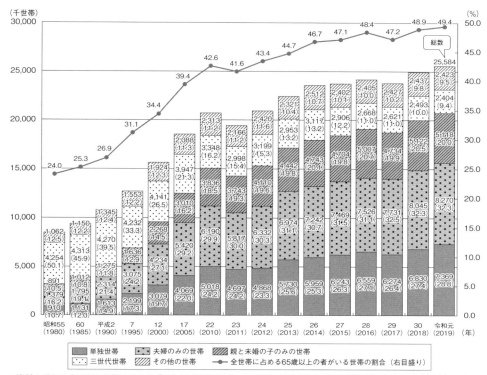

図 11-1　65歳以上の者のいる世帯数及び構成割合（世帯構造別）と全世帯に占める65歳以上の者がいる世帯の割合

〔内閣府：令和4年版高齢社会白書, p9, 図 1-1-8, 2022〕

が発足している[12]．

11-2-3　家族が医療や福祉と出会うまでの期間

　認知症の疑いから医療機関に受診する課題として，「認知症の診断と治療に関するアンケート調査報告書」[13]によると，変化に気づいてから医療機関を受診するまでにかかった期間は平均9.5カ月であり，確定診断までにかかった期間は平均15.0カ月となっている．この期間には，認知症の人の苦悩や家族の不安が推察される．日常生活の中で，家族が認知症を疑うきっかけとして「忘れ物・物忘れ・置き忘れをするようになった」，「時間や日にちがわからなくなった」，「仕事や家事に支障をきたすようになった」が上位を占めている．生活の中で状況変化が認知症に気づくきっかけになっている．
　本人が日常生活の失敗を自覚できていない時期には受診行動を促しにくい．一方では，

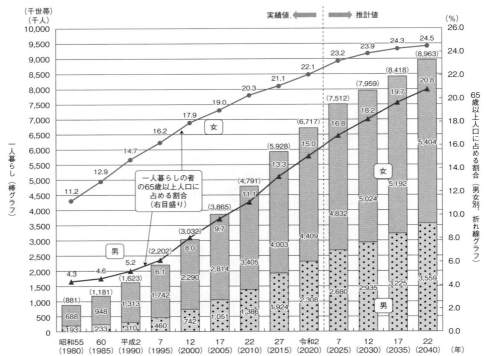

図11-2　65歳以上の一人暮らしの動向
〔内閣府：令和4年版高齢社会白書，p9，図1-1-9, 2022〕

医療機関への受診によって，認知症のある人の生活上の課題が解決されるわけではない．認知症の診断直後は介護保険サービスの対象となりにくく，地域社会から孤立し，場合によっては進行を待つだけの「空白の期間」ができる．要介護認定を経て通所サービスや訪問介護サービスの利用が始まっても，家族は誰とも関わらない「空白の日・時間」が生まれる．この空白の期間は認知症の人と家族の間でさまざまな葛藤を生み，混乱と不安を伴う期間でもある[14]．「空白の期間」に家族と専門職が早期につながることによって，家族は経済的問題，就労継続，自身の不安，介護方法の相談が可能となる．「空白の期間」を「認知症の人と家族が生きていくための課題を考える期間」とするための関わりが必要とされる．

11-3 家族の心理

認知症のある人を介護中の家族は，それ以前は，ほとんどの人が介護とは縁遠い生活を送っていた．家族にとって，準備のための学習や介護技術を習得する暇（いとま）もなく，日々の介護に向き合うことになる．家族が，いつしか介護者となっていく．

認知症の多くが進行性の疾患であり，その進行によって日常生活でさまざまな障害が起きる．認知症の発症は本人と家族にとってこれまでと異なる生活の始まりであり，認知症が進行していく中で，家族の人生に占める認知症のある人の存在は大きくなっていく[15]．

公益法人・認知症の人と家族の会による「介護者の心身の状態と生活のしづらさに関する調査」[16]では，家族が介護を始めてから生活のしづらさが「増えた」と回答した理由の上位は「ストレスや疲労感が増した」(76.7%)，「自由に使える時間がなくなった」(51.7%)，「時間のやりくりが難しくなった」(45.2%) であった (**図11-3**)．ストレスや疲労感に対して介護家族が心のケアに求めているのは，「病気や症状への対処法支援」，「介護者全般に該当する心身の休息支援」，「介護者個人への健康支援」，「経済面など制度上の支援」などであった (**表11-2**)．

家族は認知症のある人のできない部分ばかりみてしまい，それがストレスにつながりやすい．支援の際には認知症の人に偏らず，家族の声に耳を傾け，これからの生活を一緒に考える支援が求められる．

（1）家族の心理的なステップ

家族は介護に関する不安や悩み，苦しみを抱え，ときにはそれらの感情を押し殺し，自分の立場を犠牲にして介護をしているケースも多くみられる[17]．家族がたどる心理ステップとして，段階1：まさかそんなはずはない，段階2：ゆとりがなく追い詰められる，段階3：なるようにしかならない，段階4：認知症のある人の世界を認めることができる，段階5：人生観への影響，の5段階がある (**図11-4**)[18]．すべての家族がこのとおりのステップを進むとは限らないが，家族の心情を共有するための参考になる[19]．

11-4 家族支援の目標

家族支援の大きな目標は，支援者としての機能を高めていくことと，家族自身の問題解決やQOLを高めることの大きく2つに分けられる[20]．これら2つは一概に分けることができない側面がある．例えば，家族のQOLが高くなることで，支援者としての機能も高くなるといった循環がある．家族支援の基本は多職種連携であり，連携によって質の高い支援の提供が可能になる．家族の問題解決力を高めるきっかけにもなり得る．

また，介護者が高齢者の場合，身体介助や見守りにより慢性的な身体疲労が蓄積しやす

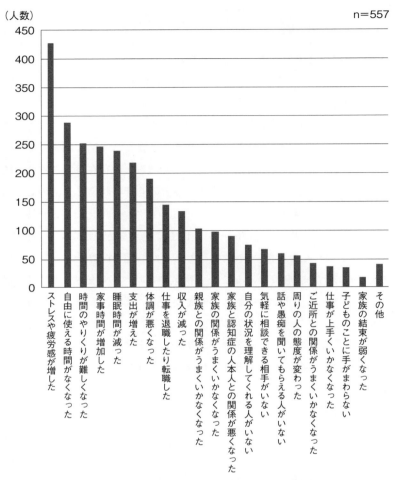

図11-3 生活がしづらくなったと感じる理由（複数回答）
〔公益法人認知症の人と家族の会：認知症の介護家族が求める家族支援のあり方研究事業報告書. 11-34. 2012〕

表11-2 介護する家族にとって求めている心のケア

1	病気や症状への対処法支援
2	介護者全般に該当する心身の休息支援
3	介護者個人への健康支援
4	同じ立場の人と話せる場
5	偏見・差別に対する啓蒙
6	サービスの質と量の向上
7	経済面など制度上の支援

〔公益法人認知症の人と家族の会：認知症の介護家族が求める家族支援のあり方研究事業報告書. 11-34. 2012 より改変引用〕

第1段階 驚き・戸惑い・否認	**まさかそんなはずはない，どうしよう** いつもと違う行動に気がつき，驚き，戸惑う．一方で，病気とは認めたくない心理が働き，医療機関への受診が遅れる要因ともなる．
第2段階 混乱／怒り・ 拒絶・抑うつ	**ゆとりがなく追いつめられる** 認知症のある人の症状に振り回され，精神的，精神的に疲弊する．「なぜ，自分だけが・・」「自分はこんなに頑張っているのに・・」と他の家族に理解してもらえず怒りを感じたり，辛くあたってしまう．そんな自分に自己嫌悪になりうつ状態になる場合もある．
第3段階 あきらめ 開き直り 適応	**なるようにしかならない** 認知症のある人が，何度も同じことを繰り返したり，物忘れがひどくなっていく状況の中で，家族の言うことに従わせようとするとうまくいかない経験をしていく．やがて，認知症のある人を怒ったり，いらいらしても仕方ないと気づいていく．そして，開き直りとともに，自分を「よくやっている」と認められるようになっていく．そして，認知症のある人をありのままに受け入れた対応が家族にとって一番良いことに気づいていく．
第4段階 理解	**認知症のある人の世界を認めることができる** 家族は認知症のある人の症状を問題としてとらえることがなくなる．相手の気持ちを深く理解しようと思えるようになっていく．これまでの認知症のある人との関係や自分の生活を振り返れるようになる．これによって，認知症のある人や自身を客観的にとらえられるようになる．
第5段階 受容	**人生観への影響，新たな価値を見いだす** 介護の経験を自分の人生において意味あるものとして位置づける．家族が介護してきた経験を誰かの役に立てたいと思うようになったり，前向きで建設的な行動をとり始める人も多い．

図11-4　家族の心理的なステップ

〔公益社団法人認知症の人と家族の会愛知県支部（編）：介護家族を支える─認知症家族会の取り組みに学ぶ．中央法規出版，p99，2012をもとに作成〕

く，転倒したり，事故に遭ったりする危険性が高くなる．家族の健康が損なわれた場合には，認知症のある人の在宅生活の継続は困難となる．そのため，家族の身体的負担の軽減はもとより，健康管理を考慮する．特に，介護する家族の体力維持については，心理状態を考慮しつつ，スポーツや趣味活動の習慣化について助言を行う[20]．

11-5 家族支援の具体的内容

11-5-1 作業療法士による家族を対象とした支援

家族は不安感や孤立化などさまざまな課題を抱えていく．そして，認知症のある人を含めて家族単位で認知症という病に押し潰されてしまう危険性が高い．介護者となった家族にもプライベートはあり，第1章（図1-1，p.3参照）で示したように，「仕事などの生産的生活行為」「趣味などの余暇的生活行為」などの生活行為がある．作業療法士は，認知症の進行に従って変容する介護を含めて，家族の生活行為に関する課題解決を支援する．

作業療法士の支援の特色は，家族の心理的サポートはもとより，認知症のある人と家族が共同で為す生活行為を導入したり，家族間の関係改善に自ら（作業療法士）の存在を手段として用いている点である．この実践について詳しく紹介していく．

11-5-2 家族の歴史を考慮

家族の現状はこれまで述べてきたとおり，介護者の多様化，高齢化，地域社会からの孤立化など幅広い課題がある．少子高齢化も進行しており，家族支援には介護者の高齢化に伴う身体的負担の軽減と，介護するうえでの心理的負担の軽減が基本となる．特に，心理的面については，支援の際に見通せないケースも多い．ここでは，例1〜3[21]をもとに家族の歴史と心理的負担について解説する．

●例1

ある女性は，「『家族の会』の集まりに来てみなさんの話を聞いたら，おばあちゃんは病気なんだからやさしくしてあげようといつも思うんです．だけど，家に帰っておばあちゃんの顔を見たら，やっぱり腹が立つんです…」

●例2

「ご飯まだか？」と何度も何度も繰り返し尋ねられる．イライラして「いい加減にしてくれ！」と叫んでしまう．

●例3

「おたくどちらさん？」と夫に尋ねる．「お前の夫じゃないか！」などと分からせようとする．

〈解説：例1〜3のまとめ〉

認知症のある人への対応の基本は，本人の言動を怒ったり否定したりしない．認知症のある人の立場に立ち，その人のペースに合わせる．しかし，介護者は理屈がわかっていても，そのとおりにできない．現実に直面すると，つい怒ったり，残念な気持ちに陥ってしまう．この背景には，認知症のある人と介護する家族のこれまでの人間関係が関係し[21]，これまで不仲であった過去，極めて良好であった過去などの人生史が反映される．

11-5-3 家族を作業療法士が支援する

家族を支援する場面の作業療法士の勤務先は，介護保険法関連施設が多いと想定される．介護保険領域には介護老人保健施設，通所リハビリテーション，通所介護，訪問リハ

ビリテーション等が含まれ，作業療法士数全体の約1割[22]が勤務している．この領域は認知症のある人や家族の生活に直接関わることから，作業療法士は以下のさまざまな場面での支援が想定される．

- ・相談による支援
- ・訪問による支援
- ・定期的な面接による支援
- ・家族交流会（家族教室）などを紹介して，気分転換や疾病教育を行う．時に作業療法士が講師を務める
- ・認知症のある人，介護する家族とADL，IADL練習，創作活動を行う

認知症にはアルツハイマー病やレビー小体型認知症など，いくつかの病気（種類）があり，それぞれに症状や生活上の困りごとが異なってくる．作業療法士が行う家族支援には，認知症の進行度とそれに合わせたサポート（現在），進行を見越した視点（予後予測）のサポートが不可欠である．作業療法士は医学的な知識（疾患の進行）をもち，家族の心理面にも配慮し，生活上の工夫として住環境整備の実施，社会的サポート情報の提供など，その内容は多岐にわたる．重要な支援のプロセスとして，作業療法士は認知症のある人と，時には家族と共にADLや創作作業を行う．その場面でやり取りされる言葉，垣間見える表情は，構えたものではなく，素の姿や言葉であることが多い．これは支援における大きな情報源と根拠となる．いままで紹介した内容を包括した支援を事例1・2で紹介する．

事例1 **嫁がもの盗られ妄想の対象となる**
〜家族と本人との対話をもとにして支援の糸口が見えた事例〜

●現象

ABさん（女性・83歳）．1年前にアルツハイマー病と診断を受けた．ひとり息子の夫婦と同居している．3カ月前より嫁（59歳）へのもの盗られ妄想が激しくなり，昼夜を問わず大きな声で責めたり，警察に電話したりしていた．介護保険サービスは過去に通所リハビリテーションを2回利用したが，それ以降休んでいた．嫁は，夫（息子）が母親に無関心で食事以外自室にこもっているため，精神的にとても参っていた．日本語版Zarit介護負担度短縮版（J-ZBI-8）で30/32点であった．

●対応と結果

ABさんは通所サービスを嫌がるため，介護支援専門員（ケアマネジャー）は訪問リハビリテーション（担当は作業療法士）を導入した．作業療法士はABさんに屋外の歩行練習とブローチ制作を導入し，関係つくりを図った．次第に，ABさんは作業療法士が勧めることは受け入れるようになった．ABさんは作業療法士から勧められ

11-5 家族支援の具体的内容　249

た息子との外出と通所介護（週1回）を利用するようになった．それから3週間経つと，嫁へのもの盗られ妄想は次第に減った．嫁の介護負担感は，夫（息子）が介護に参加するようになったので薄らぎ，J-ZBI-8で10/32となった．

〈解説〉

　嫁の介護における精神的な負担は，ABさんから受けるもの盗られ妄想であった．さらに，夫が母親の認知症の症状に無関心で，夫から介護を押しつけられている不満感もあった．介護する嫁と介護されるABさんとの二者関係に，作業療法士が加わったことで三者へと関係性が広がった．作業療法士が嫁とABさんの間に立ち，訪問リハビリの合間にそれぞれと対話を重ねた結果，両者ともに夫（息子）の無関心に不満を抱いていることがわかった．当面，作業療法士が三者関係のひとりであったが，その場所を夫（息子）と入れ替われるように外出の同伴を提案したのだった．定期外出を経て，ABさんの息子への愛情が満たされ，頼ってもよい対象となった．

　支援の際は，いままでの家族の歴史とそれにまつわる感情，役割も考慮する．さらに，この作業療法士のように介護状況を活性化していく仕掛人[23]としての役割を担う専門職が必要な場合もある．

事例2　夫が介護を背負ってしまう
〜夫との共同作業によって支援の糸口が見えた事例〜

●現象

　CDさん（女性・78歳）は社交的な性格であった．夫（79歳）と一軒家で二人暮らしである．物忘れや料理の失敗が増えたため，半年前に夫と受診した．アルツハイマー病の診断を受け，要介護度は2である．介護保険サービスは通所リハビリテーション（以下，デイケア）を週3回利用している．夫は食事を作り，CDさんを台所に近寄らせなかった．そのほか，掃除機かけや洗濯など家事全般を担っていた．診断後3カ月経過した頃から，CDさんはデイケアで失禁回数が増え，塞ぎ込むようになった．自宅では夕方になると「家に帰ります」と玄関から出て行った．夫はその都度，「ここが家だよ」と言い聞かせるが，CDさんは制止を振り切って外に出ることもあった．夫は玄関の鍵を増設したが，窓から外に出るため，夫はその対応に疲れ果てていた．

●対応と結果

　CDさんが通うデイケアの作業療法士が，送迎時に夫の歩行が不安定でいつもと違う様子に気づいた．「疲れてますね」と声をかけたきっかけで，夫の相談に乗るように

250　第11章　家族に対する支援

なった．作業療法士は夫との面談を重ねて，デイケアで使用している連絡帳に介護に対する夫の考えや素直な気持ちを書いてみることを提案した．もちろん，CDさんには見せない約束をした．

開始当初，夫はCDさんへの批判的な内容を記述していた．作業療法士は夫の記述には否定をせず，心情を受け止めるよう努めた．連絡帳交換を開始して3週間が経過した頃，自身の言動を振り返る兆しがみられるようになった．面談では「妻の失敗が増え，苦悩している様を見ていた．これ以上，お互いが傷つかないようにすべての家事を一人で片づけていた」と苦悩を語るようになった．

作業療法士は夫に対して，CDさんが大事にしている役割や日々で感じる喪失感について少しずつ解説をした．夫婦ともに，相手に対するやさしさから苦悩を抱いている現実と，それを打開するには夫の行動が重要であると説明をした．夫は涙を流しながらこの提案を受け入れて，一緒に食材の買い物や料理をするようになった．また，趣味のゴルフを再開し，介護から離れる時間を設けるようになった．

〈解説〉

連絡帳交換をする前の夫は，CDさんの認知症による変化を受け止められず精神的に余裕がない状態だった．そのため，CDさんが家事を取り上げられる寂しさや，「家に帰る」行為に，なぜだろうと原因を考えるには至らなかった．作業療法士は連絡帳を通して夫の考えを言語化し，このプロセスで内省が促進できると考えた．その結果，夫は自身とCDさんの苦悩を受け入れられるようになった．また，自身の健康維持のためゴルフの打ちっぱなしに通うようになったのだった．

事例1〜2のまとめ

①家族の心理について

事例1では，当初，息子が母親（ABさん）に無関心であった理由は，ABさんが認知症に罹患した事実を受け入れられなかったからであった．家族がたどる心理ステップ（以下，心理ステップ）では段階1（まさかそんなはずはない）であり，無関心を装いつつ，実は苦しんでいた．嫁は，夫の不協力による介護への絶望感や夫に対する失望感，妄想の対象となっている理不尽さなど，さまざまな感情がないまぜになっていた．ABさんの妄想の原因は息子に対する不満が大きかった．この状況に対して，第三者の立場で客観的に見渡し，マネジメントを担ったのが作業療法士であった．実は，この方策は作業療法士が単独で担ったわけではなく，ケアマネジャーと情報交換

11-5 家族支援の具体的内容 251

をしつつ考案したのであった．結果，夫（息子）の心理ステップが進み，息子夫婦の問題解決力を育むことにつながった．

[事例2]では，夫の心理ステップは段階2（ゆとりがなく追い詰められる）であり，妻の認知症の進行に大きな不安を抱えていた．誰にも相談ができず，家事に没頭することで不安をなんとか紛らわして生活をしていた．11-4 家族支援の目標（p.245）で示したとおり，介護家族の支援では，支援者としての機能を高めていくことと，家族自身の問題解決や QOL を高めることを目標とする．そのために，作業療法士は連絡帳のやり取りや面談を重ねて，夫が自身の心情を言語化する手伝いを行なった．また，夫の気分転換や体力維持のためにスポーツや趣味活動についても心理状態を考慮しつつ，再開を勧めたのだった．

②生活史を知る意義について

[事例1]では，家族からキーパーソンと期待された息子がその役割を当初は果たせていなかった．AB さんにとって，嫁に頼るしかない状況に追い込まれた結果，そのやるせない心情がもの盗られ妄想の対象として嫁を責める行為として現れた．家族の歴史とそれにまつわる感情や役割を考慮し，散歩を共にしたことで，息子が AB さんに向き合う意思をもったことが伝わり，妄想は沈静化していったのだろう．

[事例2]では，夫は，妻が家事が困難になり困惑している様を幾度となく見ていた．それを自身のことのように悩み，何か声を掛ければ傷つけてしまう怖さを感じていた．見かねて，家事を取り上げたのも，夫なりの愛情であり，夫婦として共に歩んできた関係性からくる感情であった．木下[24]は，「生活史の理解は重要な知的戦略として，ケア従事者と老人との関係の起点は『現在』であり，ケアという援助行為を介してその行為は『未来』へと向かうものである．そのために『過去』の時間にさかのぼる必要がある」と述べている．対象者をはじめとする家族の歴史，生活史を知ることが支援材料のヒントとなると示している．

11-6 家族をとりまく支援 ① ── 一体的支援プログラム

一体的支援プログラムは 1993 年よりオランダから始まり，国家戦略「Dutch Dementia Plan 2021-2030」に位置づけられ，数値目標として 2023 年までにオランダ全土の 80％の認知症のある人や家族が利用するとしている．ヨーロッパではイギリス，スペイン，イタリアで，そして，アメリカなどにも広がりをみせている．一体的支援プログラムは介護者の介護負担の軽減，介護費用の削減，在宅介護期間の延伸，認知症のある人の QOL 向上

などに良い影響をもたらしている．

　日本では，厚生労働省によって「認知症の人と家族への一体的支援事業」[25]を創設し，2022年より認知症地域支援推進員の役割のひとつとした．

　認知症の人と家族への一体的支援の概要を示す．これまでの認知症のある人と介護家族に対する支援は，別々に行われていた（**図11-5**）．個別に別々に支援することで，本人の思いと家族の思いとの差異が生じていた．これらを踏まえて，一体的支援プログラムが推進されている．家族をひとつの単位とした支援であり，ある家族とある家族との出会いによって自然な学びとなり，在宅生活の継続を狙ったものである（**図11-6**）．

(1) 3つの柱

　プログラムには**図11-7**のとおり，①本人支援，②家族支援，③一体的支援の3つの柱がある．家族と認知症のある人の「空白の期間」（p.243～244参照）を考慮して，専門職との密接な出会いの場になるようにつくられている．同じような経験の人々との新たな人と出会い，毎回の話し合いや思いの共有によって，家族関係や関わり方，認知症への気づきや学びが促される．日々の変わりゆく症状や介護の状況に適応し，将来への見通しを立てることが可能になるように進められる．

【① 本人支援】

　認知症のある人の希望から主体的なアクティビティなどの活動を行う．これにより，認

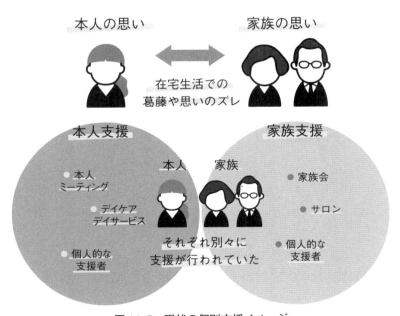

図11-5　現状の個別支援イメージ

〔認知症介護研究・研修仙台センター："出会い"と"話し合い"に基づく認知症の本人と家族の一体的支援プログラム—立ち上げと運営の手引. p3図, 2002〕

家族をひとつの単位とした支援
一体的支援プログラム

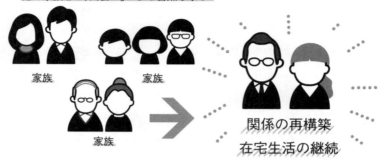

図 11-6 新たな展開イメージ
〔認知症介護研究・研修仙台センター："出会い"と"話し合い"に基づく認知症の本人と家族の一体的支援プログラム―立ち上げと運営の手引．p3 図，2002〕

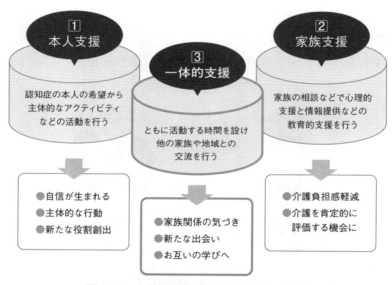

図 11-7 一体的支援プログラムの 3 つの柱
〔認知症介護研究・研修仙台センター："出会い"と"話し合い"に基づく認知症の本人と家族の一体的支援プログラム―立ち上げと運営の手引．p9 図，2002〕

知症のある人に自信が生まれる，主体的な行動を促せる，新たな役割の創出などにつながる．

【② 家族支援】

家族の相談などで心理的支援と情報提供などの教育的支援を行う．これによって，介護

表 11-3　地域にある家族支援活動との区別

	一体的支援プログラム	認知症カフェ	家族会
目標	診断後からの家族関係の構築	地域への認知症の啓発や寛容な社会つくり	家族の介護負担軽減，知識や情報共有
対象者	家族・認知症のある人	認知症のある人，家族，地域住民，専門職	家族，認知症のある人
中心的な方法	出会いと話し合いに基づく活動	ミニ講座，気楽な対話	話し合い，情報共有
時期	診断後	診断前から	診断前・後
支援形態	クローズ	オープン	クローズ，半クローズ

〔認知症介護研究・研修仙台センター：“出会い”と“話し合い”に基づく認知症の本人と家族の一体的支援プログラム―立ち上げと運営の手引．p15 図，2002 を元に作成〕

負担の軽減につながる．また，介護を肯定的に評価する機会につながる．

【③ 一体的支援】

認知症のある人とその家族が他の家族，地域住民と共に活動する時間を設け交流を行う．これによって，家族関係の気づき，新たな出会い，お互いの学びの機会につながる．

■ (2) 地域にある活動との区別化

家族会や本人ミーティングはピアサポートであり，認知症カフェは地域に向けたソーシャルサポートの一環である．一体的支援プログラムは家族をひとつのユニットとして捉えた，家族の出会いと話し合いに基づく家族関係の調整と気づきの場となる（**表 11-3**）．

11-7　家族をとりまく支援 ② — さまざまな支援体制

家族をサポートする支援にはさまざまなものがある．主なサポートネットワークを列挙する．

11-7-1　認知症カフェ

(1) 認知症カフェとは

認知症カフェとは，「介護家族，認知症の人本人，地域の人が安心して気軽に集い，交流会，講演会，勉強会，相談会を自主的に開催することで，介護家族の共助，認知症高齢者と介護者の孤立防止，介護者家族等と専門機関の連携を図る拠点」[26]である．つまり，認知症のある人やその家族が，地域の人々や専門家と相互に情報を共有し，お互いを理解し合う場[20]である．

(2) 認知症カフェの現状

認知症カフェはオランダのアルツハイマーカフェから始まり世界各国で広まっている．日本の認知症カフェは，平成 24 年のオレンジプランで紹介されてから全国に広がった．新

オレンジプランではすべての市町村に配置される認知症地域支援推進員等の企画により地域の実情に応じて実施され，認知症施策推進大綱によって全市町村にひとつ設置することを目標に掲げられた．認知症カフェ数は，令和4年[27]は47都道府県1,563市町村にて，8,182カフェが運営され，設置主体は地域包括支援センターが最も多く，次いで市区町村認知症担当課と続き，介護サービス施設・事業者での開催は減少傾向にある．

（3）認知症カフェの形式

認知症カフェの形式は大きく3タイプに分けられる[28]．

① 情報提供や学びを主たる目的としたタイプ

例：カフェスタイルのミニ講話や専門職からの情報提供がなされる．

② 特にプログラムはなく居場所を主たる目的としたタイプ

例：特にプログラムなどはなく，場合によっては自由な時間枠の中で開催され，その中で専門職による相談なども行われている．

③ 家族と認知症のある人のピアサポートを主たる目的としたタイプ

例：地域住民はあまり参加せず，リラックスした雰囲気で認知症の人同士や介護者同士の話し合いや相談などが行われている．

11-7-2 認知症家族交流会（家族教室）

認知症のある人を介護している介護者同士の交流の場が各地で開催されている．この場はピアサポート（同じ経験をもった人同士が支え合う）の場として，気持ちを分かり合える心のケアの場である．他の介護者の話を聞くことでさまざまな認知症の様子や介護のコツを知ることができる[29]．このように，家族が集まり，疾病を理解したり，対応法を学んだりする家族交流会は単に知識を得る場としてだけでなく，「自分だけではなかった」という普遍的な経験をする場[20]として，病院や施設，さらに地域においてさまざまな形式で展開されている．地域住民の参加を促して啓発的な形態も実施されている[26]．

11-7-3 地域包括支援センター

地域の高齢者の総合相談，権利擁護や地域における支え合い体制づくりなどを行う．介護・保健・福祉の総合相談窓口として市町村が設置している．保健師・社会福祉士・主任介護支援専門員の専門職が配置されている[26]．

11-7-4 認知症初期集中支援チーム

家族などからの相談を受け，医療・介護の専門チームが認知症の疑いのある人や認知症の人およびその家族を訪問し，必要な医療や介護の導入・調整や，家族支援などを包括的，集中的に行う．支援期間は概ね6カ月以内とされ，地域包括支援センターや認知症疾患医

療センター等に設置されている[25].

11-7-5 認知症地域支援推進員

認知症の人への医療・介護・生活支援に関わる関係者のネットワークの構築，認知症の人と家族を支援する相談への対応や認知症カフェの開催，社会参加活動のための体制整備，認知症ケアに携わる多職種協働のための研修などの地域支援体制づくり等を担っている．市町村本庁，地域包括支援センター，認知症疾患医療センター等に設置されている[26].

11-7-6 認知症介護経験者による電話相談

認知症介護の経験に加え，一定の研修を受けたスタッフが，認知症の知識，介護の仕方や日常の悩みなどに関する電話相談に応じる[26].

11-7-7 認知症の人と家族の会

1980年に家族を中心に発足した「呆け老人をかかえる家族の会」は，2014年47都道府県に支部をもち，会員は約11,000人を超える全国的な民間団体である．2006年6月には現在の名称「認知症の人と家族の会」に変更している．活動の大きな柱は2つあり，その一つは，家族同士の励まし合い，助け合いであり，毎月1回家族の集いを開き，電話相談や会報を発行している[26]．他方は，世界アルツハイマーデー協賛イベントと国際交流，全国研究集会，そして，国や地方自治体に対して政策の充実を求める要望活動を行なっている[20]．国際アルツハイマー病協会（ADI）の加盟団体である[29].

11-7-8 男性介護者と支援者との全国ネットワーク

介護や家事・仕事と介護の両立に悩み，介護の抱え込みや社会から孤立しやすい男性介護者同士が全国でつながり支え合う活動をしている．定期的な交流会などを実施している[29].

11-7-9 レビー小体型認知症サポートネットワーク

特徴的な症状を呈すレビー小体型認知症（DLB）について介護家族だけでなく，DLB患者本人，医療・ケア専門職が情報や知識を得られるよう医療とケアの両面からサポートしている．定期的な交流会，学習会などを開催している[29].

このように多くのサポートやネットワークがあり，介護する家族が活用することで認知症のある人を含め，双方に安定と安心をもたらす．

文　献

1) 世界保健機関（WHO）：国際生活機能分類-国際障害分類改定版．中央法規，p15，2002
2) 前掲書1），pp183-185
3) 厚生労働省：認知症施策推進大綱（令和元年6月18日認知症施策推進関係閣僚会議決定）概要．https://www.mhlw.go.jp/content/000519053.pdf（参照 2024-07-08）
4) 厚生労働省 老健局 社会保障審議会 介護保険部会（第107回）：共生社会の実現を推進するための認知症基本法について．https://www.mhlw.go.jp/content/12300000/001119099.pdf（参照 2024-07-26）
5) こども家庭庁：こども大綱(2023.12.22閣議決定)，p20，2023　https://www.cfa.go.jp/assets/contents/node/basic_page/field_ref_resources/f3e5eca9-5081-4bc9-8d64-e7a61d-8903d0/276f4f2c/20231222_policies_kodomo-taikou_21.pdf（参照 2024-7-27）
6) 森田久美子：ヤングケアラーの実態と自治体におけるヤングケアラー支援．認知症ケア事例ジャーナル **16**（1）：22-28，2023
7) 日本総合研究所：ヤングケアラーの実態に関する調査研究報告書（令和3年度子ども・子育て支援推進調査研究事業）．2022　https://www.jri.co.jp/MediaLibrary/file/column/opinion/detail/2021_13332.pdf（参照 2024-7-27）
8) 厚生労働省：令和3年度雇用動向調査　https://www.mhlw.go.jp/toukei/itiran/roudou/koyou/doukou/22-2/dl/gaikyou.pdf（参照 2024-7-27）
9) 三菱UFJリサーチ＆コンサルティング：仕事と介護の両立に関する労働者アンケート調査（平成24年度厚生労働省委託調査）結果概要．厚生労働省ホームページ https://www.mhlw.go.jp/bunya/koyoukintou/dl/h24_itakuchousa05.pdf（参照 2024-7-27）
10) 内閣府：令和4年版高齢社会白書（全体版）．https://www8.cao.go.jp/kourei/whitepaper/w-2022/zenbun/pdf/1s1s_03.pdf（参照 2024-7-27）
11) 厚生労働省：平成22年国民生活基礎調査の概況．https://www.mhlw.go.jp/toukei/saikin/hw/k-tyosa/k-tyosa10/4-3.html（参照 2024-7-27）
12) 津止正敏：男が介護する―家族のケアの実態と支援の取り組み．中公公論新社，pp3-43，2021
13) 認知症の人と家族の会（編著），片山禎夫（監）：認知症の診断と治療に関するアンケート調査　調査報告書．日本イーライリリー，2014 https://www.alzheimer.or.jp/wp-content/uploads/2021/03/shindantochiryo_tyosahoukoku_2014.pdf（参照 2024-7-24）
14) 認知症介護研究・研修センター　家族支援ガイドライン作成委員会：専門職のための認知症の本人と家族が共に生きることを支える手引き，ワールドプランニング，6-21，2018
15) 鈴木森夫：家族の立場から家族支援を考える．公益財団法人長寿科学振興財団：認知症の予防とケア，pp203-210，2019　https://www.tyojyu.or.jp/kankoubutsu/gyoseki/ninchisho-yobo-care/index.html（参照 2024-7-24）
16) 公益法人認知症の人と家族の会：認知症の介護家族が求める家族支援のあり方研究事業報告書―家族介護の立場から見た家族支援のあり方に関するアンケート．pp11-34，2012
17) 菅沼一平：地域における認知症の人と家族介護者に対して作業療法士ができる生活支援，臨床作業療法 NOVA（認知症の人の生活と作業療法）**20**（1）：47-52，2023
18) 認知症の人と家族の会愛知県支部（編）：介護家族を支える―認知症家族会の取り組みに学ぶ．中央法規出版，p99，2012
19) 坂本千晶：面接（本人・家族）を生活支援に活かすポイント．臨床作業療法 NOVA（認知症の人の生活と作業療法）**20**（1）：76-81，2023
20) 香山明美：認知症者の家族支援のありかた．香山明美，苅山和生，谷川良博（編）：セラピス

トのための認知症者家族支援マニュアル．文光堂，pp29-63，2018

21) 高見国生：ああ認知症家族—つながれば，希望が見えてくる．岩波書店，2011

22) 日本作業療法士協会：2019年度日本作業療法士協会会員統計資料．日本作業療法士協会誌 **102**，5-18，2020 https://www.jaot.or.jp/files/page/jimukyoku/kaiintoukei2019.pdf（参照 2024-7-24）

23) 木下康仁：老人ケアの社会学．pp134-140，医学書院，1989

24) 木下康仁：老人ケアの人間学．pp125-145，医学書院，1993

25) 認知症介護研究・研修仙台センター："出会い"と"話し合い"に基づく認知症の本人と家族の一体的支援プログラム—立ち上げと運営の手引．pp3-21，2022．

26) 日本認知症ケア学会，認知症ケア用語辞典編纂委員会（編）：認知症ケア用語辞典，ワールドプランニング，pp248-252，2016

27) 厚生労働省：認知症カフェ，2024　https://www.mhlw.go.jp/content/0001253589.pdf（参照 2024-7-1）

28) 認知症介護研究・研修仙台センター：認知症カフェの類型と効果に関する調査研究報告書（令和4年度老人保健事業推進費等補助金報告書）．2023，認知症介護情報ネットワークホームページ　https://www.dcnet.gr.jp/pdf/download/support/research/center3/230328/s_r4_ninchicafe_chosa_hokokusho.pdf（参照 2024-7-27）

29) 老人保健健康増進等事業　調査研究委員会：認知症の人のご家族へ　認知症のある生活に備える手引き　認知症家族支援ガイド，認知症の人と家族の会，pp42-44，2022　https://www.alzheimer.or.jp/wp-content/uploads/2022/03/202203_guide.pdf（参照 2024-7-27）

第3版　あとがき

　「改訂を一緒に」と数年前，博多の喫茶店で持ちかけてもらって快諾した．その後の作業は，お互いの文章や考えをまるで糸を編むように紡ぎ続けた．丁寧に，慎重に時間をかけて，ひとつの作品に仕立てる．私には初めての経験であった．もう少しこの期間が続くことを願った．

　本書の改訂では，私たちは新たな事例を多く挿入した．事例紹介は読者の理解促進が目的であるが，その根底には，作業療法士は対象者としっかり向き合おうとの思いを込めた．さらに，事例を用いて生活行為の工程分析と，それを活用した作業療法支援を紹介した．作業療法士であれば，当たり前の分析方法だと映るだろう．当たり前を再度確認して，工程分析の視点をブラッシュアップする契機になれば幸いである．

　いくつかの事例は約20年前に，「作業療法ジャーナル」の連載で紹介した方々である．その頃の原稿を読み返し，新たに解釈を加えて紹介した．このプロセスで，認知症のある女性とのエピソードが忘れられず，第4章で紹介した．30年前，あの女性が「紐を解くな」と身振りで伝えたときに，適切な行動がとれなかった．今ならこんなことができるぞと思うのだが，もう遅い．

　本書を手に取られた皆さんは，事例を通して作業療法の楽しさ，奥深さをこれからも感じるだろう．もしかしたら，私のような失敗を経験するかもしれない．失敗は次に活かして前に進んで欲しい．

　今後，認知症のある人への作業療法技術はどのように発展するだろうか．本書でも紹介しているように，対象となる方々の多様性も進んでいる．ITやAIとの関係によって作業療法士ならではの技術と思っていたものが，そうでなくなったりするかもしれない．しかし，個人を大切にするスタイルは不変である．この視点について，本書には個人の思いや歴史，そして，その人ならではの生活行為を大切にする基本を随所に散りばめている．認知症のある人に相対する際，生活行為を支援する際に，本書が活用されることを期待したい．

2024年11月吉日　　　　　　　　　　　　　　　　　　　　　　　　谷川良博

第2版　あとがき

　初版を見直して，その先を書き継ぐ予定だったが，見直すところまでで時間がきてしまった．なかなか先に進まない．しかしながら本書は，「はじめに」にあるとおり，筆者一人の力で書いたものではない．初版から積み上げたことも合わせれば，多くの人の力でやっとここまで来たのである．本当に皆様のおかげと感謝するばかりである．

　近年，認知症に対するかかわりは，職種が異なっても同じ方向に向き出してきた．その共通語は「主体性」「その人らしさ」「ストレングス」などである．つまり，認知症のある人の強みを見つけよう，それを発揮して主体的な生き方を支援しよう，というのは，作業療法の専売特許ではなくなったようだ．現実はなかなか改善しないが，作業療法士だけでは何も進まないので，皆が共通のことを語るのは，認知症のある人にとってはよいことである．

　本書の校正を進めているときに『認知症疾患診療ガイドライン2017』が出版された．2010年以来の改訂であるが，この間の認知症に対する医療の進展を一気にまとめ，整理された指針である．あわてて読み，作業療法の基盤となる医療の箇所についてはあわただしく修正をすることになった．そして，2025年には認知症の人が730万人になるという将来推計に向かって，医療環境がこのように急ピッチで整備されていることを実感した．この整いつつある医療の流れの中で，作業療法もこれからますます力を発揮する時だ．

　作業療法はますます地に足をつけて，「作業療法士らしく」やればよいのだ．認知症のある人とのかかわりは，希望を持って，自信を持って，作業療法士一人ひとりが本気で頑張れる瞬間であればよい．それに反応して，認知症のある人が「その人らしく」なっていくのだ．決して楽な道のりではないが，そう考えると後進が引き継いでいく未来も，明るい．

　最後に，本書を楽しみにして病床にあっても励まし続けてくださった間牧子先輩が先に逝ってしまったのはとても残念である．本書を見たら，やっとできたか！と，言われるに違いない．

2017年8月吉日　　　　　　　　　　　　　　　　　　　　　　　　　　　守口恭子

初版　あとがき

　認知症のある人の作業療法について，臨床で行ってきたことをまとめたいと思いました．作業療法士の養成機関にいると，これから作業療法士になる若い人たちに，将来，この先を引き継いでほしいと願うからです．

　そう思って書き始めたものの，やはり，まだまだ一つの書物にまとめられる段階ではなく，本書は未完成ですし，不完全です．恥ずかしいかぎりですが，世に出すことで臨床家の方々が修正をされて，新たな展開を図られることと思います．作業療法は，いま，前進しなければなりませんので，認知症のある人の作業療法について，みんなで意見交換することは必要だと思います．皆様のご批判，お考えを聞かせてください．

　振り返ると，筆者は事例に出てこられた認知症のある人々，ケアチームの皆様に育てられながら，今日までできました．本当に皆様に感謝申し上げます．

　執筆の過程では，書き進められない筆者を毎月原稿の授受に足を運んで励ましてくださった三輪書店の青山智社長に感謝申し上げます．また，校正刷りになってもまだ悶々とする筆者に，寄り添い，励まし，急ピッチで原稿の仕上げを進めてくださった担当の小林美智氏にはたいへんお世話になり，感謝の言葉もありません．

　筆者は，この本を書くにあたり，多くのことを発見し学ぶことができました．本書を手に取ってくださった方にも，何か得ることがあることを祈っています．

守口恭子

索 引

【欧文】

α シヌクレイン　89
ADL における手続き記憶　195
Alzheimer's Disease：AD　76
Behave-AD（Behavioral Pathology in Alzheimer's Disease）　135
BPSD の特徴的症状　63
BPSD の 4 つの要因と症状　64
CDR（Clinical Dementia Rating）　60,130
CDR の判定方法　131
CDR 判定用紙　131
DASC-21　138
dementia with Lewy Bodies：DLB　88
DSM-5-TR　52
EQ-5D　136
FAST（Functional Assessment Staging）　78,128,129
frontotemporal dementia：FTD　93
HDS-R 実施法　141
ICD-10　52
ICF（国際生活機能分類）　11,12,143,144,230,240
mild cognitive impairment：MCI　99
MMSE（Mini Mental State Examination）　123,126,127
MoCA-J（Montreal Cognitive Assessment 日本語版）　138,139
NMDA 受容体拮抗薬　67
NPI（Neuropsychiatric Inventory）　135
N 式老年者用日常生活活動作能力評価尺度（N-ADL）　134
Professional Environmental Assessment Protocol（PEAP）　223
QOL-AD 日本語版　136
SF-36　136

vascular dementia：VaD　83
VQ（Volitional Questionaire：意志質問紙）　135
Zarit 介護負担尺度日本語版　137

【あ】

悪性の社会心理　8,9,48
アセチルコリンエステラーゼ（AchE）阻害薬　66
アパシー　79
アミロイド β　67
アルツハイマー Alzheimer A　76
アルツハイマー病（AD）　76
　――の新薬　66
　――の特徴　78
アルツハイマー病による軽度認知障害　77
安全な住環境　224

【い】

意味性認知症（SD）　94
意思確認　117
一体的支援プログラム　252,254
意欲の指標（Vitality Index）　136
医療的環境づくり　72
咽頭反射　82

【う】

うつの誘因　32
運動機能　29
運動療法　69

【え】

エピソード記憶障害　79
エリクソン Erikson EH　16
遠隔記憶　196
園芸療法　71
嚥下障害　92

【お】

越智俊二　44,48
落ち着かなくて歩き回る人　185
おれんじドア　72
音楽療法　69,71

【か】

介護者の心身の状態と生活のしづらさに関する調査　245
介護保険制度　44
介護離職　242
概日リズム　177
外出（徘徊）　65,66,80
外出（徘徊）への関わり　183
回想する　196
回想法　60,69,70
改訂長谷川式簡易知能評価スケール（HDS-R）　126,140
外的現実　172
海馬　29,78
かかりつけ医のための BPSD に対応する向精神薬使用ガイドライン　67
家事　208
仮性球麻痺　86
家族　240
家族の心理　245
家族の心理的なステップ　245,247,251
家族の歴史　248
家族面接　119
活動的音楽療法　71
活動の質評価法（A-QOA）　136
柄澤（昭秀）　128
柄澤式「老人知能の臨床的判定基準」　128,130
ガランタミン　67
加齢　26
環境因子　240
環境認知の誤り　61
環境の整備　180
環境を調整　168,223

看護覚え書 223
喚語困難 62,79
観察 120
観察記録 121,122
感情と感情の記憶 189
カンプ Camp CJ 220

【き】

記憶 29
記憶障害 215
　—に対する姿勢 174
偽会話 80,215
既知化 80
キットウッド Kitwood T 8,189
機能的自立度評価法（FIM） 134
基本的運動機能 191
キャッテル Cattel RB 16,29
嗅覚 27
嗅内皮質 78
興味・関心チェックシート 109
拒否への関わり 186
起立性低血圧 27
近時記憶障害 79,162
　—に対する援助 174
近時記憶のエピソード記憶障害
　59

【く】

空白期間 163,244,253
グループ回想法 70,197
グループワーク 218,219
クレペリン Kraepelin E 77

【け】

傾聴する 117
軽度認知症 72
軽度認知障害(MCI) 54,99,100,
　101,116,132
軽度認知障害者の推計値 55
血管性軽度認知障害 84
血管性認知症（VaD） 83
　—の特徴 84
結晶性知能 16,29
原因疾患 55
健康寿命 25

健康遊具 35
言語障害 79
幻視 89,91,92,93
見当識障害 60,215
　—に対する援助 176
健忘性失語 62

【こ】

後期高齢者 24
口腔機能 29
後見 45,46
恍惚の人 40
恒常性維持機能 29
甲状腺機能低下症 57
抗精神病薬の使用 67
工程分析 5,6,160
　—の視点 159
　—の発展性 163
　—を用いた支援 155
行動・心理症状（BPSD） 58,63
高齢期うつ病 32
高齢期の健康で快適な暮らしのた
　めの住まいの改修ガイドライン
　24
高齢者 24
高齢者虐待の防止，高齢者の養護
　者に対する支援等に関する法律
　44
高齢者権利擁護等推進事業 44
コーエン Cohen U 223
ゴールドプラン（高齢者保健福祉
　推進十か年戦略） 43
語間代 79
呼吸機能 27
国際アルツハイマー病協会第20
　回国際会議・京都・2004 44,48
国際老年精神医学会（IPA） 63
国立療養所菊池病院 40
個人回想法 70
語想起障害 62
骨粗しょう症 30
異なる場に生きる人に対する援助
　181
コロナ禍 232

【さ】

錯視 91
佐藤（雅彦） 210,226
サルコペニア 30,31

【し】

視覚 27
時間の見当識 60
時間の見当識障害とその援助
　177
視空間失認 79
視空間認知障害 62
時刻表的生活 96
姿勢反射障害 89,91
失語 62
実行機能 62
実行機能障害 61
失行・失認 63
嫉妬妄想 79
縛らない看護 41
持病 26
指標的バイオマーカー 90
下坂（厚） 19
シャーマン Sherman B 168
社会性・社会的動作 191
社会適応能力 85
社会的認知 62
社会脳 62
若年性アルツハイマー病 19
若年性認知症 48,73
集団認知機能スクリーニング検査
　137
集団の利用 81
受容的音楽療法 71
循環機能 27
純粋認知症 64
消化機能 27
小規模多機能型居宅介護 43
常同行動 95,96
常同的食行動 96
将来推計 53,55
初回面接 116
食行動異常 96
食後低血圧 27
自律神経障害 89
自律神経症状 91

心筋シンチグラフィ　89
進行性非流暢性失語（PA）　94
振戦　92
身体拘束禁止　41
身体拘束ゼロ作戦推進会議　42,
　44
身体拘束ゼロの手引き　42,44
身体拘束廃止・防止の対象　42
人的援助　180
人物の見当識　60
人物の見当識障害　61,79,182
心理社会的人生段階　16,17

【す】

遂行機能障害　61,79,162,215
錐体外路症状　85
髄膜炎　57
睡眠　29
図と地の認識　62

【せ】

生活行為　2,155
　―の焦点化　158
　―の連続性　156
生活行為聞き取りシート　108
生活行為向上マネジメント
　（MTDLP）　106,116,147
生活行為向上マネジメントシート
　148
生活行為工程分析表　159
生活行為と工程分析　158
生活行為と参加　231
生活史　117
　―を知る　252
生活リズム（概日リズム）　177,
　178
生活歴　10
脆弱性骨折　30
正常圧水頭症　57
成年後見制度　44,45
生理的老化　26,30
摂食・嚥下障害　31
前期高齢者　24
前頭側頭型軽度認知障害　94
前頭側頭型認知症（FTD）　93,
　94,98

　―の特徴　95
前頭側頭葉変性症（FTLD）　94
全般性注意障害　62

【そ】

速筋線維　30
その人にとって意味のある生活行
　為　211,213
その人らしさ　3

【た】

対人関係を構築する　214
体操のやり方　218
滞続言語　95
第2回認知症施策推進関係者会議
　55
大脳皮質　89
立ち去り行動　96,97
楽しみがつくりだす仲間　236
多発性ラクナ梗塞　58
保たれている機能　189
男性介護者と支援者との全国ネッ
　トワーク　257
丹野（智文）　72

【ち】

地域の交流　234
地域包括支援センター　256
遅筋線維　29
地区の見守り　35
知的機能　29
知能の発達曲線　16
痴呆性老人の世界　40
注意障害　89
聴覚　27
超高齢者　24
治療可能な認知症(treatable dem-
　entia)　57

【て】

低栄養　31
手続き記憶　60,162,169,170,
　193,194

【と】

同質性の原理　71
頭部外傷　57
特別養護老人ホーム　43
ドネペジル　66
取り繕い　80

【な】

ナイチンゲール Nightingale F　223
内的現実　172
馴染みの関係　80,81

【に】

入浴活動の特徴　204
入浴における配慮　205
任意後見制度　44,45
認知機能訓練　69
認知機能障害　58
認知機能の評価尺度　126
認知行動療法　69
認知刺激　69
認知症　54
　―の見当識障害　177
　―の診断基準　52
　―の定義　52
認知症介護経験者による電話相談
　257
認知症家族交流会（家族教室）
　256
認知症カフェ　255
認知症基本法　40,47,48,241
認知症グループホーム　43
認知症ケアマッピング（DCM）
　137
認知症高齢者の日常生活自立度判
　定基準　132,133
認知症高齢者への環境支援のため
　の開発―PEAP 日本版3　223
認知症施策推進5か年計画（オレ
　ンジプラン）　44,48,240,255
認知症施策推進総合戦略（新オレ
　ンジプラン）　45,46,48,240
認知症施策推進大綱　45,48,241
認知症初期集中支援チーム　48,
　256

認知症地域支援推進員　253,257
認知症治療薬　67
認知症にやさしい図書館　235
認知症の人と家族の会　257
認知症の人と家族への一体的支援
　　事業　253
認知リハビリテーション　69

【の】

脳炎　57
脳幹　89
脳出血　58
脳腫瘍　57
ノンレム（NREM）　29

【は】

パーキンソニズム　88,89
パーソンセンタード・ケア　8,68
場合わせ　80
排尿機能　27
排便機能　27
場所見当識　60
場所の見当識障害　61,179
長谷川（和夫）　126
バトラー Butler RN　70
歯磨き活動　170
バリデーション療法　68
判断障害　61

【ひ】

ピアカウンセリング　73
被影響性の亢進　97
被害妄想　79
比較的保たれている機能　174
ビタミン B1 欠乏症　57
ビタミン B12 欠乏症　57
びまん性レビー小体病　89
非薬物的介入　69
非薬物療法　68
ヒューズ Hughes CP　130
病院の治療環境　7
病的老化　26,30
ビンズワーガー病　58
ヒントのある環境作り　181

【ふ】

ファイブ・コグ　137
不安　19
不安への関わり　188
フォルスタイン Folstein MF
　　126
不潔行為への関わり　187
ブックカフェ　235
ブライデン Bryden C　18,19,44,
　　48,60,175
フレイル　31

【へ】

平均寿命　24

【ほ】

法定後見制度　44,45,46
ボウルビー Bowlby C　169,173
ボーデン Boden C
　　→ ブライデン Bryden C
ホーン Horn JL　16,29
歩行障害　89
歩行における環境整備　201
保佐　45,46
補助　45,46
ホメオスタシス　16

【ま】

幻の同居人　89,91
慢性硬膜下血腫　57

【み】

味覚　27
道順障害　61
道順障害のために歩き回る人
　　185

【め】

メマンチン　67
面接　114
　　―の方法　115

【も】

妄想　79,89
　　―の捉え方　188
もの盗られ妄想　65,79,82,249,
　　252

【や】

役割活動　213,214
ヤングケアラー　242

【ゆ】

有償ボランティア　236

【よ】

葉酸欠乏症　57
抑肝散　67,68
抑制廃止福岡宣言　42
4つの喪失　35
4大認知症　58

【ら】

ライズバーグ Reisberg B　78,
　　128
ライフレビュー（life review）　70

【り】

リバスチグミン　67
リボーの法則　59
流動性知能　29

【れ】

レカネマブ　67
レビー Lewy FH　88
レビー小体型認知症（DLB）
　　88,89,90
　　―の特徴　91
レビー小体型認知症サポートネッ
　　トワーク　257
レビー小体病を伴う軽度認知障害
　　88
レビー神経突起　89

レミニセンス（reminiscence）　70
レム（REM）　29
レム睡眠行動障害　88,89,92
連絡帳　251

【ろ】

老化　26

老視　27
老人性難聴　27
老人性痴呆疾患治療病棟　43
老人性痴呆疾患デイケア　43
老人性痴呆疾患療養病棟　43
老人斑　77
老人病院　42
老人保健施設　43

老人保健法　43
老年症候群　30
ログスドン Logsdon RG　136
ロコモティブシンドローム　31

【わ】

ワイズマン Weisman J　223

著者略歴

守口恭子（もりぐち　きょうこ）

1950年，東京都生まれ，広島県育ち．

大学を卒業後，出版社勤務10年を経て，1983年，国立療養所東京病院附属リハビリテーション学院に入学，作業療法士を目指す．

卒業後は，長谷川病院，老人保健施設枚岡の里，高齢者在宅サービスセンターシャローム南沢に勤務し，精神科作業療法，老年期作業療法の分野で働く．1996年，北里大学医療衛生学部リハビリテーション学科作業療法学専攻専任講師．2001年，筑波大学大学院教育研究科修士課程修了．2003年，健康科学大学作業療法学科教授，2016年3月，同大学を定年退職，名誉教授となる．認定作業療法士，専門作業療法士（認知症，2024年7月まで）．

趣味は，音楽を聴くこと，旅行すること，朝のスープを作ること，刺繍などの手仕事をすること．

著書：『痴呆性老人の作業療法の手引き』（共著，ワールドプランニング），『作業療法実践の仕組み（事例編）』（分担執筆，協同医書出版社），『高齢者総合的機能評価ガイドライン』（分担執筆，厚生科学研究所），『着る・装うことの障害とアプローチ』（分担執筆，三輪書店），『老年期の作業療法 改訂第3版』（共著，三輪書店），『認知症の人の「想い」からつくるケア―急性期病院編』（分担執筆，インターメディカ）など．

谷川良博（たにかわ　よしひろ）

1968年，福岡県出身．

1990年，九州リハビリテーション大学校作業療法学科を卒業後，南小倉病院（現在の小倉リハビリテーション病院）に勤務し，当時珍しかった老人保健施設やデイケアで老年期作業療法の経験を積む．その後，特別養護老人ホーム，通所リハビリテーションを通じて在宅支援の中でも，多職種連携や家族支援を実践する．2006年，北九州市立大学大学院人間文化専攻課程修了．2013年，広島都市学園大学作業療法専攻講師．2019年から所属大学と並行して，2年間放送大学客員准教授を務める．2022年，令和健康科学大学作業療法学科准教授．認定作業療法士．

趣味は，釣りと旅行．特に，アジア圏のグルメ旅行．

著書：『認知症の人のこころを紡ぐケア』（三輪書店），『作業療法マニュアル39-認知症高齢者の作業療法の実際』『作業療法マニュアル62-認知症の人と家族に対する作業療法』（分担執筆，日本作業療法士協会）『I・ADL作業療法の戦略・戦術・技術 第3版』（分担執筆，三輪書店）『セラピストのための認知症者家族支援マニュアル』（分担執筆，文光堂）『実習の要点を網羅作業療法臨床実習のチェックポイント』（分担執筆，メジカルビュー社）など．

認知症のある人の生活と作業療法 第3版

発　行	2013年 9 月30日　第 1 版第 1 刷
	2017年11月20日　第 2 版第 1 刷
	2023年 3 月10日　第 2 版第 2 刷
	2024年12月20日　第 3 版第 1 刷Ⓒ
著　者	守口恭子　谷川良博
発行者	青山　智
発行所	株式会社 三輪書店
	〒113-0033　東京都文京区本郷6-17-9　本郷綱ビル
	☎03-3816-7796　FAX 03-3816-7756
	http://www.miwapubl.com
装　丁	石原雅彦
印刷所	三報社印刷 株式会社

※本書は2017年発行『高齢期における認知症のある人の生活と作業療法 第2版』を改題して
内容を改訂したものです.

本書の内容の無断複写・複製・転載は,著作権・出版権の侵害となることがありますのでご注意ください.
ISBN978-4-89590-829-0 C3047

JCOPY 〈出版者著作権管理機構 委託出版物〉
本書の無断複製は著作権法上での例外を除き禁じられています.複製される場合は,
そのつど事前に,出版者著作権管理機構(電話 03-5244-5088,FAX 03-5244-5089,
e-mail:info@jcopy.or.jp)の許諾を得てください.